Taf. 1.

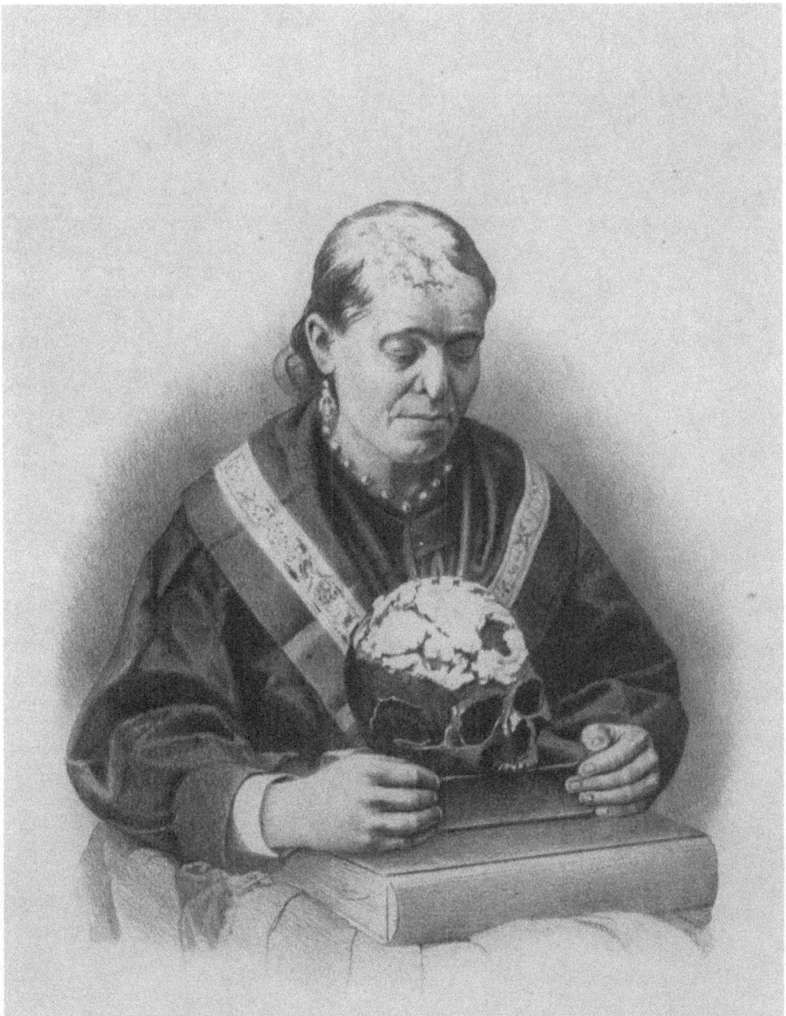

Torino lit. Fⁱˡˡ Doyen

CATHERINA X

Verlag v. Veit & Comp. Leipzig.

Taf. 2.

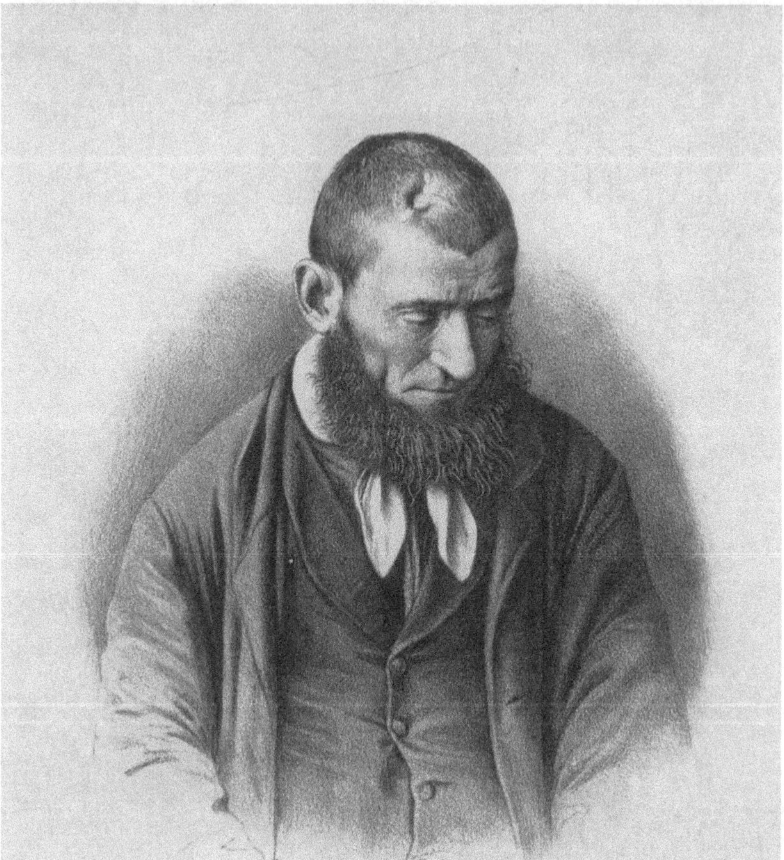

lit F.lli Doyen Torino

M BERTINO

Verlag Veit & Comp. Leipzig.

UEBER DEN

KREISLAUF DES BLUTES

IM

MENSCHLICHEN GEHIRN.

UNTERSUCHUNGEN

VON

A. MOSSO,

PROFESSOR DER PHYSIOLOGIE AN DER UNIVERSITÄT TURIN.

MIT 87 ABBILDUNGEN IM TEXT UND 9 TAFELN.

LEIPZIG,

VERLAG VON VEIT & COMP.

1881.

Druck von Metzger & Wittig in Leipzig.

An den Herrn Senator Jacob Moleschott.

Vielgeliebter Herr Professor,

Es sind bereits drei Jahre verflossen, seitdem ich Sie um die Erlaubniss ersuchte, diese Arbeit Ihnen widmen zu dürfen. Nachdem Sie es mir freundlichst gewährt, werden Sie, wie ich zu hoffen wage, es mir nachsehen wollen, dass ich Ihnen dieselbe erst nach so langer Verzögerung vorlege.

Niemand sind besser als Ihnen die traurigen Ereignisse bekannt, die mich so lange von jeder ernsten Beschäftigung fern gehalten haben. Zuerst war es eine schwere Krankheit, die mich befiel und die mir, ohne Ihren unschätzbaren Beistand und Ihre Hülfeleistung, gewiss das Leben gekostet hätte. Später traf mich ein viel härterer Schlag: ich verlor meine geliebte Mutter, deren theures Andenken anzurufen mir gestattet sei, während ich Ihnen dieses geringe Unterpfand meiner Dankbarkeit darbringe.

Es schmerzt mich, kein tüchtigeres Werk zu Stande gebracht zu haben, um es Ihnen, die Sie mein erster Lehrer gewesen und mir Wissensdurst und Liebe zum Studium einzuflössen gewusst haben, als würdigeres Zeugniss meiner Erkenntlichkeit vorweisen zu können.

Ihr ergebener Schüler

Chieri, October 1880.

A. Mosso.

INHALT.

Historisch-kritische Einleitung.

I.

Wiewohl es an werthvollen Schriften nicht fehlt, worin die Literatur unseres Gegenstandes in reichlichem Maasse angegeben ist (in welcher Hinsicht ich unter den neuesten besonders der schätzbaren Abhandlungen von ALTHANN[1] und von SALATHÉ[2] erwähnen muss), und auch ich selbst in einer früheren Arbeit[3] den geschichtlichen Entwicklungsgang der Frage, die uns hier beschäftigen soll, in seinen Hauptzügen zu schildern Gelegenheit hatte, so halte ich es dennoch, des Verständnisses halber, für nothwendig, auch noch an diesem Orte der sachlichen Behandlung des Blutkreislaufes im Gehirne eine gedrungene historische Skizze voranzuschicken. Dabei werde ich, wo es mir rathsam scheint, an die geschichtlichen Data einige kritische Betrachtungen anknüpfen, um insbesondere diejenigen wissenschaftlichen Leistungen unserer Vorgänger ins Licht zu stellen und der unverdienten Vergessenheit zu entreissen, die den nunmehr in der Physiologie als errungen zu betrachtenden Standpunkt vorbereitet und angebahnt haben: den Standpunkt, wonach die Bewegungen, die am Gehirne beobachtet werden, keineswegs demselben eigenthümlich sind, sondern eine allen Organen und Theilen des Körpers gemeinschaftliche und vom Kreislaufe des Blutes abhängende Erscheinung darstellen.

Die Geschichte unserer Kenntnisse vom Blutumlaufe im Gehirne und den dadurch bestimmten Hirnbewegungen lässt sich übersichtlich in drei sehr ungleiche Perioden eintheilen, deren erste im griechisch-römischen Alterthume beginnt und mit der ersten Hälfte des XVIII. Jahrhunderts endigt, deren zweite, durch die Arbeiten SCHLICHTING's (1750)

---

[1] G. ALTHANN: *Beiträge zur Physiologie und Pathologie der Circulation. I. Der Kreislauf in der Schädelhöhle.* Dorpat, 1871.

[2] A. SALATHÉ: *Recherches sur les mouvements du cerveau.* Paris, 1877.

[3] A. MOSSO: *Indroduzione ad una serie di esperienze sui movimenti del cervello nell' uomo.* Archivio per le scienze mediche, I, fasc. 2, 1876.

eingeleitet, mit Ravina in den ersten Jahren unseres Jahrhunderts abschliesst, deren dritte, die mit Magendie (1825) anfängt, in den letzten Jahren, mit der Anwendung genauerer Messinstrumente und besonders der graphischen Methode, in eine zweite Phase getreten ist. Doch des sachlichen Zusammenhanges wegen werde ich mich bei meiner Darstellung nicht genau an die chronologische Ordnung halten können, und entsprechen daher die Eintheilungen dieses Capitels nicht sowohl den angedeuteten Perioden, als vielmehr den kritischen Anforderungen.

Plinius[1] berichtet, dass das Gehirn Zoroasters bei dessen Geburt so starke Pulsationen darbot, dass es die aufgelegte Hand zu heben vermochte: „eidem cerebrum ita palpitasse, ut impositam repelleret manum, „futurae praesagio sapientiae."

Galen[2] spricht von den Hirnbewegungen in seinen Büchern vom Geruchswerkzeuge, vom Gebrauche der Körpertheile des Menschen und vom Nutzen der Athmung und lässt keinen Zweifel darüber, dass er in Bezug auf diesen Gegenstand treffende Versuche angestellt haben muss.

Oribasius, der etwa zwei Jahrhunderte nach Galen lebte, beschrieb die Hirnbewegungen in einem Capitel über das Geruchsorgan. Er gibt an, dass sich das Gehirn während der Inspiration zusammenzieht und fügt dann ausdrücklich hinzu:[3] „welche Bewegung sowohl an Neu- „geborenen als an Personen mit Lücken im Schädel sichtbar sind. Die „Bewegung selbst ist also natürlich und unausgesetzt. Es tritt aber „noch eine andere hinzu, die an allen Thieren deutlich erscheint: werden „nämlich die Schädelknochen abgetragen, so nimmt man, so lange die „Thiere schweigen, eine pulsirende Bewegung wahr, die denselben Rhyth- „mus einhält, wie die der Arterien und des Herzens; wenn sie aber „schreien, so hebt sich und schwillt das ganze Gehirn an." Da Oribasius nur ein tüchtiger Compilator medicinischer Werke war, der dem Aristoteles, dem Rufus und an der angeführten Stelle, wie Daremberg[4] bemerkt, namentlich dem Galen nachschrieb, so dürfen wir annehmen, dass er in jenen Worten die gesammte Lehre von den Hirnbewegungen, nach dem Standpunkte der Physiologie des Alterthumes, zusammengefasst hat.

Nach dem Tode Galen's trat bekanntlich in dem Entwicklungsgange der Wissenschaft ein tausendjähriger Stillstand ein, während dessen, durch

---

[1] C. Plinii: *Historia naturalis*, lib. VII, cap. viii. Augustae Taurinorum, 1831, Band III, p. 92.

[2] Galeni: *Opera, ex versione latina.* Venetiis, 1562, p. 124, 250, 307.

[3] *Oeuvres d'*Oribase par Bussemaker et Daremberg. Paris, 1857, vol. III, p. 307.

[4] A. a. O. vol. III, p. XIX.

das ganze Mittelalter hindurch, GALEN's Name das gesammte ärztliche Thun und Wissen beherrschte.

Erst im XVI. Jahrhundert wurden neue Versuche angestellt, doch mit wenig Erfolg. So war FALLOPIUS[1] minder glücklich als GALEN, gegen dessen Autorität er sich zu empören wagte, indem er schrieb: „einer „solchen Bewegung steht die ganze Hirnsubstanz im Wege und habe ich „selbst, trotz aller Mühe und Sorgfalt, keine Pulsation am Gehirne wahr„nehmen können.“

VESAL sagt in einem Briefe an FALLOPIUS, er könne sich nicht überzeugen, dass das Gehirn, wie GALEN annahm, sich innerhalb der Schädelhöhle nach Art des Herzens zusammenziehe und erweitere. Indem er nicht ganz und gar alle Bewegung in Abrede stellen konnte, da er ja bei seinen zahlreichen Vivisectionen, bei Kopfwunden und an den Fontanellen der Kinder Hebungen und Senkungen des Schädelinhaltes und zwar unterhalb der Dura mater beobachtet hatte, schrieb er diese Bewegungen den in der Pia sich verästelnden Gefässen zu und hob ausdrücklich hervor, dass der grosse Gefässreichthum der die Hirnhemisphären umhüllenden Haut dem Gehirne „die Pulsationen, das Ansehen und das Wesen der Arterien“ verleihen könnte.[2]

Seit VESAL fängt erst im Jahre 1750 eine zweite Periode genauer Versuche und fleissiger Beobachtungen an. Ein holländischer Anatom, SCHLICHTING[3], unbefriedigt (wie er selbst sagte) durch das, was er in älteren und neueren Werken vorfand, wollte zu Versuchen greifen, um mit Eifer nach der Wahrheit zu forschen. Obgleich seine Versuche nur die Angaben des ORIBASIUS bestätigten, so haben sie doch das grosse Verdienst, eine neue Epoche der experimentellen Physiologie der Hirnbewegungen eingeleitet zu haben. Bei seinen zahlreichen und an vielen Thierarten angestellten Vivisectionen fand er constant, dass die Hirnhemisphären dem Rhytmus der Athembewegungen folgten. „Quoties expicatus „sum sedulus, detracta superiore cranii parte, viventium cerebra, toties „animadverti perspicue, in omni exspiratione cerebrum universum ascen„dere, id est, intumescere, atque in quavis inspiratione illud descendere, „id est, detumescere.“

SCHLICHTING sprach sich dunkel über die den Arterienpulsationen entsprechenden Hirnbewegungen aus und vermochte nicht zu entscheiden, ob es die Luft oder das Blut sei, das während der Exspiration, in grösserer Menge dem Hirne zufliessend, die Schwellung desselben bedinge.

---

[1] G. FALLOPII: *Observationes anatomicae.* Venetiis, 1562, p. 221.

[2] A. VESALII: *Anatomicarum Fallopii observationum examen.* Hanoviae, 1600, p. 258.

[3] SCHLICHTING: *De motu cerebri.* Mémoires de mathématique et physique. Acad. des sciences des savants étrangers. Paris, 1750, T. I, p. 113.

Er hob hervor, dass das Gehirn nicht vollständig die Schädelhöhle ausfüllt, was übrigens auch GALEN bekannt war, welcher nachgewiesen hatte, dass zwischen Dura mater und Hirnoberfläche ein leerer Raum besteht, worin die Bewegungen des Gehirns von statten gehen. Bei seinen Versuchen sah SCHLICHTING, wenn Ohnmacht eintrat und der Athem still stand, auch die Hirnbewegungen aufhören und das Gehirn sich soweit verkleinern, dass eine Sonde zwischen den Hirnhäuten durchgeführt werden konnte; kaum stellte sich die Athmung wieder her, so schwollen die Hemisphären an und ihre Bewegungen kehrten zurück.

Im vorigen Jahrhunderte herrschte in der Medicin die althergebrachte (nach LORRY zuerst von RUFUS in Ephesus ausgesprochene) Meinung, dass die Bewegungen, die am Hirne wahrgenommen werden, der Dura mater angehören. PACCHIONI[1] behauptete, die Dura mater sei ein Muskel *sui generis, triventer et quadritendineus.* BAGLIVI[2], der zur Erforschung der Hirnbewegungen ebenfalls viele Vivisectionen anstellte, trat nicht nur vollkommen den Ansichten PACCHIONI's bei, sondern stellte sich die, wie er sagte, kühne Aufgabe, zu ermitteln, ob die Herzbewegungen, da sie einmal unter dem Einflusse des Gehirnes stehen, nicht etwa von der Systole und Diastole der Dura mater abhingen. Diese Irrthümer wurden so siegreich von SCHLICHTING bekämpft, dass sie vollständig aus der Wissenschaft verschwanden.

LAMURE, HALLER und LORRY unternahmen bald darauf, auf dem Wege zahlreicher und exacter Versuche nach den Ursachen der Hirnbewegungen zu forschen. LAMURE leitete die Hebung des Gehirns von einer exspiratorischen Rückstauung des venösen Blutes in den Jugular- und Vertebralvenen ab, und zeigte, zur Bekräftigung seiner Theorie, dass die gleichen Erscheinungen auch am todten Thiere zu Stande gebracht werden können, wenn man abwechselnd bald einen Druck auf die Rippen ausübt, bald damit nachlässt.[3]

ALBRECHT VON HALLER behandelt in seiner Physiologie, mit dem Tiefsinn und der Belesenheit, wodurch er alle seine Zeitgenossen überflügelte, die Geschichte der Lehre von den Hirnbewegungen; und da wir uns auf eine flüchtige Erwähnung der wichtigsten einschlägigen Arbeiten beschränken müssen, so verweisen wir auf dessen grosses Werk[4] Diejenigen, die sich näher mit der älteren Litteratur dieses Gegenstandes bekannt

---

[1] A. PACCHIONI: *Opera.* Romae, 1741, p. 92 und 136.

[2] G. BAGLIVI: *Opera.* Lugduni, 1714, p. 279.

[3] LAMURE: *Mémoire sur la cause des mouvements du cerveau qui paraissent dans l'homme et dans les animaux trepanés.* Histoire de l'Académie royale des sciences. 1753, p. 541.

[4] HALLER: *Elementa physiologiae.* IV, p. 173. Lausannae, 1762.

zu machen wünschen. HALLER's eigene Versuche über die Hirnbewegungen sind in seinen berühmten zwei Abhandlungen „Über das empfindliche und reizbare Wesen der thierischen Körpertheile“, die er in den Jahren 1752 und 1755 der Göttinger Akademie vorlas, niedergelegt. Er beschreibt darin die Hirnbewegungen, die den Contractionen des Herzens entsprechen, und beleuchtet mit staunenswerther Tiefe und Sachkenntniss die Beziehungen zwischen der Athmung, der Herzthätigkeit, dem Lungenkreislauf und dem Blutumlauf in den Centralorganen des Nervensystems. Wir wollen hier aus diesen Abhandlungen eine Stelle anführen, wo seine Vorstellungen von dem Mechanismus der Hirnbewegungen mit der grössten Klarheit entwickelt werden:[1] „Die von SCHLICHTING beobachtete „Erscheinung ist keineswegs dem Hirne allein eigen; sie hängt lediglich „von der Leichtigkeit ab, womit das Blut während der Inspiration aus „der rechten Herzkammer in die Lunge eindringt, und von der deshalb „erleichterten Entleerung der grossen Nervenstämme in die besagte Herz„kammer. Während der Exspiration hingegen kann die comprimirte Lunge „das Blut nicht empfangen; die grossen Venen können sich daher nicht „entleeren, schwellen an, und erstreckt sich diese Schwellung bis auf das „Gehirn, welches sich mit Blut überfüllt, weil es sich desselben nicht „durch die Jugularvenen entledigen kann.“

LAMURE und HALLER hatten also die Hirnbewegungen von der exspiratorischen Rückstauung des venösen Blutes in das Gehirn und dem während der Inspiration erleichterten Abflusse dieses Blutes abgeleitet. LORRY war der erste, der auch den Einfluss in Betracht zog, den der Herzimpuls und folglich der systolisch beschleunigte Zufluss des arteriellen Blutes auf die Hirnmasse ausüben müssen. Die Klarheit, mit der er die ganze Reihe von Factoren, die am Zustandebringen dieser Bewegungserscheinungen betheiligt sind, als ein Ganzes zusammenzufassen gewusst hat, veranlasst uns, aus seiner Abhandlung folgende Stelle in extenso anzuführen. Die Worte, die er vor einem Jahrhundert niederschrieb, gewinnen um somehr an Gewicht, als sie auch den heutigen Standpunkt der Wissenschaft bezeichnen und wir nichts Besseres hinzuzufügen im Stande wären. — Bei der analytischen Besprechung des Einflusses der Respirationsbewegungen und der Herzcontractionen auf das Gehirn sagt er:[2] „Nous avons observé deux mouvemens dans le cerveau; l'un répond „à celui du coeur, l'autre à celui de la respiration; les mouvemens du

---

[1] HALLER: *Mémoires sur la nature sensible et irritable des parties du corps animal.* Lausanne, 1756, p. 31.

[2] LORRY: *Sur les mouvements du cerveau et de la dure-mère.* Mémoires de mathématique et de physique. Paris, 1760, T. III, p. 305.

„coeur et de la respiration sont donc les agens qui les produisent. Voyons „les effets mécaniques de ces mouvemens sur le cerveau.

„Les artères sont toujours pleines de sang: on ne saurait donc augmenter „la quantité de ce fluide dans ces vaisseaux, sans rendre leur diamètre „plus considérable. Quand le coeur se contracte, il pousse le sang dans „les artères, ce liquide agit avec plus de force sur leurs parois, et produit „en elles une dilatation: cette dilatation est générale, et se fait remarquer „au moment de la contraction du coeur jusque dans les moindres artères. „La capacité de toutes les distributions arterielles répandues dans une „partie et prises ensemble, devient donc plus considérable. Pendant la „dilatation du coeur, les fibres des artères qui avaient été portées à un certain „point de distension, reviennent par leur ressort: en un mot, les artères „auparavant dilatées, se contractent et soutiennent en partie le mouvement „que le coeur avait imprimé au sang; ainsi la capacité de toutes les ar„tères répandues et prises ensemble diminue pendant la dilatation du „coeur, au lieu qu'elle avait augmenté par la contraction de ce muscle."

„Dans le temps de la contraction du coeur la force dilatante des „artères tend à faire gonfler et à dilater, pour ainsi dire, tous les organes „dans lequels le sang est porté, et plus encore ceux qui par leur molesse „et leur flexibilité sont moins en état de résister à la force impulsive „du coeur."

Während Haller, Lamure und Lorry an ihre Untersuchungen gingen, veröffentlichte Domenico Cotugno, 1764, die seinigen über die Cerebrospinalflüssigkeit. Wir führen hier einige Bemerkungen aus seinem Werke *De ischiade nervosa*[1] an, auf welches wir noch später, wenn wir die Rolle der Cerebrospinalflüssigkeit bei den Hirnbewegungen besprechen werden, zurückkommen sollen.

„Quidquid autem spatii est inter vaginam durae matris, et medullam „spinalem, id omne plenum etiam semper est: non nube vaporosa; sed „aqua, ei quidem simili, quam circa cor continet pericardium, quae caveas „cerebri ventriculorum adimplet, quae auris labyrinthum, quae reliqua „tandem complet corporis cava.

„Nec tantum haec aqua complens ab occipite ad usque imum os „sacrum tubum durae matris, quo spinalis medulla vaginatur, indique „medullam ipsam constanter incingit; sed et in ipso redundat calvariae „cavo, omniaque complet intervalla, que inter cerebrum, et durae matris „ambitum inveniuntur."

Ferner hebt Cotugno hervor, dass bei der Schrumpfung der Hirnmasse, wie sie sowohl bei einigen Krankheiten, als besonders im Greisen-

[1] Cotugno: *De ischiade nervosa.* Viennae, 1770, p. 17.

alter vorkommt, die Menge des dieselbe umgebenden Wassers zunimmt, und giebt sodann die nöthigen Anweisungen für die Beobachtung und das Auffangen dieser Flüssigkeit.

Er wies die Identität derselben in der Schädelhöhle und im Rückgratskanale, sowie ihren freien Übergang aus dem einen Hohlraume in den anderen nach und zeigte, dass sie leicht am Cadaver aufgefangen werden kann, wenn man denselben in senkrechte Lage bringt und die Wirbelsäule in der Lendengegend öffnet.

Während er an etwa 20 Leichen seine Versuche zur Bestimmung der Menge der Cerebrospinalflüssigkeit wiederholte, bemerkte er, dass diese Flüssigkeit ebenso gut auch bei unversehrtem Schädel aus einer in der Lendenregion angebrachten Öffnung ausfloss: „Quod si, capite integro, „lumborum vertebrae aperiantur, inclususque tubus durae matris incidatur, „humor affatim emerget: ac postquam tanta humoris copia emersit, quanta „ad locum incisum sponte descendit, si caput cadaveris attollatur quatia- „turque, versus locum apertum, quasi nova scaturagine reserata, vis aquae „uberior denuo redundabit.“ [1]

Diese Beobachtung, von welcher weder er selbst noch Jemand nach ihm Nutzen zu ziehen gewusst hat, ist wichtig genug, um unsere volle Beachtung zu verdienen. Die Thatsache, dass die Cerebrospinalflüssigkeit aus einer Öffnung der Lendenwirbelsäule bei unversehrtem Schädel ausfliesst, und noch mehr, dass der Ausfluss von Neuem anfängt, wenn man den Kopf der Leiche hebt und schüttelt, ist uns der schlagendste Beweis dafür, dass das Volumen des Gehirns innerhalb gewisser Grenzen leicht wechseln kann und dass den Bewegungen, die bei offenem Schädel beobachtet werden, auch bei geschlossenem Schädel kein Hinderniss im Wege steht.

Bei den Versuchen, welche Portal [2] in Frankreich veranstaltete und im Jahre 1767 in einem Berichte an die Pariser Akademie der Wissenschaften beschrieb, ohne in Betreff der uns beschäftigenden Bewegungen etwas Neues zu Tage zu fördern, ausser dass auch das Rückenmark während der Exspiration anschwelle, wollen wir nicht weiter verweilen, sondern wenden uns sofort zu den von Richerand im Jahre 1799 bekannt gemachten Untersuchungen. Dieser Forscher unterschied am Hirne zweierlei Bewegungen, deren eine die Hirnmasse verschiebt und hebt, während die andere eine allgemeine Schwellung und Turgescenz derselben hervorbringt. Die hebende Bewegung hängt nach Richerand von der Diastole der an der Schädelbasis verlaufenden Arterien, die bei jeder

---

[1] A. a. O. S. 21.

[2] Portal: *Cours d'anatomie médicale.* Paris, 1804, T. IV, p. 66.

Pulsation die aufliegende Masse der Hemisphären in die Höhe treiben, ab; die zweite Bewegung dagegen soll durch die Respiration und nachfolgende Rückstauung des venösen Blutes bedingt werden.[1] Obgleich schon früher SENAC[2] und Andere eine ähnliche Ansicht über den Mechanismus der Hirnbewegungen ausgesprochen hatten, so erhob sich diese Lehre auch seit RICHERAND nicht über den Stand einer lediglich auf anatomische Betrachtungen gestützten Theorie. Weder BICHAT noch BURDACH[3] und Andere, die sich später dieser Auffassung anschlossen, vermochten sie durch maassgebende Versuche zu bekräftigen. Nach ihren Vorstellungen sollte die mit den Herzcontractionen synchronische Bewegung des Gehirns nicht auf einer Schwellung der ganzen Masse der Hemisphären, sondern auf einer gleichsam passiven Hebung beruhen, hervorgebracht durch die Diastole der darunter liegenden Arterien. Diese Ansicht stützte sich auf die Erfahrung, dass nach Eröffnung des Schädels und Unterbindung der Wirbelarterien das Hirn jedesmal gehoben wird, wenn man durch eine in die Carotis eingeführte Spritze einen Wasserstrom gegen dasselbe richtet. Es ist ganz klar, dass ein solcher Versuch seinen Zweck durchaus verfehlt; denn es wird dabei die Anfüllung und Schwellung der in die Hirnmasse eindringenden Arterien durchaus nicht ausgeschlossen, und kann daher auf solche Weise keineswegs bewiesen werden, dass die Hebung des Gehirns ausschliesslich oder auch nur grösstentheils auf der Ausdehnung der am Grunde der Schädelhöhle verlaufenden Arterien beruhe. Ich fand bei meinen Versuchen, dass beim Menschen solche Bewegungen auch dann zu Stande kommen, wenn der Kopf soweit durch Beugung des Rumpfes und Halses nach vorne gesenkt wird, dass das Hirn nicht mehr, wie obige Theorie es voraussetzt, auf den grossen Arterien des Schädelgrundes zu lasten kommt. Übrigens ist die Consistenz der Hirnsubstanz nicht der Art, dass sie die Pulsation der darunter liegenden Arterien fortleiten könnte. Um seine Lehre aufrecht zu erhalten, nahm RICHERAND keinen Anstand, LAMURE's Versuche in Misscredit zu bringen, und behauptete auch, HALLER habe nicht selbst die Versuche angestellt, die er bei der Besprechung des Einflusses der Respiration erwähnt.[4]

LAMURE, HALLER und LORRY hatten fast gleichzeitig ihre Unter-

---

[1] RICHERAND: *Nouveaux éléments de physiologie.* Paris, 1833, 10. édit., T. II, p. 384.

[2] SENAC: *Traité de la structure du coeur.* Paris, 1749, p. 206.

[3] BURDACH: *Bau und Leben des Gehirns.* Leipzig, 1826, p. 32.

[4] Ausser den vielen Versuchen, die in den *Mémoires sur la nature sensible* veröffentlicht wurden, schrieb HALLER in seiner Abhandlung, jenen Einwurf gleichsam voraussehend, folgende Worte: „Je vis ce mouvement alternatif que SCHLIGTING avait „observé: le cerveau montait dans l'expiration, descendait dans l'inspiration. Ce „seul mouvement m'a fait faire plus de trente expériences avec M. WALSDORFF, „qui les a publiées depuis la première impression de ce Mémoire" (p. 29).

suchungen angestellt, und im Laufe eines Decenniums, von 1750—1760, hatte das Studium der Hirnbewegungen rasch die oben besprochenen Fortschritte gethan. Nach Feststellung des Mechanismus dieser Vorgänge und klarer Darstellung der Grundfragen, schien der Gegenstand so gut wie erschöpft, und es verfloss beinahe ein halbes Jahrhundert, bevor die Wissenschaft auf diesem Gebiete einen neuen Schritt machte. Es war ein Italiener, Dr. Antonio Ravina (geboren im Dörfchen Gottasecca, Bezirk von Mondovi in Piemont, und practischer Arzt daselbst), der zuerst auf dem Wege neuer Versuche zur genaueren Beurtheilung der von seinen Vorgängern gewonnenen Ergebnisse zu gelangen suchte. In seiner Abhandlung *Specimen de motu cerebri*, die im Februar 1811 in den Acten der Turiner Akademie der Wissenschaften veröffentlicht wurde, finden wir viele scharfsinnige Beobachtungen und geistreiche Versuchsmethoden beschrieben, deren manche, in Vergessenheit gerathen, von späteren Physiologen erst zum zweiten Male erfunden werden mussten.

Unter Anderem will ich eine Reihe von Versuchen erwähnen, wodurch Ravina zu ermitteln suchte, ob die Hirnbewegungen fortdauerten, wenn, nach Eröffnung des Schädels, die Lücke mit einer Glasplatte bedeckt und so der Schädelinhalt dem atmosphärischen Drucke entzogen wird. Diese Versuche sind für uns von um so grösserem Interesse, weil damit unserem Landsmanne das Verdienst gebührt, zuerst auf einen Gedanken verfallen zu sein, der viel später von einem der vorragendsten Physiologen der Neuzeit, Prof. Donders, wieder aufgenommen werden sollte. Ravina bohrte mittelst des Trepans in die Schädelwand eine genügend breite Öffnung und führte in dieselbe einen hölzernen Hohlcylinder ein, den er luftdicht mit einem aus Öl, Wachs und Terpentin bereiteten Kitte fixirte. Der Cylinder war mit einem nach Belieben entfernbaren Schraubendeckel versehen. Indem Ravina auf den obersten Theil des Cylinders ein Uhrglas aufsetzte und sich versicherte, dass dasselbe hermetisch die Schädelhöhle abschloss, sah er trotzdem die Hirnbewegungen wie vorher von Statten gehen.

„Utebar alias vitro exiguo horologii, cum memorato cylindro superius „aprime connexo, et tunc oculis intueri etiam licuit cerebrum turgescere „in exspiratione animantis, detumescere dein in inspirationis stadio, de„primi, et inferius revera descendere. Intra cavum cylindri aërem non „admitti certior eram factus; cum etenim valide insufflarem per fer„ream exiguam fistulam, cylindro rite connexam, et sub experimentis „affabre clausam, nullibi animadvertere potui aërem egredi, nec „circa cylindri cum capite commissuram, nec alibi.“[1] — Freilich blieb

[1] Ravina: *Specimen de motu cerebri.* Mémoires de l'Academie des sciences de Turin. 1811, p. 70.

zwischen Glas und Hirn ein Luftraum, der den Zweck des Versuches vereitelte.

Zur Lösung einiger Fragen über die Ausgiebigkeit der Hirnbewegungen bediente sich RAVINA eines Apparates, den ich später beschreiben werde und mit dessen Hülfe er sehr genau. an einem graduirten Maassstabe ablesen konnte, um wie vieles das Hirnvolumen während der Athembewegungen zu- oder abnahm. Mit diesem Kunstgriffe noch nicht zufrieden, wählte er ein anderes nicht minder geistreiches Verfahren, das ebenfalls später als eine Erfindung anderer Physiologen begrüsst werden sollte, während nicht nur RAVINA's Name vergessen wurde, sondern auch der Name LORRY's, der, meines Wissens, der Erste gewesen ist, der zur Beobachtung der Hirnbewegungen in eine künstlich angelegte Schädellücke ein Glasrohr luftdicht einpasste und in dasselbe Flüssigkeit goss, deren Spiegel alsdann mit der Hebung und Senkung des Gehirns steigen und fallen musste. Ähnlich verfuhr RAVINA:

„Majori, quam fieri potuit, diligentia perforavi cranium canis maximae „molis quidem, sed junioris adhuc aetatis. Quod abscidi rotundissimum „osseum ex cranio circulum, rotundo foramine terebravi; atque huic fora„mini tubum vitreum diametri lineae unius ferruminavi, in parvum „infundibulum superius desinentem. Dura meninge circa vulneris oram „summa manu diligentissime resecta, ne superstes divelletur ab adhaesionibus „suis, circulum osseum denuo adaptavi propria in sede, ibique firmissimis „ligamentis retinebatur. Dein tubum vitreum aqua replebam. Facta tunc „animanti facultate, ut duceret animam, aqua omnis ex tubo evanuit, et „super cerebrum se se diffudit sub inspiratione: at, dum expiravit animal, „in tubo iterum apparuit aqua sanguine tincta, ut sub inspiratione iterum „evanesceret.“[1]

Nicht minder wichtig sind die Versuche, die RAVINA anstellte, um das Wechseln der Hirnbewegungen je nach der Lage des Körpers darzuthun. Wurde ein Thier, nach vorgängiger Trepanation des Schädels, an den Hinterbeinen aufgehängt, so wurden durch die Eigenschwere des Blutes und den behinderten venösen Abfluss die Hirnbewegungen unkenntlich gemacht, wogegen sie mit der grössten Deutlichkeit hervortraten, wenn das Thier seine gewöhnliche Lage innehielt. Die verschiedene Itensität dieser Bewegungen bei verschiedenen Thierarten wird nach RAVINA durch die ungleiche Zahl der Hirnwindungen und den entsprechend verschiedenen Gefässreichthum des Grosshirns bedingt.

Mit RAVINA schliesst die zweite Periode der Geschichte unseres Gegenstandes ab. Der Mangel an neuen Untersuchungsmethoden setzte

---

[1] A. a. O. p. 75.

während der ganzen dritten Periode, die bis in unsere Tage reicht, der raschen Fortentwickelung dieses Zweiges der Physiologie ein grosses Hinderniss in den Weg.

II.

Bald nach Bichat's Tode trat Magendie auf, dessen Autorität im Gebiete der experimentellen Medicin lange Jahre hindurch herrschend bleiben sollte. Während wir sein hohes Verdienst anerkennen, allein die vitalistischen Lehren der Bichat'schen Schule umgestürzt zu haben, müssen wir doch bekennen, dass seine Schriften über die Cerebrospinalflüssigkeit die am wenigsten gelungenen sind. In seinen noch in den Jahren 1825 und 1826 vor dem Institut de France gehaltenen und später (1842) von ihm selbst zu einem Bande gesammelten Vorträgen über diesen Gegenstand[1] spricht er von der Cerebrospinalflüssigkeit als seiner eigenen Entdeckung und nimmt, trotz den Forschungen Cotugno's, keinen Anstand, das genannte Fluidum als „ein neuerkanntes Element unseres Organismus“ zu bezeichnen. Schwerlich kann seine Abneigung zu historisch-litterarischen Nachforschungen, zu der er sich bei dieser Gelegenheit etwas leichtfertig bekennt, diese Missachtung fremder Leistungen entschuldigen.[2]

Jodin[3] suchte vergebens das schwere Plagiat seines Lehrers zu decken, indem er sich selbst, durch eine ziemlich ungetreue Uebersetzung einiger wichtiger Stellen aus Cotugno's Werke *De ischiade nervosa*, blosstellte. Wenn man aber behaupten darf, dass Magendie die Physiologie der Hirnbewegungen um keine gewichtvolle Thatsache bereichert hat, so ist doch nicht zu verkennen, dass durch seine Arbeiten die anatomischen Kenntnisse über die serösen Häute der Centralorgane des Nervensystems sehr wesentlich gefördert worden sind. Er hob bereits hervor, dass die Ortsveränderungen der Cerebrospinalflüssigkeit an der Oberfläche des Gehirns sehr beschränkt sein dürften, und zeigte, dass beim Menschen, je nach dem Zeitraume, der zwischen dem Tode und der Leichenöffnung verstreicht, eine gar verschiedene Menge dieser Flüssigkeit vorgefunden wird.

---

[1] Magendie: *Recherches sur le liquide céphalo-rachidien ou cérébro-spinal.* Paris, 1842.

[2] Magendie schrieb in einer Anmerkung folgende Worte: „N'ayant pas trouvé „le loisir de rechercher dans les auteurs anciens ou modernes ce qui a été écrit „sur le liquide qui fait l'objet spécial de cet ouvrage, et pour tout dire *ce genre* „*de travail étant pour moi sans attrait,* j'ai prié mon ancien élève et colla„borateur, M. le Dr. Jodin, de vouloir bien me suppléer.“ (A. a. O. p. 138.)

[3] Jodin: *Recherches historiques sur le liquide céphalo-rachidien.* Citirt von Magendie, a. a. O. p. 138.

Ihm verdanken wir ferner den Nachweis, dass diese Flüssigkeit an der Oberfläche des Gehirns und Rückenmarkes, in den Subarachnoidealräumen, enthalten ist; und diese letzteren sind von ihm so genau untersucht und beschrieben worden, dass diese seine Studien allein genügt hätten, ihm eine der vorragendsten Stellen unter den Anatomen zu sichern.

Das Vorkommen von Hirnbewegungen im unversehrten Schädel, bereits von GALEN, später von SCHLICHTING[1] und von LAMURE[2] angenommen, von LORRY[3] wenigstens für einzelne Fälle als möglich erachtet, weil das Hirn bei seiner Volumenzunahme das Blut aus den umgebenden Venen ausdrängen kann; Bewegungen, die HALLER nicht gänzlich in Abrede stellte, die RAVINA eben am unversehrten Schädel, während also das Gehirn dem Drucke der atmosphärischen Luft entzogen war, zuerst zu demonstriren gesucht hat, und die später von BURDACH, MAGENDIE, FLOURENS, ECKER und Anderen ebenfalls auch bei intactem Schädel zugegeben wurden: das Vorkommen dieser Bewegungen, sagen wir, wurde von anderen, nicht minder tüchtigen Forschern für unmöglich erklärt.

Wir verzichten der Kürze wegen darauf, den Ursprung dieser zweiten Ansicht zu verfolgen und beginnen unsere kritischen Betrachtungen darüber mit dem weiteren Stadium, wo der Versuch gethan wurde, derselben den Schein einer experimentellen Grundlage zu verschaffen. FABRE,[4] MONRO,[5] ABERCROMBIE,[6] KELLIE[7] und andere Autoren der Edinburger Schule glaubten, von theoretischen Betrachtungen ausgehend, behaupten zu dürfen, der Schädel enthalte stets eine gleiche Menge Blut,

---

[1] SCHLICHTING a. a. O. p. 123.

[2] LAMURE, a. a. O. p. 567.

[3] LORRY drückt sich darüber folgender Weise aus: „Quoique les efforts du „sang sur le cerveau puissent rarement produire un mouvement dans les parties du „cerveau contenues dans le crâne, tant que la caisse osseuse est entière, il est cer- „tainement des cas, ou l'effort du sang vers la tête étant considérablement augmenté, „je suis persuadé qu'il peut se produire dans la tête un mouvement." A. a. O., p. 312. — Dieses Citat diene zur Berichtigung dessen, was LONGET in seinem *Traité de Physiologie*, p. 319, bei der sonst sehr gründlichen historischen Besprechung der Hirnbewegungen, über LORRY äussert und was ihm COLIN und andere französische Autoren nachsagen.

[4] FABRE: *Essais sur différents points de physiologie.* 1770.

[5] A. MONRO: *Beobachtungen über die Structur und die Functionen des Nervensystems.* Übersetzung von SOEMMERING. Leipzig, 1787.

[6] ABERCROMBIE: *Pathologische und practische Untersuchungen über die Krankheiten des Gehirns und des Rückenmarkes,* aus dem Englischen von BUSCH. Bremen, 1829.

[7] KELLIE: Transactions of the medico-chirurgical Society of Edinburgh, vol. I (citirt von ABERCROMBIE).

und alle Volumsänderung der Centralorgane des Nervensystems sei durchaus unmöglich.

Die Frage von den Hirnbewegungen, die wir um so verwickelter und schwieriger sich gestalten sehen werden, je mehr wir uns in das Gewirr ihrer Factoren und ursächlichen Momente vertiefen, war für sie ein sehr einfaches physikalisches Problem, dessen Lösung keine Schwierigkeit bot, weil der Schädel nach ihrer Ansicht einen festen und starren, mit incompressiblem Inhalt (Blut und Hirnsubstanz) gefüllten Kasten darstellte.

Bergmann[1] suchte den Blutkreislauf im Gehirne, dieser Theorie gemäss, in der Weise zu erklären, dass er den Schädel mit einer unnachgiebigen, mit Wasser gefüllten Schachtel verglich, worin das Gefässsystem durch ein elastisches Rohr dargestellt wird, das durch eine Öffnung der Schachtel eintritt, die ganze Höhle durchläuft und durch eine andere Öffnung austritt, an den Rändern der beiden Öffnungen aber luftdicht befestigt ist, so dass der wässerige Inhalt der Schachtel in keine directe Berührung mit der atmosphärischen Luft treten kann. Durch dieses Schema glaubte er zur Evidenz darzuthun, dass im unversehrten Schädel, während das Blut lebhaft durch die elastischen Röhren (Hirngefässe) kreist, dieser Flüssigkeit und der umgebenden Masse der Centralorgane des Nervensystems ein beliebiger Druck mitgetheilt werden könne, ohne dass die Menge des in den Gefässen enthaltenen Blutes zu- oder abnehme.

Die verminderte Resistenz der Gefässe könne keine erhebliche Erweiterung derselben veranlassen, sondern nur erhöhten Druck auf die Hirnmasse erzeugen, und es sei daher jede Zunahme der Blutmenge unmöglich, wenn nicht vorher die Menge der Cerebrospinalflüssigkeit um ein Entsprechendes abgenommen hat.

Es ist nicht zu verwundern, dass eine so einfache Lehre, die allen Anschein hatte, auf unbestreitbaren physikalischen Betrachtungen zu beruhen, mit Begeisterung in der Medicin begrüsst und zur Grundlage einer neuen Theorie der Hirnkrankheiten verwerthet wurde, unter gänzlicher Umgestaltung des Begriffs der Hirncongestion.

Um ein Beispiel von den Übertreibungen, zu welchen diese Lehre geführt hatte, zu geben, will ich nur erwähnen, dass Hamernik[2] keinen Anstand nahm, das System der Hirngefässe mit den metallischen Leitungsröhren des Trinkwassers zu vergleichen. Seinen Vorstellungen zufolge sollte die Circulation im verknöcherten Schädel nach dem Principe

---

[1] Bergmann: *Kreislauf* in Wagner's Handwörterbuch der Physiologie. Bd. II, S. 300. Braunschweig, 1844.

[2] J. Hamernik: *Physiologisch-pathologische Untersuchungen über die Verhältnisse des Kreislaufes in der Schädelhöhle.* Vierteljahrsschrift f. pract. Heilkunde, herausgegeben von der medicinischen Facultät in Prag. XVII. Bd.

eines zusammengesetzten Hebers vor sich gehen, eingeleitet durch die thoracische Aspiration, während die Herzthätigkeit ganz unwesentlich und ein positiver arterieller Seitendruck gar nicht vorhanden sei.

ABERCROMBIE[1] lehrte, dass es Circulationsstörungen des Gehirnes gebe, welche nothwendig mit einer Compression der Hemisphäre verbunden sind, weil die Arterien, indem sie sich unter dem Drucke des Blutes erweitern, die Venen comprimiren und den venösen Abfluss behindern, was eine Steigerung des intracraniellen Druckes zur Folge haben muss. — Man glaubte nicht nur, dass das Gehirn dem atmosphärischen Drucke entzogen sei, sondern es fand gar die Behauptung ihre Vertreter, dass, wenn man ein Thier verbluten lässt, dasselbe an Hirnschlag sterbe.

III.

Um darzuthun, dass das Gehirn auch im normalen Zustande, d. h. bei verknöchertem und unversehrtem Schädel, wenigstens langsamere Bewegungen ausführt, welche in Änderungen seines Volumens bestehen, genügt es, an einige Versuche zu erinnern, welche beweisen, dass auch bei geschlossenem Schädel der Blutgehalt der Hirnmasse und ihrer Hüllen sehr erheblichen Schwankungen unterworfen ist. BUROW[2] nahm zwei Kaninchen, tödtete sie mit Blausäure, und hängte, während die Zusammenziehungen des Herzens noch nicht aufgehört hatten, das eine an den Ohren, das andere an den hinteren Beinen auf. Nach 24 Stunden schritt er an die Eröffnung des Schädels bei beiden Thieren: bei dem Kaninchen, welches an den Ohren aufgehängt war, fanden sich Hirn und Hirnhäute blass, Blutleiter und andere Hirngefässe blutleer; bei dem anderen war das Gehirn stark hyperämisch, dunkelroth, die Hirnsinus ausgedehnt, die Hirn- und Meningealgefässe strotzend.

KUSSMAUL und TENNER[3] verglichen den Zustand des Gehirns bei zwei Thieren, welche gleichzeitig getödtet worden waren, das eine durch Verblutenlassen, das andere durch Strangulation nach vorgängiger Durchschneidung des Halstheils vom Sympathicus. Die Verfasser versichern, sie haben nie eine so intensive Congestion der Hirnsubstanz und der Meningen, als bei dem letzteren Thiere gesehen. — Damit man diesen Ver-

---

[1] A. a. O. p. 395.

[2] BUROW: *Beobachtungen über die Krankheiten des cerebralen Blutkreislaufes und den Zusammenhang zwischen Hirn- und Herzleiden.* Deutsch von POSNER. Leipzig, 1847.

[3] KUSSMAUL und TENNER: *Untersuchungen über Ursprung und Wesen der fallsuchtartigen Zuckungen bei der Verblutung.* MOLESCHOTT's Untersuchungen, III, p. 56.

suchen nicht etwa deswegen allein allen Werth versage, weil sie nach dem Tode der Thiere angestellt wurden, wollen wir noch einen Versuch TH. ACKERMANN's anführen, den wir in seinen Untersuchungen über den Einfluss der Erstickung auf die Menge des Blutes im Gehirn und in den Lungen[1] beschrieben finden.

Es handelt sich hier um ein ähnliches Verfahren, wie bei den Versuchen RAVINA's, wo die Oberfläche des Gehirns durch ein in der Schädelwandung angelegtes und mit einem Glase luftdicht geschlossenes Fenster beobachtet wurde. Wurde die Luftröhre zugedrückt, so sah ACKERMANN die Rosafarbe des Gehirns allmählich bläulich, cyanotisch werden, während der Durchmesser der bedeutenderen Gefässe sichtlich zunahm; nach Wiederherstellung der Respiration dagegen nahm das Gehirn seine blasse Rosafarbe wieder an und wurden die Gefässe wieder enger. Wurde der Verschluss der Trachea fortgesetzt, so sah man, etwa 10 oder 20 Secunden vor dem Tode, die cyanotische Färbung des Gehirns immer blässer werden und erreichte in der ersten Stunde nach der Erwürgung die Ischämie des Gehirns ihr Maximum, wobei sich die grossen Gefässe auf die Hälfte ihres Durchmessers verengten.

Da es für uns einmal feststeht, dass der Blutgehalt des Gehirns auch bei intactem Schädel bedeutend wechseln kann, ist es uns von Interesse zu sehen, in welcher Weise man diese Thatsache zu erklären gesucht hat.

Vor Allem erblickte man die wesentlichste Bedingung dafür in den Ortsveränderungen der Cerebrospinalflüssigkeit, nämlich in dem Übertritte derselben aus der Schädelhöhle in den Rückgratskanal und zurück.

Schon MAGENDIE hob indessen, wie wir oben sahen, hervor, dass diese Verschiebungen des Liquor cerebrospinalis sehr beschränkt sind; und aus meinen eigenen Versuchen am Menschen glaube auch ich einen gleichen Schluss ziehen zu dürfen, so dass ich aus diesem, so wie aus anderen gewichtigen Gründen dafür halte, dass die Ortsveränderungen der genannten Flüssigkeit unter physiologischen Bedingungen für die Verhältnisse des Kreislaufs im Gehirne von viel geringerem Belange sind, als noch heut zu Tage allgemein von den Physiologen angenommen wird. Bei meinen zahlreichen Beobachtungen über den Blutkreislauf im Gehirne stiess ich, unter normalen Ernährungsverhältnissen dieses Organs, auf keine einzige Erscheinung, die ich auf eine Ortsveränderung der

---

[1] TH. ACKERMANN: *Untersuchungen über den Einfluss der Erstickung auf die Menge des Blutes im Gehirn und in den Lungen.* VIRCHOW's Archiv, XV, 1858, p. 401.

Cerebrospinalflüssigkeit in der Schädelhöhle beziehen zu dürfen geglaubt hätte. Ich hoffe, meine Erfahrungen über den Puls des aus der Schädelhöhle austretenden Blutes und über den Blutdruck in den Hirnvenen werden zur Genüge ein für alle Male feststellen, dass die rascheren Volumsveränderungen des Gehirns durch einen anderen Mechanismus als durch Verschiebung der Cerebrospinalflüssigkeit vermittelt werden.

Indessen will ich keineswegs leugnen, dass zu einem sehr geringen, für mich imperceptirten Theile schon unter physiologischen Bedingungen, in viel höherem Maasse aber in gewissen pathologischen Zuständen, auch die Verschiebungen der Cerebrospinalflüssigkeit für das Zustandekommen der Hirnbewegungen in Betracht zu ziehen seien, und will ich diesen Gegenstand ausführlicher im XIV. Capitel meiner Abhandlung besprechen, während meine Ansichten über die wesentlichsten Bedingungen der normalen Circulationsverhältnisse im Gehirne im XIII. Capitel (Hirnbewegungen im unversehrten Schädel) entwickelt werden sollen.

Was die Art und Weise anlangt, wie der Übertritt der Cerebrospinalflüssigkeit aus dem Schädel in die Rückgratshöhle überhaupt möglich wird, so sind im Laufe der Zeit zwei verschiedene Mechanismen namhaft gemacht worden, welche ohne Zweifel beide innerhalb gewisser Grenzen wirksam sein dürften, die aber eben so vielen, an sich etwas zu exclusiven Theorien der Hirnbewegungen, als Grundlage gedient haben.

Die ältere dieser beiden Theorien war wesentlich anatomisch und kann als die Lehre von der Erweiterungsfähigkeit der Rückgratshöhle bezeichnet werden. Die Vertreter dieser Lehre, unter denen Richet,[1] Ecker,[2] Key und Retzius[3] Erwähnung verdienen, heben den Umstand hervor, dass die Schädelhöhle keinen von allen Seiten luftdicht geschlossenen Kasten darstellt, sondern durch das *Foramen occipitale magnum* mit dem inneren Hohlraume der Wirbelsäule, die bekanntlich aus aufeinander gethürmten und durch elastische Häute mit einander verbundenen Knochenringen besteht, frei communicirt. Überdies ist die Wirbelsäule mit grösseren und kleineren seitlichen Löchern versehen, welche den Spinalnerven und den Gefässen des Rückgrats zum Durchtritte dienen und nur locker durch trichterförmige, leicht bewegliche elastische Membranen verschlossen sind.

Richet,[4] der diesen Gegenstand in einer sehr geschätzten anato-

[1] Richet: *Traité pratique d'anatomie médico-chirurgicale.* 3. édition. Paris, 1866.

[2] Ecker: *Physiologische Untersuchungen über die Bewegungen des Gehirns und Rückenmarkes.* Stuttgart, 1843.

[3] Key und Retzius: *Studien in der Anatomie des Nervensystems und des Bindegewebes.* Stockholm, 1875.

[4] A. a. O. p. 284.

mischen Arbeit abhandelte, wies darauf hin, dass der Raum, der zwischen den Wandungen der *Foramina intervertebralia* s. *conjugata* und den durchtretenden Nerven und Gefässen übrig bleibt, von einem weichen, halbflüssigen Fettgewebe ausgefüllt wird, ähnlich dem, das sich zwischen der *Dura mater spinalis* und den Knochenwandungen des Rückgratskanals vorfindet. Ein noch so leiser Druck von Innen her verschiebt dieses Gewebe sehr leicht wie eine Flüssigkeit, und Richet zeigte, dass, wenn man sachte einen Finger in die Rückgratshöhle einführt, man das besagte Fettgewebe aus den Zwischenwirbellöchern hervortreten und sich in die Nachbargewebe einschieben sieht. Er schloss daraus, dass der Rückgratshöhle in ihrer ganzen Länge durch Vermittelung dieser Kanäle Spielraum zur seitlichen Ausdehnung geboten werde.

In Cotugno's Werke, *De ischiade nervosa*,[1] finden wir einige Thatsachen verzeichnet, die für den Mechanismus dieser Bewegungen von dem grössten Belange sind. Der verdienstvolle neapolitanische Anatom hatte bereits beobachtet, dass, wie er sich ausdrückt, „der Schlauch der „Dura mater selber, worin das Rückenmark eingeschlossen ist, die ein- „zelnen Spinalnerven durch Vermittelung eines trichterförmigen oder „locker scheidenförmigen Anhängsels aufnimmt. Und dieselbe Scheide „begleitet den Nerven bis zu der Stelle, wo er dicht vor seinem Aus- „tritte aus dem Rückgrate ein Ganglion bildet“. Nachdem Cotugno durch Einblasen von Luft und durch Quecksilberinjectionen die Verbindung der das Rückenmark einschliessenden Höhle mit den Scheiden der Spinalnervenwurzeln dargethan, fügt er hinzu: „Obgleich der Durchtritt „der Luft und des Quecksilbers über das Ganglion hinaus nur bei einigem „Drucke gelang, so war doch letzterer sehr leicht und jedenfalls nicht „etwa so gross, dass hier an ein Hinderniss gedacht werden müsste, wel- „ches der Rückgratsdunst (*vapor spinae*)[2] beim lebenden Menschen nicht zu überwinden im Stande wäre.“

Key und Retzius[3] nahmen in den letzten Jahren die Untersuchungen Cotugno's wieder auf, zu welchem Behufe sie sich farbiger Flüssigkeiten bedienten. Auch sie nahmen wahr, dass die in die Subarachnoidealräume injicirten Flüssigkeiten um die Bündel der Spinalnervenwurzeln vordrangen, sich im Ganglion der hinteren Wurzel ausbreitend und auch

[1] A. a. O. Cap. XXIV, p. 39.

[2] Cotugno bediente sich zuweilen in seiner Abhandlung des unpassenden Namens *vapor*, statt *humor*, um die Cerebrospinalflüssigkeit zu bezeichnen. Doch, wie wir S. 6 gesehen haben, urgirte er selbst ausdrücklich, dass es sich nicht um einen Dunst, sondern um ein Wasser, also eine tropfbare Flüssigkeit handle, deren Existenz auch beim lebenden Thiere er eben durch seine Versuche dargethan hat.

[3] A. a. O.

dasselbe überschreitend. Obgleich sie nun, wie COTUGNO, den genauen Werth des Druckes, unter welchem sie ihre Injectionen vornahmen, nicht maassen, so ersieht man doch aus ihren Angaben, dass sie die Grenzen des unter natürlichen Verhältnissen in der Craniospinalhöhle vorkommenden Druckes nicht überschritten; vielmehr behaupten die Verfasser ausdrücklich, dass sie bei äusserst geringem Drücken die Injectionsflüssigkeit in die Nervenbündel eindringen und sich zwischen den einzelnen Fasern derselben ausbreiten sahen.

Ausser dieser Nachgiebigkeit der die Spinalnervenwurzeln bei ihrem Austritte aus der Rückgratshöhle begleitenden Scheiden und der Leichtigkeit, mit der sich die Cerebrospinalflüssigkeit in den Subarachnoidealräumen längs den Spinalnerven ausbreitet und die für sich allein genügen würde, die Lehre von der Undehnbarkeit der Cerebrospinalhöhle zu widerlegen, müssen wir auch noch die Beweglichkeit der Zwischenbogenbänder in Betracht ziehen, welche leicht dem wechselnden inneren Drucke folgen. ECKER[1] hat zuerst beobachtet, dass die *Membrana obturatoria posterior* (s. *Ligamentum atlanto-occipitale posterius*), wenn man sie blosslegt, Hebungs- und Senkungsbewegungen zeigt, deren erstere der Exspiration, letztere der Inspiration entspricht.

Die Anordnung der Venen ist bekanntlich im Schädel nicht nur überhaupt anders als in der Rückgratshöhle, sondern in vielen Beziehungen eine umgekehrte. Während die grossen Venenstämme des Gehirns, in Duplicaturen der Dura mater eingeschlossen, weite aber unnachgiebige und spärliche Kanäle darstellen, sind die Venengeflechte des Rückgratskanals von äusserst wechselnder Stärke und so zahlreich, dass wer sich nur einmal mit Injectionen beschäftigt hat, die ganze Innenwand des Rückgratskanals mit einem überaus dichten Venennetz überzogen gesehen haben wird. — Auf diese Verhältnisse sein Augenmerk richtend, sprach MAGENDIE von dem Mechanismus, durch welchen die venösen Blutleiter der Rückgratshöhle die Bewegungen der Cerebrospinalflüssigkeit begünstigen und vermitteln.

So entstand eine neue Theorie, welche man als die Lehre von der durch die Cerebrospinalflüssigkeit vermittelten Verdrängung des venösen Blutes in die spinalen Blutleiter bezeichnen könnte.

Wir brauchen nur an die ausserordentliche Menge der die Innenwand des Rückgratskanals auskleidenden Venen zu denken und die Dünnheit ihrer Wandungen in Betracht zu ziehen, um die Überzeugung zu gewinnen, dass diese Venen bei den geringsten Druckschwankungen sich füllen oder leeren müssen. Da die vertebralen Venengeflechte nicht

[1] A. a. O. p. 191.

direct mit dem Kreislauf der Centralorgane des Nervensystems zusammenhängen, indem sie in die Vena azygos und in die Bauchvenen münden, so können sie als ein grosses Reservoir oder besser als ein die Nervencentra umgebendes und mit venösem Blute angefülltes elastisches Kissen betrachtet werden, worin sich das unter normalen Bedingungen sehr langsam strömende Blut anhäuft oder von wo es mit der grössten Leichtigkeit austritt, je nach dem aus irgend einem Grunde das Volumen der Nervencentra zu- oder abnimmt und dem entsprechend die Cerebrospinalflüssigkeit hin oder her getrieben wird.

Beide ebenbesprochenen Mechanismen, durch welche die Ortsveränderungen der Cereprospinalflüssigkeit ermöglicht werden, sind Obigem zufolge nur als Seitenstücke zu derjenigen Auffassung zu betrachten, wonach das Überströmen der genannten Flüssigkeit aus dem Schädel in den Rückgratscanal und umgekehrt die wesentliche Bedingung für den wechselnden Blutgehalt und für die Volumsschwankungen des Gehirns abgeben sollte. Von dieser Auffassung ist diejenige wesentlich verschieden die wir bereits in Lorry's wichtiger Abhandlung *Sur les mouvements du cerveau et de la dure-mère*[1] kurz angedeutet finden, wo der Verfasser sagt, das Hirn könne bei seiner Volumenzunahme das Blut aus den umgebenden Venen verdrängen. — Später trat Cappie[2] mit der Lehre auf, im Gehirne wechsele nicht eigentlich die absolute Menge des Blutes, sondern seine Vertheilung unter den Arterien, Capillaren und Venen. So entstand noch eine neue Theorie, die wir die Lehre von der wechselseitigen complementären Verdrängung des Blutes zwischen den Hirnvenen und Hirnarterien nennen können. Während ich an dieser ganzen Lehre die Behauptung für unzulässig halte, als könne der absolute Blutgehalt des Gehirns überhaupt nicht wechseln, bin ich sonst der Ansicht, dass der von Cappie urgirte Mechanismus wirklich derjenige ist, der bei den wechselnden Circulationsverhältnissen im Gehirne am häufigsten in Betracht kommt, und glaube ich denselben durch meine im letzten Capitel dieser Abhandlung zu beschreibenden Versuche genügend festgestellt zu haben.

IV.

Wiewohl nach unserem Dafürhalten die oben entwickelten Betrachtungen hinreichend beweisen dürften, dass in der Cerebrospinalhöhle

[1] Mémoires de mathématique et de physique. Paris, 1760, T. III.

[2] J. Cappie: *Ueber die Beziehung des Schädelinhaltes zu dem Drucke der Atmosphäre.* Edinb. med. Journal, XX, p. 105, 1874. (Schmidt's Jahrbücher, 1875, 15. März, p. 131.)

kein grosses Hinderniss den Volumschwankungen im Wege stehe, die das Gehirn, gleich allen Organen und Theilen des Körpers, unter dem Einflusse der Athmung und der Herzcontractionen erfahren muss, so wird noch immer das Vorkommen von Hirnbewegungen im unversehrten Schädel allgemein von den Physiologen in Abrede gestellt. Die im Jahre 1839 von BOURGOUGNON[1] angestellten Versuche verschafften der die besagten Bewegungen leugnenden Lehre einen solchen Schein von Wahrheit, dass sie seither von den meisten Physiologen als eine feststehende Thatsache angenommen wurde. Die Wichtigkeit, welche von LONGET, BECLARD und Anderen dem Lehrsatze BOURGOUGNON's beigemessen wurde, veranlasst uns, in Kürze die Methode seiner Untersuchungen zu besprechen und den Sinn der daraus von ihm gezogenen Schlüsse zu beleuchten.

Der von BOURGOUGNON angewandte Apparat bestand aus einem Glasrohre, das unten mit einer stählernen Schraube endete, um in einer in den Schädel durch Trepanation gebohrten Lücke fest fixirt werden zu können. Gegen die Mitte des Rohrs gab es einen Hahn und im unteren Theile (innerhalb des Rohres) einen rechtwinklig geknickten und um eine Queraxe beweglichen Hebel. Der wagrechte Hebelarm, der auf und nieder schwanken konnte, war sehr kurz und trug eine kleine horizontale Platte, die unter der stählernen Mündung vorragte, um in directe Berührung mit dem Schädelinhalte gebracht werden zu können; der senkrechte Arm (der bei der Hebung des kurzen gegen die Innenwand des Rohrs schwankte) reichte nicht bis zur Höhe des Hahns.

Nachdem das Instrument am Schädel eines Hundes applicirt worden war, wurden zwei Drittel des Rohrs mit Wasser gefüllt. Für die Resultate des Versuches war es gleichgültig, ob die kleine Platte mit den von der Dura mater, oder nur vom Visceralblatte der Arachnoidea bedeckten, oder auch mit den von diesen beiden Häuten befreiten Hirnwindungen in Berührung kam. Wurde der Hahn geöffnet, so konnten die den Herzschlägen entsprechenden Bewegungen der Flüssigkeit und Schwankungen des Hebels wahrgenommen werden, so wie man gleichfalls erkennen konnte, dass die Flüssigkeit während der Inspiration sank und während der Exspiration anstieg. Wurde dagegen der Hahn geschlossen, so blieb die Flüssigkeitssäule ganz unbeweglich.

LONGET schloss aus diesem Versuche, dass das Volumen des Gehirns bei den Respirationsphasen gar nicht wechsle. Da er aber andererseits daran festhält, dass das Gehirn während der Inspiration weniger Blut

---

[1] BOURGOUGNON: Dissertation inaugurale. Paris, 1838, citirt von LONGET, *Traité de Physiologie*, p. 311.

durch die Arterien erhalte und gleichzeitig mehr durch die Venen verliere, so glaubt er sich zu der vermittelnden Annahme gezwungen, es finde bei der Einathmung eine Rarefaction, bei der Ausathmung eine Verdichtung der Hirnmasse Statt.

Abgesehen davon, dass die Annahme solcher Dichtigkeitsschwankungen der Hirnmasse durch keine Thatsache gestützt und wohl auch völlig überflüssig ist, durfte aus dem BOURGOUGNON'schen Versuche nur der Schluss gezogen werden, dass das Gehirn (im Gegensatz zu der irrthümlichen Annahme RAVINA's) an den Berührungsstellen mit der unnachgiebigen Schädelwand weder sichtlich pulsire noch sichtbare respiratorische Schwankungen darbiete; nicht aber, dass es im geschlossenen Schädel überhaupt keine pulsatorischen und respiratorischen Schwankungen erleiden könne: denn es wird bei diesem letzteren Schlusse ausser Acht gelassen, dass ja am verknöcherten und intacten Schädel nachgiebige Stellen (wie etwa das *Foramen occipitale magnum*) vorhanden sind, an welchen mehr oder weniger beträchtliche Verschiebungen, sei es der Cerebrospinalflüssigkeit, sei es der Hirnmasse, womit den fraglichen Volumschwankungen des Gehirns der nöthige Spielraum zu Gebote stände, denkbar wären. Diese Möglichkeit konnte in keiner Weise durch den BOURGOUGNON'schen Versuch beseitigt werden, während andererseits Erfahrungen vorliegen (so namentlich der vorerwähnte ECKER'sche Versuch an der *Membrana obturatoria posterior* der Thiere), die in hohem Maasse dafür sprechen.

Wenn wir trotzdem das wirkliche und beständige Vorkommen von eigentlichen Pulsationen und respiratorischen Schwankungen des Gehirns im geschlossenen Schädel nicht unbedingt behaupten wollen, so ist es nicht etwa, weil der BOURGOUGNON'sche Versuch die Möglichkeit derselben ausgeschlossen hätte, sondern weil unsere Erfahrungen dafür sprechen, dass in den meisten Fällen, namentlich im geschlossenen Schädel, die genannten Bewegungen der Hirnmasse selbst, durch eine andere Erscheinung ersetzt werden: nämlich durch die abwechselnde Erweiterung und Verengerung der Hirnarterien auf Kosten der sich umgekehrt verhaltenden venösen Gefässe des Gehirns (CAPPIE'scher Mechanismus s. oben, S. 19).

Sehen wir aber vor der Hand von dieser anderen Modalität gänzlich ab, indem wir nur die Möglichkeit von Verschiebungen an den nachgiebigen Stellen der Schädelbasis ins Auge fassen, und wollen wir darüber recht ins Klare kommen, was nun an solchen Stellen bei dem BOURGOUGNON'schen und ähnlichen Versuchen vor sich gehen muss: so ist vor Allem hervorzuheben, dass die beiden bisher von uns näher betrachteten Bewegungen, die Pulsationen und die respiratorischen Schwankungen, keineswegs dem Hirn allein, sondern, wie wir gleich sehen werden, allen Theilen des Körpers, wiewohl in verschiedenem Maass, zukommen; dass es ferner nur an den eigenthümlichen Bedingungen, die das Eingeschlossensein in die unnachgiebige Schädelkapsel mit sich bringt, die sich aber für andere Körpertheile künstlich nachahmen lassen, liegt, wenn diese Bewegungen an einer umschriebenen Hirnpartie, die im Boden einer Lücke des Schädeldaches zu Tage tritt, so prägnant und ausgiebig ausfallen, während sie an der Oberfläche freiliegender Körpertheile nur mit Zuhülfenahme geeigneter Apparate überhaupt wahrnehmbar werden. An der Hand der angedeuteten Übereinstimmung, wird uns der Antagonismus einleuchtend werden, der zwischen zwei oder mehreren in verschiedenem Maasse nachgiebigen Stellen der Schädelwand bestehen muss, und wird sich danach (abgesehen immer von der Eventualität des Cappie'schen Mechanismus) ableiten lassen, was aus den sichtbaren Hirnbewegungen wird, wenn wir an dem in eine Schädellücke eingeschraubten Bourgougnon'schen Rohre den Hahn schliessen.

Schon Piégu zeigte im Jahre 1846 auf dem Wege des Versuches, dass an jedem Körpertheile, wenn er unter dieselben Bedingungen versetzt wird, unter denen sich das Gehirn befindet, auch dieselben Volumenschwankungen wie an diesem wahrnehmbar werden; und ebenso können wir dem Gehirne allen Schein von Bewegung benehmen, wenn wir es seiner Knochenhülle berauben und in völlig blossgelegtem Zustande beobachten.

So sah in der That Senac,[1] dass, wenn die ganze Oberfläche des Gehirns blossgelegt wird, alle Bewegung schwindet: „qu'on enlève le crâne „d'un chien et qu'on mette tout le cerveau à decouvert, on n'y verra „aucun battement".

Wir nehmen in einer Schädellücke die Bewegungen des Gehirns nicht etwa deswegen wahr, weil sie diesem Eingeweide ausschliesslich eigen seien, sondern blos weil die Cerebrospinalhöhle nebst der Cerebrospinalflüssigkeit einen Apparat darstellt, der an der Oberfläche des Gehirns im blossgelegten Punkte die gesammte Summe sehr kleiner und an sich imperceptibler Bewegungen, die ihm von allen Punkten der Hirnoberfläche her mitgetheilt werden, concentrirt. Wird die Cerebrospinalflüssigkeit entfernt, so kann keine Bewegung mehr wahrgenommen werden. So hat Donders, nachdem er am trepanirten Schädel eines Kaninchens deutlich die Hirnbewegungen wahrgenommen, durch das *Ligamentum obturatorium posterius* mittelst einer sehr feinen Spritze die Cerebrospinalflüssigkeit ausgepumpt, und sah dann alle Pulsationen und Bewegungen sofort aufhören, dafür aber eine Bewegung der Flüssigkeit an der Ausflussstelle in der Nackengegend sich einstellen.

---

[1] Senac: *Traité de la structure du coeur.* Paris, 1749. Vol. II, p. 206.

Umgekehrt, wenn man einen Vorderarm in einen Cylinder einsteckt und diesen, bis auf eine kleine, zum Eingiessen von Wasser dienende Öffnung, allseitig abschliesst, so sieht man in dieser Öffnung dieselben Bewegungen auftreten, wie in der Cerebrospinalflüssigkeit eines trepanirten Schädels. Der von mir construirte und mit dem Namen Plethysmograph belegte Apparat beruht eben auf diesem Principe und hat mir zum Nachweise gedient, dass auch am Vorderarme, ausser den den Herzcontractionen entsprechenden pulsatorischen Volumschwankungen, noch andere stattfinden, die mit den Respirationsphasen zusammenfallen, so dass der Vorderarm bei der Exspiration eine Zunahme, bei der Inspiration eine Abnahme seines Volumens erfährt.[1]

Der Plethysmograph stellt wesentlich eine Nachahmung des mit Flüssigkeit angefüllten Kastens, worin die Centralorgane des Nervensystems eingeschlossen sind, dar; und derselbe Mechanismus, durch den sich die Hirnbewegungen kundgeben, wurde beim Plethysmographen auf das Studium der Volumschwankungen des Vorderarms angewandt. Der einzige Unterschied besteht hier noch in dem Verhältnisse zwischen der Masse der Organe und der Amplitude ihrer Oscillationen, indem letztere am Gehirn, welches besonders in seiner grossen Substanz viel gefässreicher ist und dessen Gefässe sich durch die Dünnheit ihrer Wandungen auszeichnen, bei weitem ausgiebiger ausfallen.

Anstatt am Behälter, worin der Vorderarm eingeführt wird, eine freie Communicationsöffnung mit der Atmosphäre zu belassen, oder in diese Öffnung ein horizontales Glasrohr einzustecken, um die den Herzcontractionen und den Respirationsphasen entsprechenden Schwankungen zu beobachten, können wir die Öffnung mittelst einer elastischen Membran verschliessen, und wird dann diese ganz ähnliche Oscillationen darbieten, wie wir sie an den Fontanellen der Kinder oder am blossgelegten *Ligamentum atlanto-occipitale posterius* der Thiere beobachten.

Gesetzt nun, es werde der Vorderarm in einen cylindrischen Glasbehälter, wie etwa der des Plethysmographen, eingeführt, der Behälter aber sei mit zwei Öffnungen ausgestattet, deren eine mittelst eines Bourgougnon'schen Glasrohrs frei mit der Atmosphäre communicirt, die andere aber mittelst einer elastischen Membran verschlossen ist, so ist es klar, dass die Bewegungen der Flüssigkeit im Bourgougnon'schen Rohre, woselbst der Widerstand geringer ist, deutlicher zu Tage treten werden. Verschliessen wir aber dieses Rohr mittelst eines Hahnes, so

[1] A. Mosso: *Sopra un nuovo metodo per scrivere i movimenti dei vasi sanguigni nell' uomo.* Regia Accademia delle scienze di Torino, Vol. XI, 1875. In dieser Arbeit wurde in Kürze die Geschichte der Studien über die respiratorischen und pulsatorischen Bewegungen der Extremitäten abgehandelt.

werden die Volumschwankungen des Vorderarms sofort in der elastischen Membran der anderen Mündung, wo jetzt der Widerstand relativ geringer geworden ist, deutliche Schwingungen erzeugen.

Einen ähnlichen Versuch hat bereits DONDERS am Kaninchen angestellt.[1] Nachdem er vorher die Bewegungen des *Ligamentum atlanto-occipitale posterius* bei unversehrtem Schädel beobachtet, trepanirte er den letzteren: die Bewegungen wurden am *Ligamentum atlanto-occipitale* unsichtbar und traten dagegen an der Schädelöffnung, wo der Widerstand geringer war, zu Tage. Sobald aber die Trepanationsöffnung luftdicht verschlossen wurde, stellten sich die Bewegungen des genannten Bandes wieder ein.

Wird der Hahn des BOURGOUGNON'schen Rohres geschlossen, so kann das für die Hirnbewegungen (abgesehen von der noch wahrscheinlicheren Herstellung des CAPPIE'schen Mechanismus) nur die Folge haben, dass während sie an der Lücke des Schädeldaches plötzlich aufhören, sie an den zweifelsohne vorhandenen nachgiebigen Stellen der Schädelbasis sich mit früherer Kraft wieder einstellen werden.

V.

Die Lehre, welche jede Bewegung in den Nervencentren bei geschlossenem Schädel in Abrede stellt, erfuhr durch DONDERS und seinen Schüler BERLIN eine tiefe Umgestaltung, die um so mehr alle Beachtung verdient, als sie gleichsam einen vermittelnden Standpunkt zwischen den beiden entgegengesetzten Ansichten bezeichnet, von denen in neuester Zeit ECKER auf der einen Seite und LONGET auf der anderen die eifrigsten Vertreter gewesen sind. In den gleichzeitig im Jahre 1850 erschienenen Abhandlungen von BERLIN[2] und von DONDERS[3] wird zwar die Undehnbarkeit und Starrheit der Wandungen der Cerebrospinalhöhle als unerschütterte Thatsache festgehalten, doch auch das Vorkommen von Schwankungen des Blutgehaltes im geschlossenen Schädel zugegeben, weil, nach der Ansicht der Verff., die Menge der Cerebrospinalflüssigkeit mit dem Wechsel des Blutdruckes entsprechend zu- oder abnehmen kann. — Wir wollen die Thatsachen, auf welchen diese Auffassung fusst, so wie die

---

[1] DONDERS: *Die Bewegungen des Gehirns und die Veränderungen der Gefässfüllung der Pia mater auch bei geschlossenem, unausdehnbarem Schädel, unmittelbar beobachtet.* SHMIDT's Jahrbücher, 1851, Bd. 69, p. 17.

[2] BERLIN: *Untersuchungen über den Blutumlauf in der Schädelhöhle.* SCHMIDT's Jahrbücher, 1851, Bd. 69, p. 14.

[3] DONDERS: *Die Bewegungen des Gehirns und die Veränderungen der Gefässfüllung der Pia mater.* SCHMIDT's Jahrb. a. a. O. p. 16.

daran von Berlin geknüpften Betrachtungen, in ihren Hauptzügen andeuten.

Berlin's Versuche lehren zunächst, dass die Blutmenge in der Schädelhöhle veränderlich ist, bei vermindertem Blutdrucke abnimmt, bei vermehrtem Blutdrucke steigt; dass ferner beim Tode durch langsame Verblutung die Blutabnahme in der Schädelhöhle weit merklicher ist als bei schneller Verblutung; dass nur nach Verfluss einer gewissen Zeit (im Gefolge einer Blutung) das Wechselverhältniss zwischen Blut und *Liq. cerebrospinalis* sich bestimmter zu erkennen geben kann, dass aber allenfalls bei Verminderung der allgemeinen Blutmenge der *Liq. cerebrospinalis* zunimmt.

Obgleich nun Berlin diese letztere Thatsache keineswegs streng demonstrirt hat, so nehmen wir dieselbe, gleich den übrigen, doch als erwiesen an, da die von dem genannten Forscher bei Abnahme der Blutmenge wahrgenommene Vermehrung der im Schädelraume enthaltenen Cerebrospinalflüssigkeit auch nach unserem Dafürhalten nicht auf dem Herüberströmen derselben aus der Rückgratshöhle in den Schädel beruhen konnte: denn eine solche Ortsveränderung liesse einen negativen Druck im Schädelraume voraussetzen, bei welchem es viel eher zu einer starken Erweiterung der intracraniellen Venen als eben zum Herüberströmen des *Liq. cerebrospinalis* kommen müsste. Es bleibt demnach nichts übrig, als in der That in diesem Falle eine vermehrte Production dieser Flüssigkeit anzunehmen, und erblicken wir in dieser als erwiesen zu betrachtenden Thatsache einen neuen Mechanismus, durch welchen das Zustandekommen von Hyperämien (und resp. Anämien) des Gehirns auch dann ermöglicht wäre, wenn die sonst bei solchen Circulationsschwankungen thätigen Mechanismen aus irgend einem Grunde nicht in Wirkung treten könnten.

Was aber die Art und Weise anlangt, wie es bei vermehrtem Blutgehalte des Gehirns zur vermehrten Production des *Liq. cerebrospinalis* kommt, so können wir uns darin mit Berlin's Ansichten nicht einverstanden erklären. Er macht darauf aufmerksam, dass der hohe Druck, unter welchem das Blut in den Arterienstämmen strömt, sich der Cerebrospinalflüssigkeit mittheilt, die ihrerseits mit den Capillaren, worin der Blutdruck geringer ist, in Berührung steht. Er meint daher, dass bei einer Steigerung des arteriellen Blutdruckes die Cerebrospinalflüssigkeit, zur Herstellung des Gleichgewichtes, theilweise resorbirt werde durch die Capillaren, und ein solcher partieller Schwund des *Liq. cerebrospinalis* mit einer Vermehrung des in den Nervencentren kreisenden Blutes verknüpft sei. Nimmt dagegen der arterielle Blutdruck ab, so nehme die Menge des *Liq. cerebrospinalis* zu. Wiewohl wir das dieser Lehre zu Grunde liegende Prinzip gelten lassen, dass zwischen zwei durch eine Membran getrennten und unter verschiedenem Drucke stehenden Flüssigkeiten sich eine Strömung nach dem Orte des geringeren Druckes einstellt, so ist uns jedoch der von Berlin supponirte Hergang durchaus nicht einleuchtend und sind wir vielmehr der Ansicht, dass hier die Thätigkeit der Lymphgefässe die wesentlichste Rolle spielen dürfte.

Die von Donders veröffentlichten Untersuchungen über die Hirnbewegungen und den wechselnden Blutgehalt, den die Pia-Gefässe auch bei geschlossenem und undehnbarem Schädel darbieten können, wurden in der Weise angestellt, dass er in die Knochenwand des Schädels eine Lücke (mittelst des Trepans) bohrte und luftdicht mit einem Uhrglas bedeckte, durch welches die Oberfläche des Gehirns beobachtet werden konnte. Während wir einerseits die Priorität Ravina's als des Erfinders dieser Methode, die nun in der Physiologie ungebührlich nach Donders benannt wird, haben zur Geltung bringen wollen, können wir andererseits nicht umhin zu erkennen, dass die von Donders darin eingeführte Abänderung, nämlich die Vermeidung eines Luftraumes zwischen der Hirnoberfläche und dem Glase, einen grossen Fortschritt bezeichnet und von grossem Nutzen ist für das Studium der wechselnden Circulationsverhältnisse an der Hirnoberfläche. Doch gilt von diesem Verfahren dasselbe, was wir bereits von Bourgougnon's Experimente haben sagen müssen: es beweist zwar, dass die Hirnmasse an den Berührungsstellen mit der unnachgiebigen Schädelwand weder sichtlich pulsire, noch sichtliche respiratorische Oscillationen erleide, nicht aber dass die Puls- und Respirationsschwankungen des Hirnvolumens überhaupt unmöglich seien: denn es wird dadurch keineswegs die Existenz nachgiebiger Punkte an der Schädelbasis, woselbst diese Bewegungen sehr wohl von Statten gehen könnten, widerlegt. Wird die einzige Öffnung, durch welche das Gehirn beobachtet werden konnte, mit einem durchsichtigen und unnachgiebigen Körper verschlossen, so brauchen desswegen die Bewegungen der Hemisphären nicht aufzuhören, sondern werden sich dann nur an einer nachgiebigen Stelle der Cerebrospinalhöhle, wo der Widerstand relativ geringer wird, in früherem Maasse herstellen, wenn nicht etwa statt dessen der von Cappie aufgestellte Mechanismus (s. oben) schon vor der Trepanation allein thätig war und nun wieder in Thätigkeit tritt.

Der von Donders gezogene Schluss, „dass die Hirnbewegungen im „undehnbaren Schädel nicht stattfinden können, weil der ganze Cerebro„spinalraum continuirlich ausgefüllt ist und die Blutmenge nicht augen„blicklich eine erhebliche Änderung erfahren kann,“ — dieser Schluss ist nach meiner Meinung unzulässig. Ich behaupte hingegen, dass gerade umgekehrt, die DONDERS'schen Versuche die Möglichkeit und das wirkliche Vorkommen rascher Volumsänderungen des Gehirns darthun, indem sie beweisen, dass die Blutfülle innerhalb des Schädels einem überaus raschen Wechsel unterliegt.

DONDERS sah nämlich, als er bei dem Thiere Mund und Nase zustopfte, schon nach 10 Secunden das Roth der Pia mater intensiver werden und konnte unter dem Mikroskope die Anfüllung vieler kleiner Gefässe, die vorher nicht sichtbar waren, wahrnehmen. Nach Herstellung der Respiration hielt die Congestion eine gewisse Zeit hindurch, die zwischen 2 und 15 Minuten wechselte, an. Freilich nimmt DONDERS offenbar an, dass die Hyperämie eben nur die Gefässe der Pia mater betreffe, und da auch eine solche Raum erfordert, so acceptirt er die Hypothese BERLIN's, dass bei jedem Wechsel des Blutdruckes in der Schädelhöhle, sowohl in Folge der Athembewegungen als der Herzcontractionen, die Menge der Cerebrospinalflüssigkeit in entsprechendem Maasse wechseln müsse.

Ein Einwand, auf den man unwillkürlich verfällt, ist der, dass die Herz- und Athembewegungen so rasch aufeinander folgen, dass, wenn auch jeder derselben eine Änderung in der Menge der Cerebrospinalflüssigkeit entsprechen sollte, es uns bei unseren heutigen Vorstellungen schwer fallen würde, eine so rapide Secretion und Resorption der Flüssigkeit zu begreifen. DONDERS, der diesen Einwand voraussah, betonte die grosse Flächenausdehnung der Hirnhemisphären und ihren grossen Gefässreichthum, wodurch die Kürze der Zeit, innerhalb welcher diese Erscheinungen erfolgen sollten, aufgewogen werden könnte.

KUSSMAUL und TENNER[1] bedienten sich ebenfalls, zum Studium des Kreislaufes im Gehirne, des Verfahrens, in die Schädelwand eine Öffnung zu bohren und dieselbe mit einem Uhrglase zu verschliessen. Ihre Beobachtungen bestätigen die von DONDERS gewonnenen Resultate, sind aber in Betreff der Geschwindigkeit, mit welcher die in den Nervencentren circulirende Blutmenge auch bei geschlossenem Schädel sehr erheblich wechseln kann, noch überraschender. Als sie nämlich mit grosser Schnelligkeit die Carotiden zuschnürten und freiliessen, sahen sie die augenblickliche Anfüllung und das Leerwerden der Gehirngefässe in durchaus gleicher Weise zu Stande kommen, ob die Trepanationslücke am Schädel offen oder durch ein Uhrglas hermetisch geschlossen war.

Obgleich diese zwei Forscher die BERLIN-DONDERS'sche Theorie als wahrscheinlich annahmen, so gestanden sie doch, dass es ihnen nicht vergönnt war, experimentell nachzuweisen, dass beim Kaninchen die raschen Änderungen der Blutfülle des Gehirns von einem ebenso raschen und umgekehrten Wechsel der Menge der Cerebrospinalflüssigkeit begleitet wäre.

---

[1] KUSSMAUL und TENNER, a. a. O. p. 49.

Vielmehr sahen sie, im Widerspruche zur BERLIN-DONDERS'schen Theorie, dass die nach der Unterbindung der Kopfarterien gestorbenen Kaninchen in der Regel weniger Cerebrospinalflüssigkeit aufwiesen als andere, lebende Kaninchen, die in der gleichen Körperlage gehalten worden waren und bei deren keine Gefässunterbindung unternommen, aber die Membrana obturatoria eingeschnitten wurde.

KUSSMAUL und TENNER schlossen aus ihren zahlreichen und grossen Versuchen, dass der intracranielle Blutgehalt auch beim lebenden Thiere und bei intactem Schädel sehr zu- und abnehmen kann.

Eine sehr erhebliche Blutanhäufung im Schädel erfolgt nämlich jedesmal, wenn die Halsarterien nach vorgängiger Compression freigelassen werden, und ebenso wenn die Halsvenen, besonders nach gleichzeitiger Durchschneidung beider Halsstränge des Sympathicus, unterbunden werden.

Die Anämie des Gehirns aber wurde durch Hämorrhagie oder durch Unterbindung der Carotiden und durch electrische Reizung der vasomotorischen Kopfnerven erzeugt, und war an den kleinen Arterien, den Capillaren und den Venen nachweisbar.

VI.

Bisher haben wir uns mit der so zu sagen makroskopischen Physiologie der Hirnbewegungen beschäftigt. Nun beginnt mit der Anwendung der graphischen Methode die feinere Beobachtung, der Vergleich des Blutkreislaufes im Gehirne mit dem in anderen Körpertheilen, die Messung und die Analyse der flüchtigen und complicirten Erscheinungen, die das blosse Auge nicht zu fassen vermochte.

Die ersten Versuche, die Hirnbewegungen zu messen, wurden vom italienischen Arzte RAVINA im Anfange dieses Jahrhunderts vorgenommen. Derselbe applicirte zu diesem Zwecke am Schädel eines Hundes einen Hohlcylinder, in dessen Innerem eine Hollundermarksäule, gleich dem Schwimmer eines Manometers auf- und niedersteigend, den Hirnbewegungen folgen konnte. Das dünne obere Ende dieser Säule glitt an einer Papierscala und zeigte an dieser die den Hirnbewegungen entsprechenden Theilstücke an. Doch wollen wir wörtlich die eigene Beschreibung RAVINA's anführen:

„Momentum dimensurus motus cerebri, qui respirationi respondet, „usus sum ligneo cylindro superius memorato. Operculo remoto, cylin-

---

[1] Indem wir, wie oben bemerkt, an der Richtigkeit der von BERLIN beobachteten Thatsache nicht zweifeln, glauben wir die widersprechenden Ergebnisse KUSSMAUL und TENNER's uns durch die Annahme erklären zu müssen, dass bei den Versuchen dieser letzteren Autoren anderweitige, nicht näher beleuchtete Umstände modificirend eingewirkt haben werden.

„drum apposui, et firmavi ad oram vulneris, quod in cranio molossi „canis instituteram. Ex ferro duo parva fila cylindrum tunc secabant in ora „ejusdem superiori, ad invicem ita dimota, ut per ipsa columna ex medulla „sambuci parata lineae unius diametri moveri commode posset. Iuxta colum-„nam, quae suprà memorata fila aliquantisper prominebat, chartam agglutinaveram in plures lineas apprime divisam. Haec columna exili suberis la-„mina, verticali directione, insistens dimittebatur supra superficiem cerebri, „ut per media fila praedicta transiret......... In validioribus, longiori-„busque inspirationibus, cum usque ad finem eorundem minueretur volu-„mine cerebrum, ad tres lineas columnam descendere, quandoque conspexi."[1]

Ähnliche Messungen wie Ravina an Thieren nahm im Jahre 1855 am Menschen Bruns[2] in Deutschland vor, dem das Verdienst des ersten Versuches gebührt, die Hirnbewegungen mittelst eines Hebels zu vergrössern. Die Beobachtungen dieses Forschers wurden an einer 49jährigen Frau angestellt, die in Folge tertiär-syphylitischer Vorgänge fast das ganze linke Scheitelbein verloren hatte. Als sie sich dem Bruns vorstellte, bot sie in der linken Parietalgegend eine handtellerbreite Narbe dar, unter welcher ein entsprechend grosser Knochendefect nachweisbar und im Bereiche desselben die Hirnbewegungen wahrzunehmen waren. Zur Messung der letzteren bediente sich Bruns eines sehr beweglichen und leichten Hebels, dessen kürzerer Arm durch Vermittlung eines kleinen Polsters mit der Dura mater in Berührung gebracht wurde. Der 10 mal längere zweite Arm zeigte an einer Millimeterscala den 10fach vergrösserten Werth jeder Hirnbewegung an.

Auf solche Weise fand er, dass bei einer willkürlich protrahirten Exspiration das Ende des längeren Hebelarmes um 0,5 bis 1,0 Millimeter anstieg; beim Husten um 1,0 bis 2,5, und einmal gar um 3,0 Millimeter. Tiefe und protrahirte Inspirationen ergaben die Senkung des längeren Hebelarmes um 0,2 bis 0,3 Millimeter unter das Niveau des ruhigen Athmens; und eine ähnliche Senkung um 0,2 Millimeter ereignete sich einmal während des Schlafes der Kranken.

Wir wollen hier auch einer Arbeit von Hammond[3] in Philadelphia erwähnen, die übrigens in technischer Hinsicht von geringerem Interesse ist.

Das Studium der Hirnbewegungen machte später einen grossen Schritt vorwärts, als Leyden[4] zum ersten Male am Thierschädel einen

---

[1] Op. c. p. 74.

[2] Bruns: *Die chirurgischen Krankheiten und Verletzungen des Gehirns und seiner Umhüllungen.* Tübingen, 1854, p. 601.

[3] W. Hammond: *Sleep and its derangements.* Philadelphia, 1869, p. 317.

[4] W. Leyden: *Beiträge und Untersuchungen zur Physiologie und Pathologie des Gehirns.* Virchow's Archiv, Bd. 37, 1866, p. 519.

Registrirapparat applicirte. Er benutzte zu diesem Zwecke einen dem LUDWIG'schen Kymographion nachgebildeten Apparat, den er nicht beschrieb, weil die gewonnenen Aufzeichnungen, von denen er nur einige Bruchstücke veröffentlichte, zu unvollkommen ausgefallen waren.

LANGLET[1] studirte an Kindern die Bewegungen der Fontanellen, wobei er sich eines unerheblich modificirten MAREY'schen Sphygmographen bediente. Ausser der grossen Schwierigkeit, den Kopf des Kindes während der Registrirung unbeweglich zu erhalten, fand LANGLET sehr störend das Geräusch des Uhrwerkes, das den Apparat in Bewegung setzte. Aus letzterem Grunde misslang ihm sein Unternehmen, den Blutkreislauf des Gehirns während des Schlafes zu studiren, indem die Kinder jedesmal erwachten, sobald der Apparat in Bewegung gesetzt wurde. Unter so ungünstigen Bedingungen wurde LANGLET verleitet, den ruhigen Athembewegungen allen Einfluss auf die Hirnbewegungen abzusprechen; einen solchen fand er nur bei angestrengtem Athmen, wenn z. B. die Kinder weinten oder schrieen.

Die Anwendung der graphischen Methode wurde später mit glücklicherem Erfolge von mir in Verein mit Prof. GIACOMINI,[2] und zu gleicher Zeit in Paris von SALATHÉ und FRANCK[3] versucht. Kurz nachher wurde eine Abhandlung mit Hirnpulsbildern von Dr. W. FLEMMING[4] veröffentlicht, und später folgte eine Reihe von Beobachtungen, die ich in Verein mit Dr. ALBERTOTTI[5] sen. an einem blödsinnigen Epileptiker anstellte.

Die von mir erzielte technische Vervollkommnung der continuirlichen Registrirung[6] des Vorderarm- und des Hirnpulses beim Menschen und der glückliche Zufall, einen typischen Schädeldefect beobachten zu können, erlaubten mir in Verein mit Dr. DE PAOLI eine so wichtige Reihe graphischer Studien über den Blutkreislauf im menschlichen Gehirne anzustellen, dass ich in vorliegender Arbeit die ähnlichen Studien anderer Forscher kaum werde berücksichtigen können und mich fast ausschliesslich an meine eigenen Beobachtungen halten darf.

---

[1] J. B. LANGLET: *Etudes critiques sur quelques points de la physiologie du sommeil.* Paris, 1872.

[2] C. GIACOMINI e A. MOSSO: *Esperienze sui movimenti del cervello nell' uomo.* Archivio per le scienze mediche, I, fasc. 3, 1876.

[3] A. SALATHÉ: *Recherches sur les mouvements du cerveau.* Paris, 1877.

[4] WILLIAM FLEMMING: *The motions of the brain.* Glasgow Medical Journal Juli 1877.

[5] ALBERTOTTI e MOSSO: *Osservazioni sui movimenti del cervello di un idiota epilettico.* R. Accademia di Medicina di Torino 1877.

[6] A. MOSSO: *Die Diagnostik des Pulses.* Leipzig, 1879.

I.

Nosographische Notizen über die drei Subjecte,

an denen ich die Verhältnisse des Blutkreislaufes im Gehirne studirt habe.

Die in vorliegender Schrift abgehandelten Beobachtungen über den Hirnkreislauf wurden hauptsächlich an drei mit erworbenem Substanzverlust an Schädel behafteten menschlichen Individuen angestellt. Zwei von diesen sind noch am Leben und erfreuen sich eines ziemlichen Wohlbefindens. Das dritte Subject, ein 11—12jähriger Knabe Namens Giovanni Thron, starb einige Monate nachdem wir ihn beobachtet und etwa 10 Jahre nach dem Trauma, das die Ectopie des Gehirnes zur Folge gehabt hatte. Von den beiden ersteren gebe ich, ausser den krankengeschichtlichen Notizen, auch die nach Photographien angefertigten Bildnisse (Taf. I und II).

§. 1.

Catharina X., 37 Jahre alt, Bäuerin, trat im Juni 1875 in das Turineser Syphilocomium S. Lazzaro ein. Seit ihrem 18. Lebensjahre verheirathet, hatte sie 6 Kinder gehabt und sich stets wohl befunden. Während der letzten Schwangerschaft wurde sie von ihrem Manne syphilitisch inficirt. Während der Schanker in der Vagina der spontanen Verheilung, die auch nicht ausblieb, überlassen ward, wurde auch keine allgemeine Behandlung eingeleitet. Die Frau wurde im August 1866 entbunden und stillte selbst das Kind. Dieses starb im Januar 1878 an Masern. Zwei Jahre später traten bei der Frau allgemein-syphilitische Erscheinungen, und zwar tertiäre, zu Tage (ob in der Zwischenzeit die gewöhnlichen secundären Erscheinungen ganz ausgeblieben oder nur unbemerkt verlaufen waren, bleibt fraglich): es stellten sich heftige Kopfschmerzen in der Stirngegend ein und an verschiedenen Körperstellen kamen Geschwülste (vermuthlich Haut-Gummata) zum Vorschein, die in Verschwärung übergingen und tiefe Narben hinterliessen. Jodkaliumcur. Rücktritt aller syphilitischen Erscheinungen. Im folgenden Jahre jedoch erschienen die gummösen Hautgeschwülste wieder. Die Kranke wurde 1869 ins Turineser Allgemeine Krankenhaus S. Giovanni und im nächsten Jahre in das Hospital S. Lazzaro, wo sie sechs Monate verblieb, aufgenommen. Anscheinend geheilt, kehrte sie aufs Land zurück und befand sich zwei Jahre hindurch ganz wohl. Nach Ablauf dieses Zeitraumes kehrte der Kopfschmerz zurück und erschienen gleichzeitig am harten Gaumen, am Gaumensegel und an der Nase gummöse Neugebilde, die rasch in Geschwürsbildung übergingen und vollständig das Pflugscharbein, das Knochengewölbe des Gaumens und die Nasenknorpel zerstörten. Im August 1872 liess sich die Kranke wieder ins Hospital S. Lazzaro aufnehmen und machte daselbst zum vierten Mal eine innerliche Behandlung mit Jodkalium, nebst einer mercuriellen Schmiercur, durch. Nachdem sie sich sodann einige Zeit hindurch erträglich befunden hatte, erschien an der Incisura jugularis sterni eine Geschwulst, welche aufbrach und in Geschwürsbildung mit Caries des darunterliegenden Knochens überging. Trotz allen therapeutischen Bemühungen stellten sich auch wieder Kopfschmerzen ein, auf die Stirngegend beschränkt, woselbst sich anfangs eine Anschwellung und später zu beiden Seiten zwei andere zeigten. Indem die bedeckenden Weichtheile der ulcerativen Zerstörung anheimfielen, wurde der mittlere Theil des Stirnbeines in grosser Ausdehnung blossgelegt. — In diesem Zustande, äusserst abgemagert, von anhaltender Diarrhöe, abendlichem Fieber und Schlaflosigkeit geplagt, liess sich die Kranke am 22. Juni 1875 zum letzten Mal ins Hospital S. Lazzaro aufnehmen.

Indem sich nach Erfüllung der dringendsten Indicationen der allgemeine Zustand der Kranken rasch besserte, dachte Prof. Giacomini bald an die zweckmässigste Art und Weise, den ganzen necrotischen Theil des Schädeldaches zu entfernen. Mit der Nélaton'schen Hohlmeisselzange griff er das Stirnbein in der Mitte an und gelangte allmählich bis zur inneren Tafel, welche sich leichter durchbrechen liess. — Sobald dieses geschehen war, trat eine beträchtliche Menge Eiter hervor, der in der Öffnung des Schädels eine pulsatorische Bewegung zeigte. Binnen wenigen Tagen wurde die harte Hirnhaut in der Breite eines Thalers blossgelegt. Die Oberfläche derselben war mit sehr gefässreichen, bei der leisesten Berührung blutenden Granulationen bedeckt und zeigte deutliche, mit der Herzsystole synchronische Pulsationen.

Eben nachdem die beschriebenen operativen Eingriffe beendigt waren, begannen wir unsere Versuche mit der Application eines Registrirapparates.

In dem Maasse als sich die Schädellücke durch die Entfernung der necrotischen Knochenstücke erweiterte, wurden die Bewegungen der Dura mater und des Gehirnes immer undeutlicher. Die Kranke verlor nach und nach den ganzen Schuppentheil des Stirnbeines und einen grossen Theil der Scheitelbeine. — Wir bewahrten die abgelösten Fragmente auf und kitteten sie später in ihrer natürlichen Anordnung zusammen. Als wir die Kranke photographiren liessen, gaben wir ihr die auf solche Weise zu einem Ganzen vereinigten Sequester zu halten, und sie ist daher in der Photographie mit einem grossen Stücke ihres eigenen Schädels in der Hand dargestellt (s. Taf. I).

Die Kranke wollte nicht mehr zu ihrem Manne zurück und wurde bei einem unserer Hospitäler als Krankenwärterin angestellt. — Ich sah sie neulich wieder. Sie sagte mir, dass sie sich wohl befinde, und ich konnte bestätigen, dass sich der Ossificationsprocess rasch an verschiedenen Stellen ausbreitete, so dass die Narbe hart und unnachgiebig geworden war.

§. 2.

Johann Thron, aus der Gegend von Pinerolo, war ein mit Blödsinn und Epilepsie behafteter 11jähriger Knabe mit angenehmen Gesichtszügen und von plastisch schönen, regelmässigen Körperformen. — Er war kaum 18 Monate alt, als er bei einem Falle von der Höhe in der rechten Schläfen- und Scheitelgegend eine schwere Verletzung erlitt, die mit Belassung einer Hautnarbe und eines beträchtlichen Substanzverlustes in der Schädelwand heilte.

Den spärlichen anamnestischen Angaben, die wir einzuholen vermochten, zufolge, scheinen seit dem Trauma etwa $1^1/_2$ Jahre verflossen gewesen zu sein, bis sich die ersten Hirnerscheinungen von einigem Belange einstellten.

Anfangs epileptiforme, später ausgesprochen epileptische Anfälle traten erst gegen das dritte Lebensjahr auf; und mit der Zeit gesellten sich sehr bedenkliche maniakalische Erscheinungen hinzu, welche die Eltern bewogen, den Knaben nach Turin ins Irrenhaus zu schicken.

Wir übergehen den seitherigen Entwickelungsgang der Krankheit bis zum Zeitpunkte, wo wir den Thron als blödsinnigen Epileptiker im Irrenhause kennen lernten.

Die Intelligenzsphäre des Kranken war jetzt lediglich auf die Vorstellungen, die sich an die dringendsten Körperbedürfnisse knüpfen, beschränkt. Doch waren in seinem Gedächtnisse wenigstens die Spuren einiger Vorstellungen höherer Ordnung erhalten geblieben, da er z. B. auf Fragen, die man an ihn richtete, oft mit der Phrase antwortete: *veui andà à l'école* (ich will in die Schule gehen). Andere Male erwiderte er mit dem Laute *Mondon*, wovon wir die Bedeutung nicht herauszubringen vermochten.

Ich beobachtete ihn öfters, während er im Garten spielte, und bemerkte dabei nie irgend eine Anomalie in seinen Bewegungen.

Eines Tages, wo er mir aus dem Garten in sein Zimmer nicht folgen wollte, nahm ich ihm seinen Hut vom Kopfe. Er lief mir mit schmerzlicher Miene nach und wiederholte mehrere Male in kläglichem, beinahe weinendem Tone die Worte: *veui ma calotte* (ich will meine Mütze haben).

Sobald er sich der Aufsicht der Wärter entziehen konnte, verschlang er gierig die widerlichsten Dinge.

Den epileptischen Anfällen ging ein Zustand von Aufregung voran, wobei er lärmerisch und lästig wurde. Sein Geschrei verkündete einen nahe bevorstehenden Anfall, und die Krankenwärter liefen dann herbei, um den Kranken auf einen geeigneten Ort zu bringen, bevor der Anfall ausbreche.

Zur Zeit, wo wir unsere Versuche anfingen (im Frühling 1877), bot der Knabe in der Schläfen- und Scheitelgegend einen Defect der Schädelwand dar, von einer sonst normalen, aber in der Mitte mit einem longitudinalen Narbenstreifen bezeichneten Haut überbrückt. Diese Lücke im Knochen war von elliptischer Form und von hinten unten nach vorne oben gerichtet. Ihr längster Durchmesser betrug 70 mm, der Querdurchmesser 35 mm. Die von einem Ende der Lücke zum anderen in der Richtung des Längsdurchmessers derselben verlaufende Narbe war in der Breite von 6 oder 7 mm völlig kahl.

Im Bereiche des Knochendefectes nahm man deutlich die Pulsationen und anderweitige Bewegungen des Gehirnes wahr.

Wenn die Haut einsank, so erkannte man, dass die Lücke von geringer Tiefe war; und wenn man mit den Fingern auch recht stark aufdrückte, fühlte sich die Narbenmembran sehr resistent an und traten keine Erscheinungen von Hirndruck auf.

Im August, während ich von Turin abwesend war, wurde der Knabe von Magen-Darmcatarrh mit überaus profuser Diarrhöe befallen, wodurch seine sonst kräftige Constitution so stark angegriffen wurde, dass er am 29. October der acuten Blutverarmung unterlag. — Die epileptischen Anfälle waren während dieser Terminalkrankheit, und bis in die letzten Tage seines Lebens hinein, weder schwächer noch seltener geworden.

Bei der Besichtigung des von Prof. Giacomini präparirten Schädels fanden wir, dass die Lücke darin von einer derben faserigen Membran bedeckt war, an deren äusserer Fläche die äussere Haut (nebst der Narbe) fest adhärirte. Nach innen war jene Membran mit den Hirnhäuten verschmolzen, die ihrerseits fest an den Hirnwindungen anhafteten. Letztere waren in etwas grösserem Umfange, als die Knochenlücke sich erstreckte, atrophisch entartet.

Der mittlere Theil des atrophischen Bezirkes fiel in das hintere Ende vom horizontalen Aste der SYLVIUS'schen Spalte. Von dort nach oben sich ausbreitend, betraf die Atrophie den vorderen Theil der unteren Scheitelwindung (Lobulus supra-marginalis) und endete im mittleren Theile des Gyrus parietalis adscendens. Nach unten hin waren die hinteren Enden der drei Gyri temporo-sphenoidales und ein Theil von der hinteren Portion des Gyrus parietalis inferior s. angularis der Atrophie anheimgefallen.

§. 3.

Michele Bertino ist ein Landmann von kräftigem Körperbau, 37 Jahre alt, geboren in Varicella in der Provinz Turin.

Am 30. Juli 1877, während er unter dem Glockenthurme seines Dorfes stand, fiel ihm auf den Kopf ein Ziegel, der einem bei dem Dache arbeitenden Maurer aus den Händen entschlüpft war. Unter dem Anpralle dieses Körpers von 3 kg Gewicht, das aus einer Höhe von 14 m fiel, stürzte Bertino bewusstlos zu Boden. Der Herr Wundarzt FERRERO, der ihn später zu behandeln hatte, schreibt mir, Bertino sei bald nach diesem Unfalle gehoben worden und habe sich, vom Pfarrer unterstützt, in die Wohnung dieses letzteren begeben, wo er auf ein Bett gelegt wurde; dabei habe er weder die Sprache noch das Bewusstsein vom Vorgefallenen im Mindesten verloren. Dagegen behauptet Bertino, Nichts davon im Gedächtnisse behalten zu haben, ja, sich nicht einmal des erhaltenen Stosses zu erinnern, und will erst eine halbe Stunde später das Bewusstsein wiedererlangt haben. Das Letzte, woran er sich aus der vorhergegangenen Zeit erinnert, bezieht sich auf den Augenblick unmittelbar vor dem Stosse: er entsinnt sich wohl, dass er unter dem Glockenthurme stand und einen Kameraden anschaute, welcher Ziegel in Wasser tauchte; er selbst aber wartete eben dort, um später die Ziegel in den Korb zu legen. Es folgte darauf gleichsam ein Augenblick von Verdunkelung, und als Bertino zum Bewusstsein zurückkehrte, sah er sich zu seinem Erstaunen auf einem Bette liegen, während der Wundarzt ihm eine Taschenuhr vorhielt und ihn aufforderte zu sagen, wieviel Uhr es sei. Der Kranke fügt hinzu, seit jenem Augenblicke, und auch während des Verbandwechsels, sei er stets bei Sinnen geblieben; und das erhellt in der That aus seiner genauen Erinnerung an verschiedene Umstände, die mir auch vom Wundarzte und anderen Zeugen bestätigt werden.

Die gequetschte Risswunde, die durch den aufgefallenen Körper im oberen Theile der Stirn erzeugt wurde, war unregelmässig dreieckig, 7 cm lang, 4 cm breit und von einem Splitterbruche der Schädelknochen begleitet. Der Wundarzt, der seine Behandlung übernahm, zog nach wenigen Stunden aus der Wunde einige Ziegelstücke, wovon eines etwa haselnussgross war, hervor. Auch entfernte er daraus ein Stück vom Hute, von der Grösse einer Münze von 5 Centimes (25 mm Durchmesser), und etwa 7 Knochenfragmente, die theils der äusseren, theils der Glastafel der Schädelwand angehörten. Die Blutung war nicht beträchtlich. Nach sorgfältigem Auswaschen der Wunde war im Grunde derselben, wie der Wundarzt angiebt, die durch eingedrungene Knochensplitter verletzte und der Hirnbewegungen wegen pulsirende Dura mater zu sehen. — Bertino versichert, die willkürliche Beweglichkeit und die Empfindlichkeit der Gliedmassen und des ganzen Körpers seien, gleich der Vernunft, stets und vollkommen unversehrt geblieben.

Die sehr einfache Behandlung bestand in Begiessungen und Waschungen mit lauem phenylsäurehaltigem Wasser und der anhaltenden Application einer Eisblase auf die Bruchstelle am Schädel.

Die entzündliche Reaction an der Oberfläche blieb sehr beschränkt, trotzdem die Eiterung in den tieferen Theilen ziemlich profus war.

Aus der mir vom Wundarzte Ferrero mitgetheilten Krankengeschichte hebe ich, unter den bemerkenswertheren Einzelheiten, den Umstand hervor, dass Bertino, als er nach mehrtägigem Lager zum ersten Mal aufzustehen versuchte, zu Boden fiel und mit dem Kopfe gegen die Wand stiess.

Seither musste der Wundarzt, dem Wunsche des Kranken gemäss, seine täglichen Besuche aussetzen. Da kam es zweimal vor, dass sich zwischen der harten Hirnhaut und dem Schädeldache, wie Herr Ferrero angiebt, Eiter ansammelte und zu Erscheinungen von Hirndruck Veranlassung gab, die jedoch, unter Anwendung geeigneter Maassregeln, sehr bald wichen.

Am 9. August entfernte der Wundarzt Ferrero mittelst einer Verbandpincette einen necrotischen Fetzen der Dura mater, der bis dahin die Lücke im Schädel verstopft hatte; und bei dieser Gelegenheit wurde, wie er angiebt, nach sorgfältigem Auswaschen der Wunde, ganz deutlich die Hirnmasse sichtbar und in ihr ein Substanzverlust vom Umfange einer Haselnuss.

Um die Ränder der Hautwunde einander zu nähern, legte er eine Naht an; gegen Ende August zog er aus den Wundrändern weitere zwei Knochensplitter hervor.

Nachdem der Kranke 24 Tage lang das Bett gehütet, stand er auf und begab sich in das nahe gelegene Dorf Lanzo, wo er sich vom dortigen Hospitalarzte untersuchen liess. Später suchte er zu demselben

Behufe den Arzt in Fiano (einem anderen Dorfe in der Nachbarschaft von Varicella) auf. Nur auf das dringende Anrathen all' dieser Ärzte entschloss sich Bertino nach Turin zu gehen.

Am 27. September, etwa zwei Monate nach der Verwundung, wurde er im hiesigen Allgemeinen Krankenhause (S. Giovanni) aufgenommen.

Er zeigt an der rechten Seite des Schädels und im oberen Theile der Stirn, etwa 1 cm von der verticalen Mittellinie der letzteren, eine Continuitätstrennung der Kopfhaut und der Schädelwand von unregelmässig runder Gestalt und etwa 25 mm Durchmesser. Die Lücke der Knochenwand muss sich, wie ich vermuthe, in der nächsten Nähe der Kronennaht befinden, da sie etwa 25 mm von der die beiden Höcker an der äusseren Oberfläche des Processus zygomaticus verbindenden Linie absteht. Die Haut adhärirt im ganzen Umkreise der Schädellücke, die einen trichterförmigen Grund von etwa 3 cm Tiefe darbietet. Diese Vertiefung ist von einer lebhaft rothen Membran mit ziemlich flachen Fleischwärzchen ausgekleidet. — Lässt man den Kranken auf dem Rücken mit horizontal gehaltenem Kopfe liegen, so verkleinert sich die Höhlung am Schädel so sehr, dass sie nur einen seichten Eindruck von etwa 5 mm Tiefe darstellt. In sitzender oder aufrechter Stellung des Kranken zeigt der Boden dieser Vertiefung Pulsationen, welche zeitlich mit dem Radialpulse zusammenfallen.

Um den Rauminhalt der Wunde zu messen, giesse ich darin laues Wasser aus einem graduirten Cylinderglase, und finde, dass zur Füllung der Höhle, bei sitzender Stellung und Ruhe des Kranken, 5 ccm Wasser erforderlich sind. Da etwa vier Stunden seit dem letzten Verbande verflossen waren, hatte sich am Boden der Wunde eine nicht näher bestimmbare Menge Eiter angesammelt, die den 5 ccm hinzuzurechnen wäre, da ich sie zu entfernen unterlassen hatte. Ich legte aber darauf kein weiteres Gewicht, weil der Umfang der Wunde, aus Gründen die wir später kennen lernen sollen, überhaupt schwankend war.

Die Eiterabsonderung war reichlich, und wenn man die Ansammlung von Eiter in der Höhlung des Schädels zu verhindern unterliess, so verursachte das dem Kranken ein Gefühl von Schwere im Kopfe.

Der Kranke stand jeden Tag auf und ging fortwährend in den Sälen und im Garten umher. — Dr. de Paoli, unter dessen Behandlung er stand, bemerkt in seiner Krankengeschichte, dass sich an Bertino keine Beeinträchtigung der Leistungsfähigkeit von seiten der Vernunft, der Sprache, des Gedächtnisses, der Mobilität und Empfindung wahrnehmen liess, wohl aber eine gewisse Störung der Gemüthssphäre, indem sich in seinen Gesichtszügen immer ein Ausdruck von Misstrauen und Beängstigung aussprach.

Bertino blieb im Allgemeinen Krankenhause nur etwa einen Monat, und war es in der letzten Woche seines Aufenthaltes daselbst, als ich an ihm, auf Einladung des Dr. de Paoli und in Verein mit demselben, die in der Folge zu besprechenden Beobachtungen habe anstellen können. Dieselben wurden von der plötzlichen Abreise des Kranken unterbrochen, der durchaus aus dem Krankenhause austreten wollte, um sich in sein Dorf zu seiner Familie zurückzubegeben.

Etwa 18 Monate nachher schrieb ich an den Bertino nach Varicella und forderte ihn auf, er möchte nach Turin kommen, weil ich ihn zu sehen wünschte. Er folgte sofort meiner Aufforderung, und als er mich am 27. März 1879 besuchte, sagte er mir, er habe sich während der ganzen Zeit vollkommen wohl befunden. Schon einen Monat nach seinem Austritte aus dem Krankenhause fühlte er sich wieder im Stande, für das Auskommen seiner Familie, die aus seiner Frau und zwei Kindern besteht, durch eigene Arbeit zu sorgen, und nahm sich daher seiner bäuerlichen Beschäftigungen an. Dabei habe er keine sonstigen Beschwerden verspürt, als dass er nur merkte, „das Gehirn stiege ihm herauf“, wenn er eine Anstrengung machte oder sich nach vorne über bückte.

Die Narbe zeigt eine Vertiefung, deren Längsdurchmesser etwa 25 mm beträgt und vom äusseren Rande der Orbita gegen das vordere Ende der Pfeilnaht gerichtet ist; in der Quere misst die Depression 20 mm. Diese Maasse wurden am Boden der vertieften Narbe genommen; nun sind aber ihre Ränder nicht senkrecht, sondern etwas abschüssig von der Peripherie zur Mitte geneigt (muldenförmig) und folglich der Umfang im Niveau der Hautoberfläche grösser als der angegebene. Die Tiefe der Depression (d. h. die senkrechte Entfernung ihres Bodens vom Niveau des äussersten Randes) beträgt 5 mm. Der Boden ist glatt und hart und bietet beim Druck eine Resistenz, als ob dort Knochen vorläge; doch hat man es offenbar nur mit einer fibrösen Narbe zu thun, da sie sich während einer tiefen Exspiration, wie wir dies gleich sehen werden, heben und pulsiren konnte.

Was übrigens die Angabe des Kranken über seine vollständige und ununterbrochene Euphorie seit dem Austritte aus dem Hospital anlangt, so ist dabei, laut seinen weiteren und genaueren Mittheilungen, doch einige Einschränkung zu machen. Er hat nämlich im April 1878 eine Art „Ohnmachts“-Anfall (*svenimento*) erfahren. Mitten in der Nacht bemerkte seine Frau, die neben ihm schlief, dass er geräuschvoll athmete. Sie rief ihn, um ihn zu wecken, wurde aber gewahr, dass er Bewusstsein und Sprache verloren hatte. Nach einigen Minuten kam er zur Besinnung, fühlte sich aber matt und abgeschlagen, mit einer Empfindung von Müdigkeit und Schmerz in den Armen und Beinen.

Bertino versicherte mich wiederholt, bei der Arbeit verspüre er nicht den geringsten Verlust an Leistungsfähigkeit, der ihn an die erlittene schwere Verletzung erinnere. In seinem Charakter aber bemerke er diese einzige Veränderung, dass er viel schüchterner geworden sei: während er früher keck war, sich gerne in fremde Händel einmischte und auch Streite auf eigene Rechnung anfing, vermeide er jetzt die Gesellschaft seiner Genossen, aus Furcht, wie er sagt, es könne ihm wieder etwas Übles begegnen. Alles mache ihm Angst.

Das Bildniss, das ich hier gebe (Taf. II), ist nach einer Photographie angefertigt, die ich von Bertino bei seinem letzten Besuche, etwa anderthalb Jahr nach seiner Verwundung, nehmen liess.

Bei der letzten Beobachtung, die ich damals an ihm anstellte, ergab sich die Resistenz der Narbe so vermehrt, dass man auch bei der Application einer sehr empfindlichen doppelten Registrir-Trommel keine Pulsation an der Schädellücke wahrnahm, wenn sich Bertino ganz ruhig verhielt. Nur bei ausgiebigen Athembewegungen änderte sich das Niveau der Narbe und wurden Schwankungen in der Aufzeichnung sichtbar.

II.

Beschreibung der Apparate,

die mir zur Aufzeichnung des Pulses am Gehirne und an anderen Körpertheilen gedient haben.

§. 4.

Die Mittheilung der Bewegung durch die Luft mittelst der Buisson-schen gepaarten Trommeln (die allgemeiner unter dem Namen der Marey'schen bekannt sind) giebt bis auf den heutigen Tag das einfachste und sicherste Mittel ab, die Pulsbewegungen in der Ferne wiederzugeben, ohne gar zu sehr ihre Form zu alteriren.

Die Versuche, die ich nach anderen Methoden zur Beobachtung des Blutkreislaufs im Gehirne gemacht habe, haben mir gezeigt, dass die Mittheilung der Bewegungen dieses Organes durch Vermittlung einer tropfbaren Flüssigkeit auf allzugrosse Widerstände stösst und den Druck unbeständig macht. — Das Verfahren, an das man zunächst denken möchte, nämlich die directe Application eines leichten Hebels auf den pulsirenden Theil des Gehirns, wäre gewiss das allereinfachste, erweist sich aber praktisch undurchführbar, weil die unvermeidlichen Verschiebungen des Kopfes die anhaltende Registrirung der Erscheinungen, auf deren länger fortgesetzte Verfolgung es eben wesentlich ankommt, unsicher, ja, geradezu unmöglich machen.

Bei der ersten Beobachtungsreihe, die ich in Verein mit Dr. GIACOMINI an der Catherina X. anstellte, haben wir uns des mit einer Hebeltrommel verbundenen MAREY'schen Trommel-Explorateurs bedient.

Da es sich um einen Apparat handelt, der alltäglich von Klinikern und Physiologen zur Aufzeichnung des Herzstosses gebraucht wird, unterlasse ich dessen Beschreibung und verweise Diejenigen, die sich darüber näher belehren wollen, auf das Werk von MAREY [1], wo die Construction dieses Apparates ausführlich geschildert ist. — Ich will nur bemerken, dass die äussere hölzerne Glocke in der Weise am Kopfe befestigt wurde, dass ihr Rand an zwei gegenüberliegenden Punkten dem festen Knochenrande der Schädellücke aufsass, während der Knopf der Trommel über der pulsirenden Oberfläche in der Luft blieb. Mittelst eines Kreuzbandes wurde die Glocke am Kopfe fixirt, worauf durch Drehung der oberen Schraube die Trommel allmählich gesenkt wurde, bis sie mit ihrem Knopfe leise diejenige Stelle am Boden der Schädellücke, wo die Pulsationen des Gehirns am deutlichsten erschienen, berührte. Die Bewegungen des Gehirns theilten sich dem Knopfe und der in der Trommel enthaltenen Luft mit, durch deren Vermittlung sie auf die Registrirtrommel übertragen wurden; der Hebel dieser letzteren zeichnete sie auf dem berussten Papiere des rotirenden Kymographion-Cylinders auf.

Bei diesen ersten Studien stiessen wir auf grosse technische Schwierigkeiten und wurden bald durch den Misserfolg auch derjenigen Versuche, die wir mit anderen Methoden gemacht hatten, entmuthigt. Da keine Zeit mehr zu verlieren war, entschlossen wir uns für den Cardiographen, trotz des grossen Übelstandes, dass dieser Apparat im Innern eine Feder enthält, die durch ihren Widerstand die Pulsationen weniger deutlich machte. Unter den Schwierigkeiten genügt es zu erwähnen, dass die Übertragung der Hirnbewegungen durch Vermittlung der verdickten und mit Granulationen besetzten Dura mater geschah, und zwar inmitten einer Wundfläche, die von necrotischen Knochen und dichten Haaren umkreist war, welche letzteren wir aus persönlichen Rücksichten auf die Kranke nicht abschneiden wollten.

Der Apparat, den wir mit Dr. ALBERTOTTI am kleinen Johann Thron benutzten, war viel einfacher. Eine kreisrunde Guttapercha-Platte, von 4 mm Dicke und 12 cm Durchmesser, wird in leicht erwärmtem Zustande auf den Schädel applicirt, nachdem die Haare im Umkreise der Narbe abrasirt worden sind, so dass sich die Platte glatt der Narben-

---

[1] MAREY: *Travaux du laboratoire en* 1875, p. 32.

oberfläche anschmiegt und bei ihrer Abkühlung genau nach derselben modellirt bleibt. Die Mitte der so gestalteten Guttapercha-Form wölbten wir zu einer Kuppel von genügender Höhe aus, damit die Narbe auch bei den stärksten Anschwellungen des Gehirns die Wandungen derselben nicht berühren könnte. Am Scheitel der Kuppel brachte ich eine kleine Glasröhre von 6 cm Länge und 6 mm Durchmesser an. Um den Rand der Guttapercha-Form bei den einzelnen Versuchen immer wieder ganz luftdicht dem Umkreise der Schädellücke anzuschmiegen und an demselben haften zu lassen, wurde die Form bei jedesmaliger Anwendung über einer Spirituslampe erwärmt.

§. 5.

Die bei Einhaltung dieses Verfahrens erhaltenen Pulsbilder sind viel besser gelungen als die an Catherina X. gewonnenen, weil bei der eben beschriebenen Vorrichtung der Widerstand der elactischen Membran und der im Marey'schen Explorateur à tambour oder Cardiographen befindlichen Feder ausgeschlossen war.

Es geschah zufällig, dass sich mir die einzelnen Kranken, deren nosographische Geschichten im vorigen Capitel gegeben sind, nach einander unter Bedingungen dargeboten hatten, die sich für die Registrirung der Hirnbewegungen immer günstiger gestalteten, so dass zuletzt Bertino eine Zeit lang hindurch das Ideal einer zu diesem Zwecke möglichst geeigneten Schädelläsion verwirklichte: ja, ich glaube, es dürfte schwer halten, absichtlich an Thieren eine hierfür vortheilhafter beschaffene Schädellücke zu erzeugen. Denn bei der Trepanation des Schädels, wie Herr Salathé[1] ganz richtig hervorhebt, stösst man oft auf ein unüberwindliches Hinderniss für die Registrirung der Hirnbewegungen. Das Gehirn kommt durch seine Anschwellung mit der Schädelwand in Berührung und verstopft die durch den Trepan erzeugte Öffnung, so dass, nachdem der Versuch kaum begonnen und einige Pulsationen sehr deutlich aufgezeichnet worden sind, dieselben nach und nach schwächer werden und endlich ganz verschwinden. Wenn man in solchen Fällen das in den Schädel eingesteckte Rohr abschraubt, so findet man, dass sich das Gehirn bruchartig durch die Schädellücke hervorgewölbt hat, den Rand derselben überragend und ihre Lichtung vollständig verstopfend. — Ein derartiger Übelstand konnte an Bertino nicht vorkommen, da bei ihm im Gehirne unter der Schädellücke eine 5 ccm geraume Aushöhlung bestand, die auch bei den stärksten Volumszunahmen des Gehirns nicht ganz ausgefüllt wurde.

[1] Salathé: *Recherches sur les mouvements du cerveau.* Paris, 1877, p. 74.

Da bei Bertino die im Durchmesser 20 mm haltende Schädellücke in der Hirngegend ihren Sitz hatte und glatte Ränder darbot, so genügte es zu ihrem Verschlusse, eine Guttapercha-Platte aufzulegen, die in ihrer Mitte mit einem Glasrohre versehen war, welches die Luft in der Aushöhlung des Gehirnes mit der Registrirtrommel *F G* Fig. 1 in Verbindung setzte. Man brauchte diese Platte nur leicht an den Rändern zu erwärmen oder an der unteren Fläche mit Fett zu bestreichen, um sie ganz fest an der Haut anhaften zu lassen, so dass die Luft auf keinen Fall entweichen konnte.

Fig. 1.

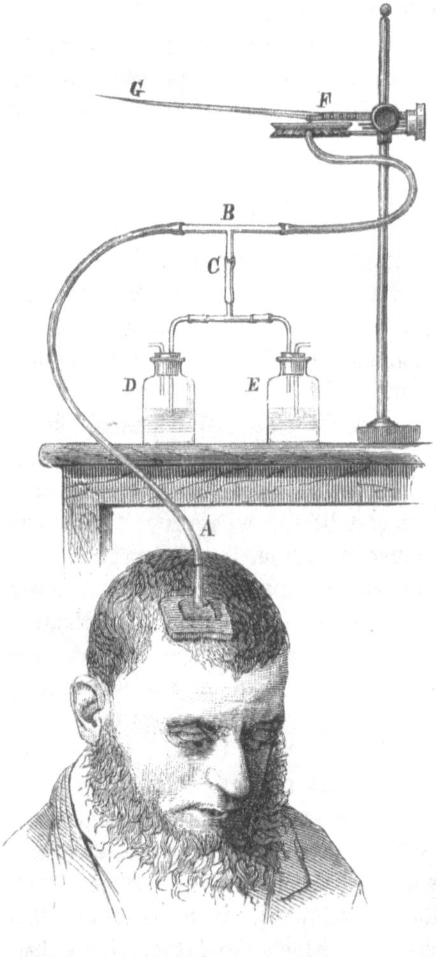

Anordnung des an Bertino zur Registrirung des Hirnpulses angewandten Apparates.

Dieser höchst einfache Apparat, der vortrefflich dazu diente, die Pulsationen des Gehirnes und dessen geringe Volumschwankungen zu verzeichnen, war aber unzureichend bei den Versuchen, bei denen beträchtlichere Volumenzunahmen stattfanden. So werden wir z. B. sehen, dass unter dem Einflusse des Amylnitrites und bei anderweitigen Hirn-Congestionen die Membran der Registrirtrommel so hoch gehoben wird, dass der Schreibhebel gar nicht mehr den Cylinder berührt. — Wer nur einigermassen mit derartigen Versuchen vertraut ist, dem ist wohl bekannt, dass man in solchen Fällen weder den Apparat verschieben, noch den Hebel senken oder sonstige Manipulationen, die die Aufzeichnungen verunstalten und die graphischen Vorrichtungen alteriren, vornehmen darf, weil man sonst später, wenn das Volumen des Gehirnes wieder abnimmt, nicht mehr die ursprünglichen Bedingungen des Versuches herstellen kann.

Um diesen Übelstand zu vermeiden und die Hirnbewegungen unter einem constanten Drucke verzeichnen zu können, ohne mich zugleich der Möglichkeit zu berauben, mit ziemlicher Genauigkeit den Werth der Volumschwankungen des Gehirnes zu messen, verband ich das zur Trommel gehende Rohr mit zwei Müller'schen Ventilen, wie dies die Abbildung Fig. 1 zeigt.

Wenn das Volumen des Gehirnes zunahm und daher der Druck im Röhrensysteme *A B* stieg, so entwich eine Luftblase aus dem Gefässe *D*. Sank dagegen der Druck, wie dies bei Volumsverminderung des Gehirnes geschah, so drang eine Luftblase von aussen in das Gefäss *E*. Ich konnte die Luftblasen zählen und später danach berechnen, welchem Volumen ihre Summe entsprach. Meistens aber war es gar nicht nöthig, dass ich selbst oder ein Assistent mit der directen Zählung der Luftblasen beschäftigt war; denn das Entweichen und Eindringen von Luftblasen ertheilte jedes Mal der gesammten Luft des Systems eine Erschütterung, welche eine sichtbare Spur in der Aufzeichnung hinterliess.

§. 6.

Den Vorderam-Puls schrieb ich immer mittelst meines Hydrosphygmographen. Dieser Apparat war mir um so behülflicher beim vergleichenden Studium der Kreislaufserscheinungen im Gehirn und im Vorderarme am Menschen, als dabei die Bedingungen des Versuches und die Registrirmethode für beide Körpertheile die gleichen waren.

Der Hydrosphygmograph besteht aus einem cylindrischen Glasbehälter *A B*, ähnlich dem Glascylinder meines Plethysmographen.[1] Ich führe den Vorderarm in den Behälter ein und verschliesse letzteren mittelst eines elastischen Gummi-Ärmels *A*, wie ich es ebenfalls bei der Anwendung des Plethysmographen thue. Der Apparat wird an der Zimmerdecke angehängt, um den schädlichen Einfluss der unwillkürlichen Bewegungen zu beheben. Zum Aufhängen bediene ich mich einer eisernen Kette *H*, an deren Ringen ich den Apparat mittelst eines metallischen Häkchens in der gewünschten Höhe fixire. Darauf wird der Behälter bis zum unteren Rande des über 20 mm weiten seitlichen Tubulus *B* mit lauem Wasser angefüllt. Bei jeder Contraction des Herzens erfolgt mit dem Vordringen einer Blutwelle in den Vorderarm eine Volumszunahme desselben, welche den Wasserstand im Tubulus *B* erhöht. Die darüber befindliche Luft wird dadurch leicht comprimirt, und wird diese Bewegung durch Vermittlung eines elastischen Gummirohres

---

[1] Solche Glasbehälter verschiedener Grösse werden in der Fabrik von Greiner und Friedrichs in Stützerbach angefertigt. Die Gummi-Ärmel beziehe ich aus der Fabrik von Pirelli und Casassa in Mailand und Turin.

an eine MAREY'sche Trommel *F* übertragen, deren Hebel *N* die einzelnen Pulsationen auf dem berussten Papiere eines rotirenden Cylinders aufschreibt.

Ohne diesen neuen Sphygmographen wäre es mir nicht möglich gewesen, die Pulsform des Gehirnes continuirlich mit der des Vorderarmes zu vergleichen. Die von mir am Menschen neu beobachteten Kreislaufserscheinungen habe ich wesentlich Dank dieser continuirlichen Registrirungsmethode eruiren können; und der Werth dieser Beobachtungen beruht eben auf der Identität des Verfahrens, dessen ich mich bei der gleichzeitigen Aufzeichnung des Hirn- und Vorderarmpulses für diese beiden Körpertheile bedient habe.

Fig. 2.

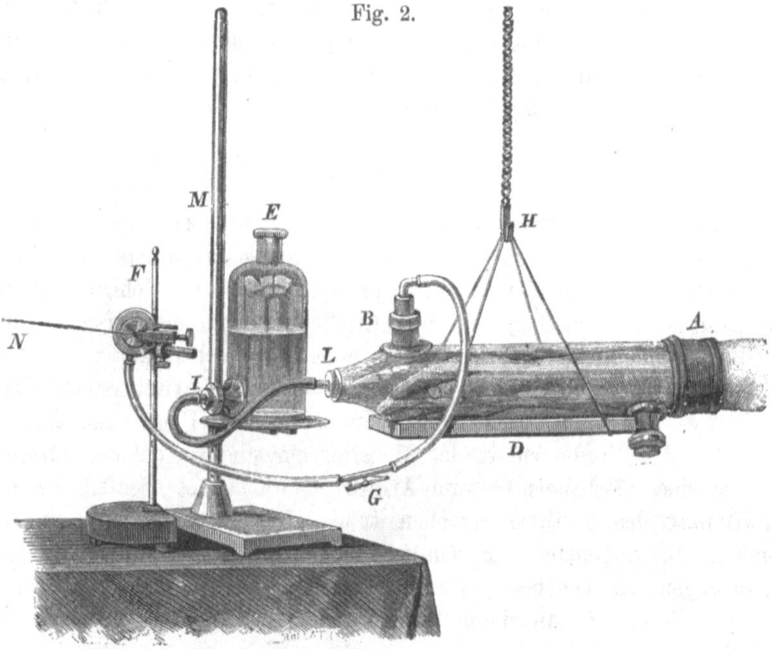

Hydrosphygmograph.

Ist nämlich der Vorderarm in den Glascylinder des Hydrosphygmographen eingeführt und wird der Cylinder mit Wasser angefüllt, so stellt jener Körpertheil ein in Flüssigkeit getauchtes und in eine starrwandige Höhle eingeschlossenes Organ dar, ganz wie das vom Liquor cerebrospinalis umspülte und in der Schädelhöhle eingeschlossene Gehirn. Die Übereinstimmung ist vollständig. Und die Öffnung des Hydrosphygmographen, wo die Volumsänderungen des Vorderarmes sichtbar werden, entspricht dem Substanzverluste der Schädelwand, den wir mit der Registrirtrommel in Verbindung setzen.

Der Puls des Unterschenkels wurde mit Hülfe eines nach demselben Principe wie der Hydrosphygmograph construirten Blech-Stiefels registrirt. Die Abbildung dieses Apparates und die Beschreibung seiner Anwendungsweise findet der Leser im IX. Capitel.

Der Marey'sche Sphygmograph diente mir nur zu einigen vergleichenden Beobachtungen. Aus dem wiederholten Vergleiche der von mir nach beiden Registrirmethoden erhaltenen Aufzeichnungen habe ich die Überzeugung geschöpft, dass es mir ohne meinen Hydrosphygmographen nie gelungen wäre, die Übereinstimmung der Circulationsverhältnisse im Gehirne mit denen anderer Körperteile zu erkennen, so sehr weichen die Hirnpulsationen durch ihre Form vom gewöhnlichen Vorbilde der Curven ab, die man an der A. radialis bei Anwendung des Marey'schen Sphygmographen erhält.

Ausser dem dreifachen Übelstande, dass beim Gebrauche dieses letzteren keine continuirliche Registrirung erreichbar, die stets identische Application des Instrumentes schwer durchzuführen und der Druck kein constanter ist, was das Marey'sche Instrument zu länger fortgesetzten Beobachtungen und vergleichenden Versuchen untauglich macht — bemerkte ich noch bei meinen letzten Untersuchungen über den Puls, dass der Marey'sche Sphygmograph wegen des Widerstandes der Metallfeder sehr erheblich die Pulsationen verunstaltet, weshalb oft in den Aufzeichnungen Einzelheiten vermisst werden, die man am Hirnpulse beobachtet und die auch am Vorderarmpulse zum Vorschein kommen, sobald man den viel empfindlicheren Hydrosphygmographen in Anwendung zieht.

Die Volumensänderungen des Vorderarmes wurden mittelst des in meiner Abhandlung *Sopra un nuovo metodo per serivere i movimenti dei vasi sanguini dell' uomo* (Accademia delle scienze di Torino, novembre 1875) beschriebenen Plethysmographen registrirt. Prof. Cyon hat in seiner *Methodik* (1876, S. 557) die nöthigen Anweisungen über den Gebrauch des Plethysmographen gegeben.

Zur Vermeidung von Wiederholungen will ich hier ein für alle Male bemerken, dass sämmtliche in vorliegender Abhandlung gegebene Aufzeichnungen von links nach rechts geschrieben sind. Was die Genauigkeit der Holzschnitte anbetrifft, muss ich hervorheben, dass die Originalaufzeichnungen zuerst photographisch auf Holz wiedergegeben wurden, worauf sie mit der grössten Genauigkeit in allen ihren Einzelheiten auf demselben Holze geschnitten wurden. Die Tafeln wurden nach einer neuen sogen. *photozincographischen* Methode zunächst auf Glas photographirt und dann auf photochemischem Wege direct auf Zink gestochen, welche Arbeit in Florenz in der topographischen Anstalt des Kriegsministeriums ausgeführt wurde.

III.

Allgemeines über die Form des Pulses.

§. 7.

Kein Körpertheil zeigt einen seiner Form nach so veränderlichen Puls als das Gehirn. Doch die häufigste und wohl als normal anzusehende Form des Hirnpulses ist die tricuspidale. Dieses Wort nehme ich in seinem gewöhnlichsten Sinne und meine darunter, dass am Scheitel jeder Pulswelle drei Erhebungen wahrgenommen werden, deren mittlere die höchste ist und den Gipfel der Welle bildet. Die Abweichung dieser Pulsform von derjenigen, welche seit Marey von allen Physiologen als normal für die grossen Arterienstämme betrachtet wurde, ist so bedeutend, dass sie mich bei meinen ersten Beobachtungen beinahe verleitet hätte anzunehmen, dem Gehirn komme ein ganz eigener Pulstypus zu.

Doch die Untersuchungen, die ich zur Lösung der Frage anstellte, ob nicht andere Körpertheile, unter günstigen Bedingungen, eine dem Hirnpulse analoge Pulsform aufweisen könnten, führten zu einem positiven Ergebnisse: sie zeigten aufs Bestimmteste, dass sich am Vorderarme, an der Carotis und in der Nasenhöhle eine mit dem Hirnpulse durchaus übereinstimmende Form von Pulsationen erhalten lässt; und indem die Anordnung der drei Elevationen in der sphygmographischen Curvenwelle nach verschiedenen Umständen wechselt, werde ich die Mittel angeben, durch welche ich nach Belieben diese Variationen habe hervorbringen können.

Um die Verwirrung auf diesem Gebiete nicht zu vermehren, will ich mich der Einführung neuer Namen möglichst enthalten und die Bezeichnungen gebrauchen, die von den neuesten Forschern vorgeschlagen worden sind. Wir wollen daher mit Landois an jeder Welle der Pulscurve einen ansteigenden Schenkel, einen Gipfel und einen absteigenden Schenkel unterscheiden, und werden nach dem Vorgange desselben Forschers die im ansteigenden Wellenschenkel wahrnehmbaren Elevationen anacrotisch, die im absteigenden Schenkel auftretenden catacrotisch nennen. Dem entsprechend aber werden wir eine Pulswelle überhaupt als anacrot bezeichnen, wenn sie ausser dem Gipfel nur anacrotische Erhebungen zeigt, und als catacrot, wenn nur ihr absteigender Schenkel secundäre Elevationen aufweist, und zwar Beides ohne Rücksicht auf die supponirte Bedeutung der einzelnen Elevationen.

Den beiden eben genannten Formen der Pulswelle gegenüber zeichnet sich meine tricuspidale Form dadurch aus, dass sie neben dem Gipfel je eine ana- und catacrotische Erhebung zeigt. —

Die Terminologie der Pulslehre wird schwerer, wenn es gilt, die einzelnen ana- oder catacrotischen Elevationen, auf welche sich unsere Aufmerksamkeit zu richten hat, besonders zu benennen. Indem die Bezeichnungen „dicroter“ und „tricroter“ Puls nicht mehr zur Verständigung genügten, belegte Landois die bedeutendste unter den catacrotischen Erhebungen mit dem Namen Rückstosselevation. Dieselbe erscheint etwa in der Mitte des absteigenden Wellenschenkels und hiess früher „dicrotischer Nachschlag“. Die übrigen zahlreicheren und kleineren Erhebungen der Pulswelle nennt er Elasticitätselevationen, und sind dieselben in Figur 35 seines *Lehrbuches der Physiologie*, 1879 (S. 137), mit dem Buchstaben *e* bezeichnet. Ferner unterscheidet er darunter, an vielen seiner Pulsbilder, eine zwischen dem Gipfel und der Rückstosselevation gelegene Erhebung, die er mit dem Buchstaben *k* bezeichnet und (aus Gründen, die meines Erachtens nicht stichhaltig sind) von dem Verschlusse der Semilunarklappen der Aorta ableitet (s. Landois, l. c., Fig. 35, XI, die als Beispiel für den Puls der A. cruralis aufgeführt wird). Unbegreiflich ist es uns, weshalb er an anderen, ziemlich gleich geformten Pulsbildern diese Unterscheidung nicht macht, sondern alle secundären Erhebungen (ausser der „Rückstosselevation“) mit dem Buchstaben *e* bezeichnet. Schon aus diesem Grunde scheint uns seine specielle Terminologie der einzelnen secundären Elevationen der Pulswelle nicht annehmbar.

Da ferner die für dieselben von Landois vorgeschlagenen Benennungen, ihrer Ableitung zufolge, die Begriffe der vom Verf. vorausgesetzten bestimmenden Causalmomente involviren, so ist deren künftiges Schicksal an die Haltbarkeit der Theorie von Landois gebunden: und sie laufen die Gefahr, der Vergessenheit anheim zu fallen, wenn es sich nicht bestätigt, dass die Elevation *k* auf dem Verschlusse der Semilunarklappen, die sogenannte Rückstosselevation auf einer durch den Rückprall des Blutes bedingten Wellenbewegung beruhe, die anderen Elevationen aber durch die Elasticität bedingt seien.

Ich glaube nicht zu streng zu sein, wenn ich dafür halte, dass bisher der Ursprung und das Wesen der sphygmischen Erscheinungen nicht mit der in wissenschaftlichen Dingen erforderlichen Genauigkeit aufgeklärt worden sind. Da nach meiner Überzeugung die Experimente, die wir in Fülle in den Werken über den Kreislauf aufgeführt finden, eher Vorversuche denn eine strenge Analyse der an der Pulscurve wahrnehmbaren Erscheinungen darstellen, wird es mir hoffentlich nicht verargt werden, wenn ich der Vorsicht halber Namen abweise, die eine fertige Deutung für noch immer unaufgeklärte und ungenügend bekannte Dinge einschliessen.

Da es sich um einen vorragenden Physiologen wie LANDOIS handelt, dessen Ansichten in Deutschland allgemeine Annahme erfahren haben, will ich hervorheben, dass ich nicht der einzige bin, der seine Theorie von der „Rückstosswelle“ angefochten habe. Seit der Abhandlung, die ich zuerst im Jahre 1877 veröffentlicht,[1] haben HEYNSIUS und MOENS, die sich mit dem Gegenstande sehr eingehend und erfolgreich beschäftigten, im Jahre 1878 eine sehr interessante Arbeit über die Pulscurve[2] erscheinen lassen, worin sie die Richtigkeit der Lehre von LANDOIS über die dicrotische Elevation bekämpften. Ich will mehr sagen (und wird mir hoffentlich niemand ein solches Bekenntniss übel nehmen): die Theorie von LANDOIS über die „Rückstosselevation“ ist mir unverständlich.

Einer der Umstände, die mich bei der Wahl passender differentieller Namen für die einzelnen Elevationen der sphygmographisch dargestellten Pulswelle in grosse Verlegenheit setzten, bestand darin, dass der normale Pulstypus, wie er sich aus meinen Beobachtungen am Gehirn und an anderen Körpertheilen ergiebt, wesentlich von dem Vorbilde abweicht, das bisher als das gewöhnlichste gegolten hat. Diese Abweichung hängt nicht etwa von einer Unvollkommenheit des von mir zur Registrirung des Pulses gebrauchten Verfahrens, sondern umgekehrt von der grösseren Empfindlichkeit desselben im Vergleich zu den gewöhnlichen sphygmographischen Methoden ab. Die Geschwindigkeit, mit der sich die Pulswelle durch die Länge des Vorderarmes fortpflanzt, ist so gross im Vergleich zur Rotationsgeschwindigkeit des Cylinders, dass die Curve der Volumensänderungen des Vorderarmes der Curve gleich ausfällt, die wir erhalten, wenn wir mittelst eines sehr empfindlichen Sphygmographen an irgend einem Punkte die Pulsationen der Wandungen der Radialarterie registriren.

Der Anacrotismus ist, meiner Ansicht, eine physiologische Erscheinung, die unter gewissen Bedingungen bei Allen beobachtet wird, ohne dass das geringste Anzeichen von Insufficienz der Semilunarklappen oder von Aneurysma der Aorta (woran man allgemein diese Erscheinung geknüpft glaubte) zugegen zu sein brauche. Und wir können künstlich durch verschiedene locale Einflüsse den Puls anacrot oder catacrot machen, ohne dass die Herzbewegungen die geringste Modification erfahren.

Ich hoffe den Beweis liefern zu können, dass die sphygmischen Er-

---

[1] A. MOSSO: *Die Diagnostik des Pulses.* Leipzig, 1879.

[2] Dr. A. ISEBREE MOENS: *Die Pulscurve.* Leiden, 1878.

scheinungen, mit der einzigen Ausnahme des Rhythmus und zum Theil auch der Pulshöhe, nichts mit dem Herzen zu thun haben; dass alle übrigen charakteristischen Kennzeichen des Pulses lediglich von den Gefässen abhängen, worin, je nach dem jeweiligen Zustande der Gefässwände des arteriellen Stammbaumes, die vom Herzen geschleuderte Blutwelle ihre mannigfachen Modificationen erfährt.

Diese Auffassung werde ich in einer nächsten Abhandlung zu entwickeln und zu begründen suchen, zu welcher ich bereits eine ziemliche Anzahl nach neuen und exacten Methoden angestellter Versuche gesammelt habe. Für jetzt mag es genügen, den Stand der Frage angedeutet zu haben. Obgleich ich mich vielfach den neulich von Heynsius und Moens ausgesprochenen Vorstellungen vom Wesen des Dicrotismus annähere, behalte ich mir vor, in meiner künftigen Arbeit über das Wesen der sphygmischen Erscheinungen so manches an den Auffassungen dieser Forscher auszusetzen.

Nach ihrer Meinung rührt die dicrotische Elevation nicht von einer Reflexien, sondern einfach vom Verschlusse der Semilunarklappe her, weshalb sie dafür den Namen Schliessungswelle vorschlagen. — Wiewohl ich die Genauigkeit, womit Heynsius und Moens ihre Untersuchungen ausgeführt, bewundere und gerne ihr Verdienst anerkenne, einen neuen Anstoss zum Studium der Pulserscheinungen gegeben zu haben, so muss ich doch bekennen, dass ich es nicht gewagt hätte, gar zu viel aus den Erscheinungen zu schliessen, die sie beim Öffnen und Schliessen zweier durch ein elastisches Rohr mit einander communicirender Gefässe wahrgenommen haben. Ich habe den Verdacht, 1. die Wände des Rohres, an dem sie ihre Beobachtungen anstellten, seien im Vergleich zu denen der Aorta und anderer Arterien viel zu dehnbar gewesen; 2. die angewandten Druckhöhen zu gering; 3. die beiden Factoren der Welle, d. h. die Öffnung und der Schluss des Hahnes, der die Aortenklappen vertrat, zeitlich zu weit von einander entfernt.

Aus diesen Gründen halte ich es, lediglich der Vorsicht halber, für geboten, einstweilen die Benennung „Schliessungswelle“ für die dicrotische Elevation abzuweisen. Ich werde mich fest an die alten Bezeichnungen halten, bis die Theorie von Heynsius und Moens nicht durch neue und überzeugendere Versuche wird bestätigt worden sein. Der Name dicrotische Elevation hat ausser dem Prioritätsrechte noch den Vorzug für sich, dass er kein Urtheil über die Ursache der Erschenung in sich schliesst und daher der Discussion ein freies Feld überläst.

Was die oben erwähnte, zwischen der primären und der dicrotischen gelegere Erhebung anlangt, welche Landois zuweilen mit dem Buchstaben *k* bezeichnet und vom Verschlusse der Aortenklappen ableitet, so hat HEYNSIUS hierfür die Bezeichnung „Elevation *S*“ eingeführt und hält diese Erhebung vielmehr für den Ausdruck einer den Klappenverschluss bewirkenden Wellenbewegung. — Wir wollen, HEYNSIUS ihrer zu Ehren, um só gerner seine Bezeichnung acceptiren, als sie schon consequenten Durchführung wegen den Vorrang vor der LANDOIS'schen verdient.

Auch bin ich ebenfalls der Meinung, dass die fragliche Elevation nicht, wie LANDOIS annimmt, vom Verschlusse der Aortenklappen herrühren kann; denn bei einer Reihe von Untersuchungen, die ich über die Beziehungen der Herztöne zu den Erhebungen der Pulswelle angestellt, habe ich kein constantes Verhältniss zwischen beiderlei Erscheinungsreihen gefunden. — Freilich spräche dieses negative Resultat auch gegen die HEYNSIUS'sche Theorie. Indessen wage ich mich in dieser Frage nicht bestimmt auszusprechen, da das bisher von mir zu deren Lösung angewandte Verfahren unzureichend war.

§. 8.

Der tricuspidale Puls ist nicht ausschliesslich dem Gehirne eigen, sondern ist mir häufig auch am Vorderarme, an der Carotis und an den grossen intrathoracischen Gefässen vorgekommen.

Diese so wie die anderweitigen Pulsformen sind Erscheinungen, die von dem Zustande der Gefässe abhängen. Denn sobald z. B. eine Contraction der Gefässwände eintritt, sehen wir den früher tricuspidalen oder anacroten Puls einer Arterie oder eines Organs zum catacroten werden.

Hier ein Beispiel für die succesiven Formveränderungen, die der Puls im Gehirne infolge einer Contraction der Blutgefässe dieses Organs erleidet:

Fig. 3.

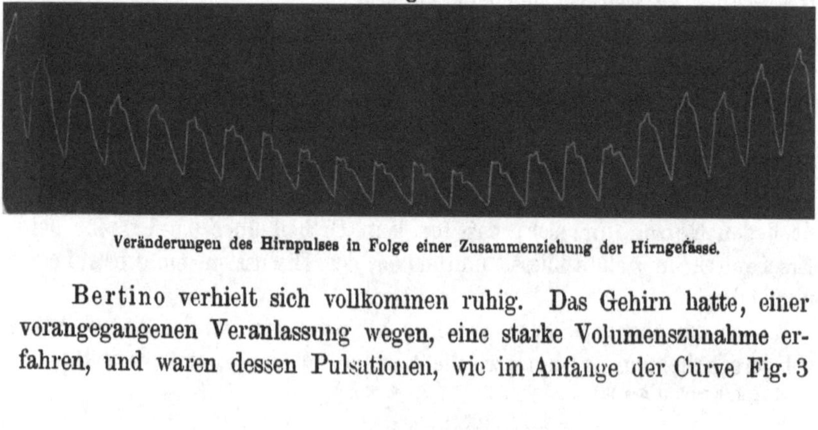

Veränderungen des Hirnpulses in Folge einer Zusammenziehung der Hirngefässe.

Bertino verhielt sich vollkommen ruhig. Das Gehirn hatte, einer vorangegangenen Veranlassung wegen, eine starke Volumenszunahme erfahren, und waren dessen Pulsationen, wie im Anfange der Curve Fig. 3

zu sehen, sehr hoch und tricuspital geworden. Plötzlich und ohne mir bekannte Veranlassung stellt sich die im weiteren Verlaufe derselben Pulscurve sichtbare Undulation ein; das Volumen nimmt ab, und der Puls wird catacrot.

Eine solche Erscheinung ist mir wiederholt sowohl an Bertino, als an Catherina X. und Thron, vorgekommen, und wüsste ich mir dieselbe nicht anders zu erklären, als durch die Annahme einer Contraction der Gefässe, wie ich es im Cap. VII näher beleuchten werde.

Der Puls kann im Vorderarme dieselbe Gestalt annehmen wie im Gehirne und spontan dieselben Umwandlungen darbieten, wie dies aus folgender Aufzeichnung Fig. 4 ersichtlich ist. Die Curve *A* stellt den Vorderarmpuls

Fig. 4.

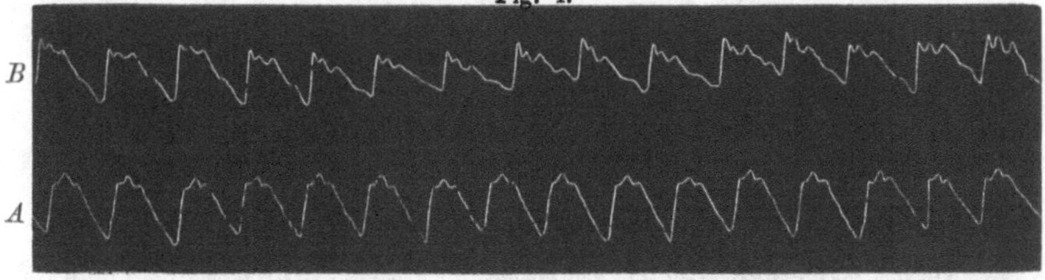

A Vorderarmpuls bei vollkommener Geistesruhe. — *B* Vorderarmpuls derselben Person bei gesteigerter Geistesthätigkeit.

des Herrn Caudana bei horizontaler Lage des Körpers und vollkommener Ruhe dar. Die obere Curve *B* wurde eine Minute später, während ich Herrn Caudana anredete, geschrieben.

Um das Mass der Gefässcontraction bei derartigen Umgestaltungen des Pulses zu bestimmen, habe ich an Dr. Cervello durch gleichzeitige Anwendung des Plethysmographen und des Hydrosphygmographen den Werth der Volumenverminderung gemessen (s. Fig. 5).

Fig. 5.

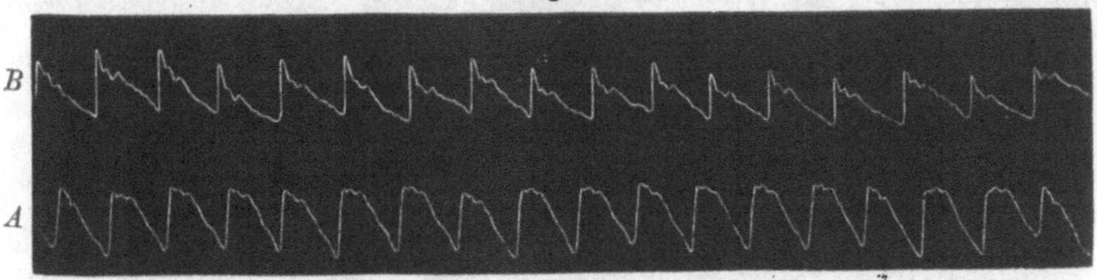

A Vorderarmpuls im normalen Zustande. — *B* Veränderung desselben nach Ammoniak-Inhalation.

Wir sehen, dass während sein Puls im Zustande der Ruhe tricuspidal war, Curve *A*, derselbe infolge einer Einathmung von Ammoniak stark catacrot wurde. Die Pulsationen, die in der Curve *A* eine catacrotische Form zeigen, entsprechen der Inspiration. In der nächstfolgenden Minute, während das Volumen des Vorderarmes um 16 ccm abnahm, hatte der Puls die in Curve *B* dargestellte Form.

Die Zusammenziehung der Gefässe ging noch weiter, so dass ich im Laufe einer Minute eine Volumenverminderung um mehr als 20 ccm beobachtete.

Dieser Versuch ist auch aus pharmacologischem Standpunkte von Interesse. Ich habe denselben alljährlich, im Laufe mehrerer Jahre, bei meinen Vorlesungen über Arzneimittellehre ausgeführt, um den Einfluss des Ammoniaks auf die Blutgefässe zu demonstriren und die Wirkungsweise dieses Stoffes bei seiner gewöhnlichsten arzneilichen Verwendung augenscheinlich darzuthun. Ein Arzneimittel, dass binnen so kurzer Zeit den Übertritt von mehr als 20 ccm Blut bloss aus einem Vorderarme zu den inneren Körpertheilen bewirkt, kann begreiflicher Weise einen reellen Dienst leisten, wo es darauf ankommt, das Blut von der Peripherie zu den Centralorganen zu treiben, um den Kreislauf zu bethätigen und die Verrichtungen der Nervencentra herzustellen.

§. 9.

Auch die Geistesthätigkeit ist eines der Mittel, durch welche man leicht den tricuspidalen Puls in einen catacroten verwandeln kann. Um dies darzuthun, genügt es abzuwarten, dass die Person, an der wir unsere Versuche anstellen, in völlige Ruhe versunken sei, und ihr dann eine beliebige Frage zu stellen, indem man sie z. B. auffordert, eine arithmetische Aufgabe im Gedächtnisse zu lösen.

Fig. 6.

A

B

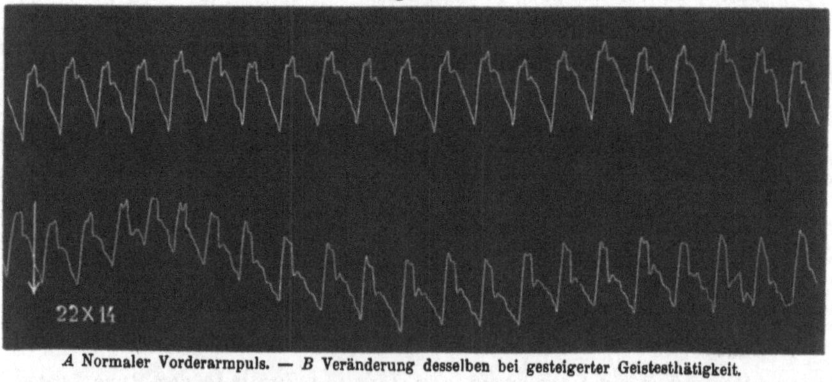

A Normaler Vorderarmpuls. — *B* Veränderung desselben bei gesteigerter Geistesthätigkeit.

Hier eine hydrosphygmographische Aufzeichnung des Vorderarmpulses von Herrn Stud. med. Riva. Der Puls ist dreizipfelig. Im Punkte ↓ fordere ich den Herrn auf, 22 mit 14 zu multipliciren. Es erfolgt eine erste und leichte Volumenverminderung des Vorderarmes. Darauf wird der Puls kleiner und frequenter, während das Volumen eine vorübergehende Zunahme erfährt. Sodann tritt eine erheblichere Volumenabnahme ein, wobei die Frequenz der Herzschläge leicht vermindert ist. Das Profil der Curve ist catacrot geworden.

Wenn die Elevation *S* am Vorderarmpulse nicht sichtbar ist, genügt es eine Contraction der Gefässe zu veranlassen, damit jene Elevation zum Vorschein komme. Hier ein Beispiel für eine derartige, durch den Einfluss der Geistesthätigkeit herbeigeführte Umwandlung des Pulses.

Fig. 7.

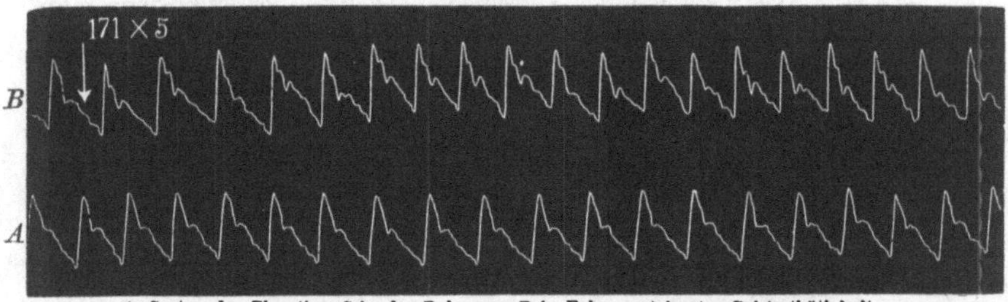

Auftreten der Elevation *S* in der Pulscurve *B* in Folge gesteigerter Geistesthätigkeit.

Bei demselben Herrn Stud. med. Riva finde ich, dass der Vorderarmpuls bei tiefer Ruhe catacrot ist (Curve *A*). Im Punkte ↓ (Curve *B*) fordere ich den Herrn auf, 171 mit 5 zu multipliciren. Die Gefässcontraction, die während der verstärkten intellectuellen Thätigkeit zu stande kommt, ist vom Deutlichwerden der Elevation *S*, die vorher nicht wahrzunehmen war, begleitet. — Ich unterliess es nicht mich zu versichern, dass das Fehlen dieser Elevation in Curve *A* nicht etwa vom zu starken Andrücken der Feder an den Rotircylinder herrührte.

Im Capitel über den Schlaf werden wir sehen, dass eine der Bedingungen, damit sich die Tricuspidalform als die normale, typische Gestalt des Pulses zu erkennen gebe, darin besteht, dass die der Beobachtung unterworfene Person sich in tiefer Ruhe befinde. Sobald die psychischen Centra in verstärkte Thätigkeit treten oder der Übergang vom Schlafe zum Wachen erfolgt, ändert sich sofort das Profil der Pulsationen im Gehirn sowohl als im Vorderarme; und umgekehrt stellt sich die dreizipfelige Gestalt wieder ein, wenn wir zu der früheren Ruhe zurückkehren.

§. 10.

In meiner Arbeit über die Diagnostik des Pulses[1] ist ein besonderes Capitel der Form des Pulses bei leerem Magen und nach

[1] A. Mosso: *Die Diagnostik des Pulses.* Leipzig, 1879, S. 14.

der Nahrungsaufnahme gewidmet. Der Gegensatz ist hier im allgemeinen so gross, dass man auch bei flüchtiger Betrachtung die im nüchternen Zustande und nach der Mahlzeit genommenen Aufzeichnungen leicht von einander unterscheidet. Um ein Beispiel für die grosse Leichtigkeit zu geben, womit das Auge die charakteristischen Kennzeichen des Pulses wahrnimmt, will ich erwähnen, dass ich beim flüchtigen Durchblättern meiner Sammlung von sphygmographischen Originaltafeln, sofort, ohne die Randbemerkungen zu lesen oder im Tagebuche nachzuschauen, die am Morgen und die am Nachmittage, nach dem Frühstücke oder nach dem Mittagessen genommenen Sphygmogramme unterscheide.

Ich rede hier nicht von der Verschiedenheit des Rhythmus, denn man wusste schon längst, dass sich das Herz nach der Mahlzeit rascher contrahire als vorher. Unsere Aufmerksamkeit hat sich hier ausschliesslich auf die Form des Pulses zu richten und auf die Betrachtung der Art und Weise zu beschränken, wie die drei oben erwähnten Elevationen angeordnet sind. Nun darf man es aber, bis auf wenige Ausnahmen, als Regel hinstellen, dass die Pulsform im nüchternen Zustande tricuspidal ist und nach der Mahlzeit catacrot wird.

Fig. 8.

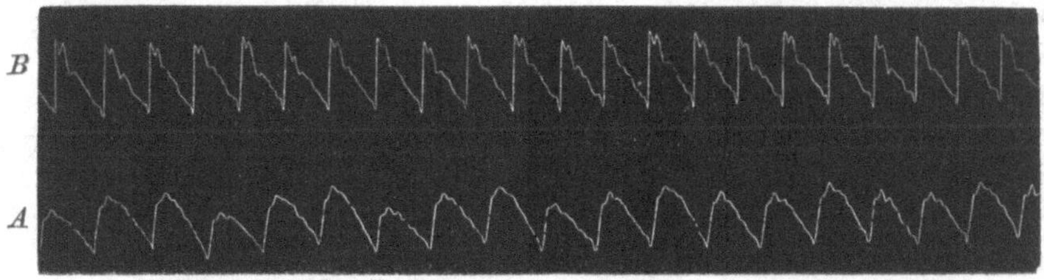

A Vorderarmpuls des Prof. Pagliani im nüchternen Zustande. — *B* Id. nach dem Frühstück.

Von den vielen Beispielen, die ich hierfür anführen könnte, wähle ich zwei Aufzeichnungen, die ich an Dr. Pagliani und an Dr. Albertotti, als ich sie eines Tages zu mir ins Laboratorium zum Frühstück eingeladen hatte, aufnahm. Sie waren bis 1 Uhr Nachmittags nüchtern geblieben. Kaum brauche ich zu bemerken, dass ich alle Vorsichtsmassregeln getroffen, um jede aus einer verschiedenen Applicationsweise des Hydrosphygmographen erwachsende Fehlerquelle fern zu halten.

Bei derselben Gelegenheit wurde auch mein Puls vor und nach dem Frühstücke geschrieben. Ein blosser Blick auf diese Aufzeichnungen genügt, um sich zu überzeugen, dass zwischen den Pulsformen vor und nach der Mahlzeit eine durchgreifende Verschiedenheit obwaltet. Die reichliche Einfuhr von Nahrungsmitteln in unseren Körper genügt, um in Folge der Resorption der löslichen oder verdaulichen Stoffe die Form des Pulses zu verändern und ihn catacrot zu machen.

Fig. 9.

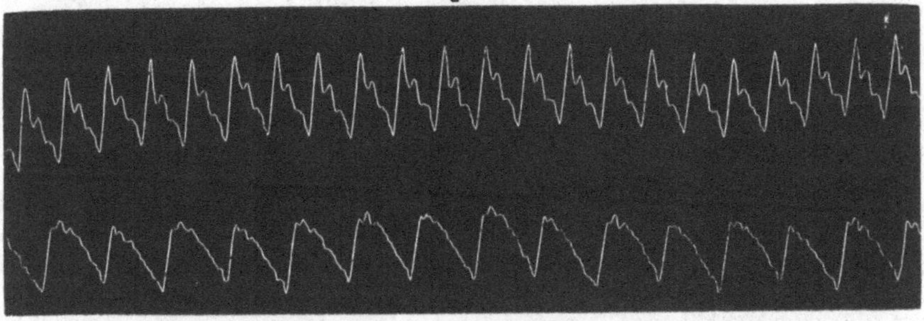

A Vorderarmpuls des Dr. Albertotti im nüchternen Zustande. — *B* Id. nach dem Frühstück.

Schon an einer anderen Stelle habe ich meine Überzeugung ausgesprochen, dass der Hauptgrund dieser Veränderung in der Zunahme des

Fig. 10.

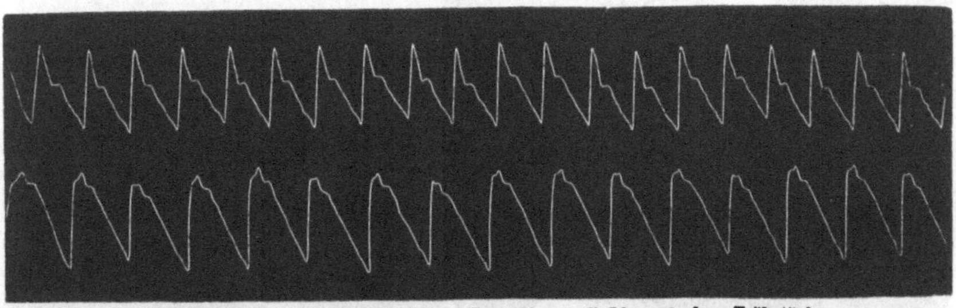

A Mein Vorderarmpuls im nüchternen Zustande. — *B* Id. nach dem Frühstück.

Tonus der Gefässwände gelegen sei. Nun findet diese Ansicht ihre Bestätigung in der Analogie, welche uns zwingt, die vorliegende Erscheinung anderen an die Seite zu stellen, wo das Zustandekommen einer Gefässcontraction aufs unzweifelhafteste dargethan ist. — Ich hoffe bald einen anderweitigen, noch überzeugenderen Beweis hierfür liefern zu können, der von meiner längst begonnenen Untersuchungsreihe über die Elasticität der Gefässwände hergeholt sein wird.

In betreff der Veränderungen, welche der Puls des Gehirnes unter dem Einflusse der Nahrungsaufnahme erleidet, besitze ich nur eine Beobachtung, die ich an Bertino, an jenem Tage, wo er mich in meinem Laboratorium besuchte, angestellt habe. Nachdem sechs Blätter auf dem Marey'schen Cylinder beschrieben worden sind, machen wir eine einstündige Rast. Die letzten bei leerem Magen genommenen Aufzeichnungen sind im folgenden Capitel (über die verstärkte Geistesthätigkeit) mitgetheilt. Sobald es 12 Uhr Mittags geschlagen hat, unterbreche ich die Sitzung, befreie den Arm des Bertino aus dem Plethysmographen, nachdem ich auf der Haut des Ellbogens die Stelle, wo sich der Gummiärmel befand, mit Tinte bezeichnet hatte, und belasse auf dem Kopfe die Guttaperchaplatte. Dann fordere ich den Mann auf, mit mir zusammen zu frühstücken, und er nimmt in reichlicher Menge Brot, Wurst, Käse, Obst und zwei Glas weissen Cannelliwein zu sich. Um 1 Uhr nehme ich die Beobachtung unter sorgfältiger Herstellung der früheren Bedingungen, wieder auf, und beschreibe weitere vier Blätter. Aus diesen Aufzeichnungen (wovon ich in Taf. III, 5, *AC*, nur eine wiedergebe, die ungefähr eine Minute umfasst und etwa anderthalb Stunden nach der Mahlzeit gewonnen wurde) ersieht man ganz deutlich, dass auch der Hirnpuls catacrot geworden ist. Dabei ist er kleiner und viel regelmässiger geworden.

§. 11.

Ich sagte oben, der tricuspidale Puls sei eine Erscheinung, die vom Zustande der Gefässe abhängt. Nun will ich die Beweise für diese Behauptung beibringen.

Schreiben wir gleichzeitig den Hirn- und den Carotidenpuls, so finden wir sehr oft, dass ersterer tricuspidal ist, während der andere catacrot erscheint.

Fig. 11.

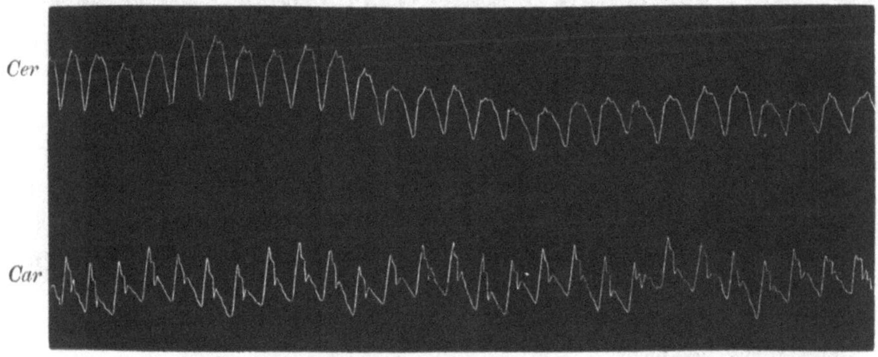

Carotispuls *Car*, gleichzeitig mit dem Hirnpulse *Cer* geschrieben.

Vorliegende Aufzeichnung beweist uns, dass die Blutwelle bei ihrem Übergange aus dem Carotidenstamme in dessen Verzweigungen tricuspidal geworden ist.

Ebenso, wenn wir gleichzeitig den Puls der Carotiden und den des Vorderarms verzeichnen, können wir uns überzeugen, dass der dreizipfelige Puls eine peripherische Erscheinung darstellt, indem die Pulsationen in der Carotis catacrot, im Vorderarme dagegen tricuspidal erscheinen.

Ein weiterer und noch schlagenderer Beweis für die Unabhängigkeit dieser Pulsform vom Herzen wird dadurch geliefert, dass der Puls auch unter normalen Bedingungen an einem Vorderarme anacrot, am anderen catacrot sein kann. Von den vielen Beispielen die ich anführen könnte, mag vorliegendes als Beleg für das Gesagte dienen.

Fig. 12.

D

S

R

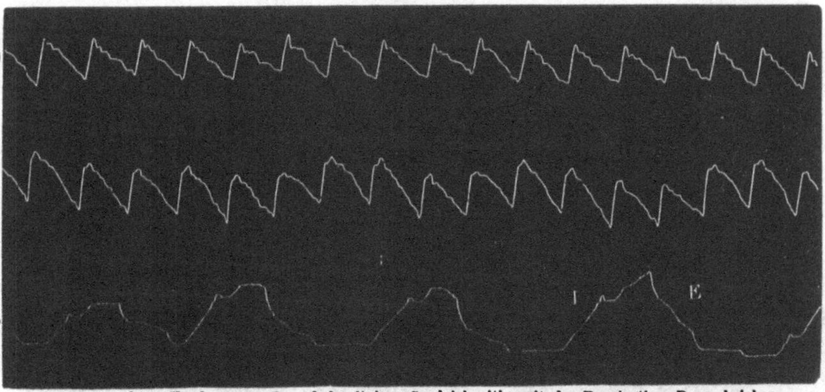

Puls des rechten Vorderarmes *D* und des linken *S*, gleichzeitig mit der Respiration *R* geschrieben.

Die obere Curve *D* gehört dem rechten, die zweite *L* dem linken Vorderarme an; die dritte *R* stellt die gleichzeitig mit Hilfe des Marey'-schen Cardiographen aufgenommenen Respirationsbewegungen dar. Kaum brauche ich hervorzuheben, dass ich den Befund nicht für massgebend gehalten hätte, wenn ich mich nicht versichert haben würde, dass derselbe Unterschied zwischen beiden Vorderarmen fortbestand, als ich die Trommeln zwischen beiden wechselseitig umtauschte. Die Curve *R* steigt während der Inspiration und sinkt während der Exspiration, wie die angebrachten Buchstaben *I*, *E* andeuten. Das Volumen des linken Vorderarmes zeigt Schwankungen, welche den Respirationsphasen entsprechen. Diese Erscheinung werden wir eingehender in den Capiteln IX—XI besprechen; vor der Hand genüge es, dass wir Act davon nehmen, dass der Puls durch die Athembewegungen modificirt wird. Die am deutlichsten tricuspidalen Pulsationen der vorliegenden Aufzeichnung entsprechen dem Ende der Exspiration und die exquisit catacroten dem Ende der Inspiration.

Jedermann wird es leicht begreifen, dass derartige Beobachtungen nothwendig in mir den Wunsch erregen mussten, näher die Bedingungen der Erscheinung zu ermitteln, und dass sich meine ganze Aufmerksamkeit auf die Aufsuchung der zweckdienlichsten Mittel richten musste, um den Puls an einem Vorderarme anacrot machen zu können, während er im anderen Vorderarme unverändert bliebe. Ich kann mir keinen anderen

Weg denken, um zur Kenntniss der Ursache einer solchen Gestaltverwandlung des Pulses zu gelangen.

Eine der ersten Methoden, die ich geeignet fand, um den Puls in einem Vorderarme tricuspidal zu machen und zugleich im anderen catacrot zu erhalten, besteht darin, dass man zunächst jeden Vorderarm in einen Hydrosphygmographen einführt und das Verhalten des Pulses an beiden Extremitäten bei der Normaltemperatur (34° C.) vergleicht; darauf den einen Vorderarm innerhalb des betreffenden Hydrosphygmographen durch Anfüllung des Glascylinders mit Wasser von 6° oder 7° abkühlt und sodann allmählich erwärmt, indem man nach und nach immer wärmeres Wasser in den Glascylinder einführt, bis die Temperatur auf 40°—42° C. angestiegen ist. In Folge dieses Temperaturwechsels dehnen sich die Gefässe ganz ausserordentlich aus, und je hochgradiger ihr Lähmungszustand, desto deutlicher erscheint am Pulse die Tricuspidalform.

Fig. 13.

D

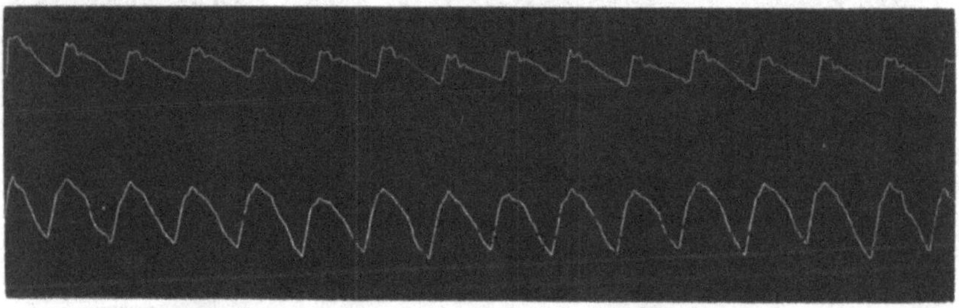

S

Veränderung des linken Vorderarmpulses *S* durch den Einfluss der Temperatur, während der rechtseitige *D* normal bleibt.

Ich stelle einen Versuch an mir selbst an. Ich applicire an jedem Vorderarme einen Hydrosphygmographen und überzeuge mich vorerst, dass der Puls an beiden Extremitäten nahezu gleich beschaffen ist. Sodann kühle ich das Wasser im linken Glascylinder bis auf 7° ab und erwärme es hernach geschwind bis auf 36°. In Figur 13 stellt Curve *S* den Puls des linken Vorderarmes, Curve *D* den des rechten dar. In ersterer erscheint der Puls tricuspidal, in der anderen catacrot.

Ein noch einfacheres Mittel, den catacroten Puls an nur einem Vorderarme in einen anacroten zu verwandeln, besteht in einer länger anhaltenden musculären Contraction, mag eine solche willkürlich geschehen oder mittelst des Inductionsstromes hervorgerufen worden sein. Diesem Gegenstande habe ich bereits ein ganzes Capitel in meiner Arbeit über die localen Veränderungen des Pulses gewidmet, und will hier nur zwei Versuche aufführen, zum Beweise, dass durch dieses Mittel der Vorderarmpuls dem des Gehirnes durchaus gleich gemacht werden kann, wie dieses aus folgenden, an Herrn Roth gewonnenen Aufzeichnungen ersichtlich. In Fig. 14 stellt Curve *A* den Puls des rechten Vorderarmes im Normalzustande, Curve *B* den Puls desselben Gliedes, etwa 10 Minuten nach Aufhören einer durch den Inductionsstrom hervorgerufenen Contraction, welche 40 Secunden geudeart hat, dar.

Fig. 14.

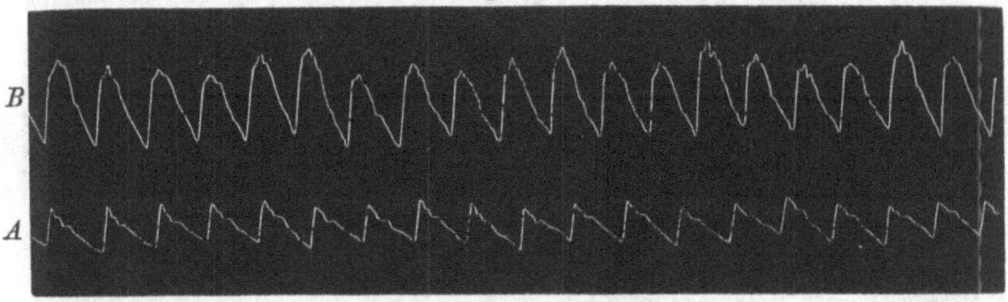

A Normaler Vorderarmpuls. — *B* Veränderung desselben in Folge einer durch den Inductionsstrom veranlassten Muskelzusammenziehung.

Bei demselben Herrn Roth wurde der von Curve *A* in Fig. 15 dargestellte catacrote Puls des rechten Vorderarmes zu einem tricuspidalen (Curve *B*) umgestaltet, nachdem eine willkürliche, tonische Muskelcontraction (starkes Zusammenballen der Faust) stattgefunden, und zwar kaum 30 Secunden gedauert hatte.

Fig. 15.

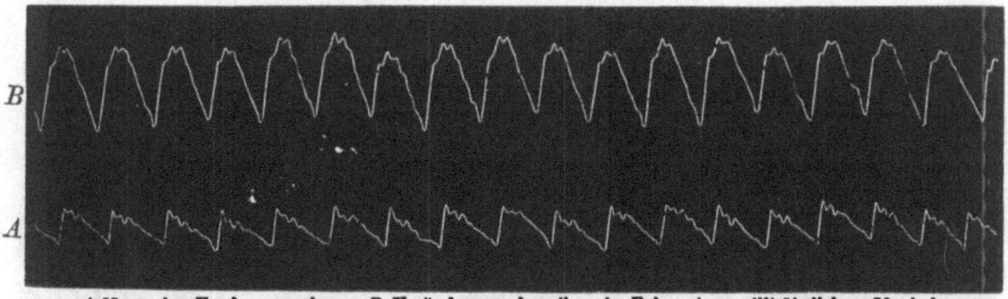

A Normaler Vorderarmpuls. — *B* Veränderung desselben in Folge einer willkührlichen Muskelzusammenziehung.

Die Umwandlung des Pulses ist an den grossen Gefässstämmen viel schwerer hervorzubringen und gelten die vorerwähnten Methoden nur für den Gesammtpuls (Volumschwankungen) der Körpertheile.

Die besprochenen Versuche (wie schon aus den gewonnenen Resultaten zu ersehen) waren sämmtlich darauf gerichtet, in möglichst hohem Maasse den Tonus der Gefässwände in den Zweigen eines Arterienstammes herabzusetzen. — Durch die Anwendung von Amylnitrit gelang es mir in einigen Fällen eine so ausgebreitete Paralyse der Gefässe hervorzubringen, dass der Puls auch in der Carotis anacrot wurde, wie in folgender, an Herrn

Garzena gewonnener Aufzeichnung, Fig. 16 Curve *A*, zu sehen ist. Der Raumersparniss wegen gebe ich nur ein Bruchstück von dem erhaltenen Curvenpaare, und zwar ein Stück, welches etwa 8 Secunden nach Aufhören der Inhalationen von Amylnitrit aufgezeichnet worden war. An

Fig. 16.

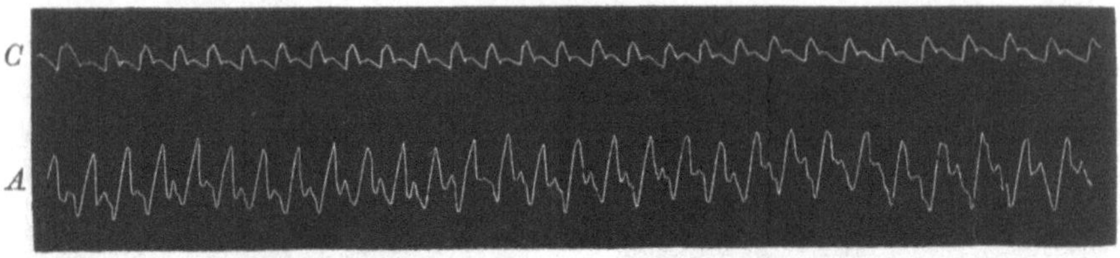

Carotispuls *C* und Vorderarmpuls *A* während der Inhalation von Amylnitrit.

den ersten Pulsationen ist noch der Anacrotismus zu erkennen; später verliert sich derselbe allmählich, in dem Maasse als die Wirkung des Amylnitrits aufhört. Eine ähnliche Umgestaltung zeigt sich auch am Vorderarme, dessen Puls gleichzeitig aufgenommen wurde (Curve *A*): wir sehen nämlich, in dem Maasse, als sich der normale Zustand wieder herstellt, die dicrotische Elevation immer näher an den Wellenscheitel heranrücken.

Die Elevation *S* kann durch blossen Druck auf die Oberfläche der Gefässe zum Schwinden gebracht werden. In der That, nachdem ich diese Elevation am Pulse des Herrn Garzena beobachtet hatte, brachte ich am cylindrischen Glasbehälter ein Rohr an, durch dessen Anfüllung mit Wasser ich einen Druck von 20 cm (circa 15 mm Quecksilber) auf den Vorderarm ausübte, und fuhr dann fort in gleicher Weise die Volum-

Fig. 17.

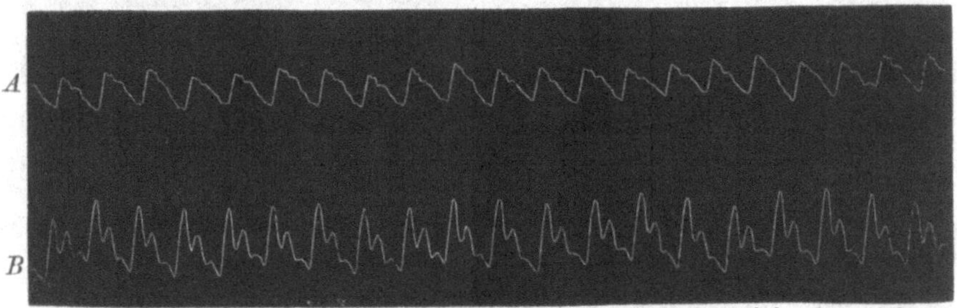

Umwandlung des Vorderarmpulses *A* in *B* durch den Druck einer 20 Centimeter hohen Wassersäule.

veränderungen desselben zu verzeichnen. Die Elevation *S* verschwand, während die dicrotische und die tricrotischen Elevationen viel stärker wurden.

Die erste Elevation *S* des Pulses ist zuweilen so schwach angedeutet, dass sie kaum eine leichte wellige Einbiegung am ansteigenden Schenkel der Pulswelle hervorbringt, der hierdurch anstatt einer geradlinigen, wie bereits von LANDOIS[1] hervorgehoben, eine sehr verlängerte S-förmige Gestalt annimmt.

Wenn wir durch Verhinderung des Blutabflusses vom Gehirn, wie dies durch die Compression der Drosselvenen geschieht, eine Volumszunahme des Gehirnes veranlassen, so erscheint sofort diese Elevation im ansteigenden Wellenschenkel und wird der vorhin catacrote Puls zu einem anacroten. Beispiele für derartige Umänderungen des Hirnpulses findet der Leser im Capitel XIII über Hyperämie und Anämie des Gehirnes.

Der MAREY'sche Sphygmograph konnte die Elevation *S* als einen constanten Factor der sphygmographischen Curve nicht ergeben, weil der Druck der Feder die Aufzeichnung verunstaltet und den Dicrotismus verstärkt, gleich Dem was wir bei Anwendung des Hydrosphygmographen wahrnehmen, sobald wir den Druck über das gewöhnliche Maass erhöhen.

Doch, obgleich empfindlicher als der MAREY'sche Sphygmograph, stellt auch der Hydrosphygmograph einiges Hinderniss der Äusserung der drei charakteristischen Elevationen in der ersten Hälfte der Pulswelle entgegen. Wenn der Wellenscheitel abgerundet ist, so gelingt es oft mit der Lupe die Elevation *S* zu erkennen; oder aber kann man sie durch geringeres Andrücken der Schreibfeder an das berusste Papier des Kymographioncylinders, sowie auch dadurch zum Vorschein bringen, dass man die Reibung durch schwächeres Berussen des Papieres vermindert.

Ich will erst das Feld meiner Beobachtungen erweitern, bevor ich mich über die dem Anacrotismus des Pulses zu Grunde liegenden mechanischen Bedingungen ausspreche. Dasjenige aber, was ich hierüber in diesem Capitel niedergelegt, wird hoffentlich genügen, um den Anstoss zur genaueren Erforschung einer Erscheinung zu geben, die bisher als ausschliesslich in das pathologische Gebiet gehörend betrachtet wurde (LANDOIS a. a. O. S. 254), die wir aber als normale Erscheinung im Pulse verschiedener Organe ansprechen müssen.

Da LANDOIS der erste gewesen ist, der an schematischen Vorrichtungen nach den Ursachen, welche den anacrotischen Elevationen zu Grunde liegen mögen, Nachforschungen angestellt hat, so halte ich es für meine Pflicht, dieses Capitel mit der Anführung seiner Worte[1] abzuschliessen, worin er die allgemeinen Entstehungsbedingungen des anacroten Pulses zusammenfasst:

„Ganz allgemein ausgedrückt, wird der Anacrotismus dann stattfinden, „wenn die Zeit, innerhalb welcher das elastische Rohr den höchsten Grad „der Ausdehnung erfährt, länger ist als die Schwingungszahl der ge-

---

[1] LANDOIS: *Die Lehre vom Arterienpulse.* Berlin, 1872, S. 151.

„spannten Röhrenwandung. Alle Momente also, welche die Zeit bis zur „maximalen Ausdehnung verlängern, oder die Schwingungszahl der ge- „spannten elastischen Wand vergrössern, werden im Stande sein, anacrote „Elevationen zu bewirken. Die Grösse der Zeit aber, innerhalb welcher „das elastische Rohr den höchsten Grad der Ausdehnung erfährt, hängt „ab von der Stärke des Druckes, mit welchem die Flüssigkeitsmenge in „das elastische Rohr hineingeworfen wird. Das sind die Momente, von „denen das Auftreten der anacroten Elevationen abhängig sein kann.“

IV.

Über das Verhalten des Blutkreislaufes im Gehirne

während der verstärkten Vorstellungsthätigkeit und bei Gemüths- und Sinneneindrücken.

§. 12.

Die Erforschung der Modificationen, welche der Blutkreislauf unter dem Einflusse der psychischen Thätigkeit erleidet, ist mit ausserordentlichen Schwierigkeiten verbunden, wenn man strenge die auf das Hirn allein beschränkten Veränderungen des Blutlaufes von denen auseinanderhalten will, die das gesammte Gefässsystem betreffen und die in den Schwankungen der Energie und Frequenz der Herzcontractionen oder in allgemeinen Variationen des Blutdruckes begründet sind.

Da das Gehirn zu den dem directen Willenseinflusse entzogenen Organen gehört und wir namentlich im Stande sind, es nach unserer Willkür zu einer absoluten Ruhe zu zwingen, werden die Änderungen, welche in ihm der Blutlauf im Zustande des Wachens erleiden kann, viel häufiger durch Schwankungen der Energie der Geistesthätigkeit als durch einen wirklichen Übergang der psychischen Centra vom Zustande einer absoluten Ruhe zu dem der vollen Thätigkeit bedingt.

Wir führen hier zunächst einen am 23. September 1878 an Bertino angestellten Versuch auf.

Tafel III stellt die successiven Veränderungen dar, welche der Puls während fünf Minuten gleichzeitig im Gehirne und im Vorderarme erleidet.

Seit etwa anderthalb Stunden wird der Puls des Bertino geschrieben. Der rechte Vorderarm ist in dem Hydrosphygmographen eingeschlossen und auf die Lücke des Schädels ist die Guttaperchaplatte aufgelegt, durch deren Vermittelung die Schädelhöhle mit der Registrirtrommel in Verbindung gesetzt ist.

Bertino nahm früh am Morgen eine Minestra[1] zu sich. Er befindet sich im Zustande vollkommener Ruhe und ist zerstreut.

Die zwei Curvenzeilen, die vor der Curve 1 *A C* aufgezeichnet worden waren und die ich der Raumersparniss wegen ausgelassen, sind fast vollkommen horizontal; das Gehirn zeigt nur ab und zu leichte und langgestreckte Undulationen, welche denen der Curvenstrecke 1 *C* ähnlich sind.

In der ersten Hälfte der Vorderarmcurve 1 *A* bemerken wir zwei ziemlich beträchtliche Oscillationen *m*, *n*, welche wahrscheinlich von tieferen Athembewegungen herrühren. Während in diesem Augenblicke meine Aufmerksamkeit durch etwas anderes in Anspruch genommen war, entging mir die am Vorderarmpulse eingetretene Veränderung. Erst bei der nächstfolgenden Umdrehung des Cylinders werde ich sie gewahr, und in der Befürchtung, dass sie von einer Bewegung der Hand herrühren möge, fordere ich den Bertino auf, ganz unbeweglich zu bleiben. Diese meine Aufforderung, die ich an ihn im Beginne der Curvenzeilen 2 *A C* richte, nimmt der Mann für einen Vorwurf, weil ich schon früher mehrere Male in ihn gedrungen war, dass er sich absolut unbeweglich verhielte. Infolge der durch diese Vorstellung gesetzten Gemüthsschwankung sehen wir den Hirnpuls in den Curvenzeilen 2 *A C* etwas höher ausfallen als vorher. — In *a* frage ich den Mann, ob er an etwas denke. Er antwortet „nein"; dennoch glaube ich, dass sein Gemüth durch meine Worte merklich erregt war.

Während die Curvenzeilen 3 *A C* geschrieben werden, bewahren wir beide Stillschweigen. Im Anfange dieser Curvenzeilen giebt es drei oder vier frequentere Herzschläge und gleich darauf einige seltenere. Hirn- und Vorderarmvolumen verhalten sich während dieser Variation des Rhythmus der Herzschläge ganz umgekehrt: während nämlich die Pulsationen des Vorderarmes (Zeile *A*) sinken, werden die des Gehirns (Zeile *C*) höher. — Ich halte dafür, dass der veränderte Rhythmus der Herzschläge für sich allein nicht genügen konnte, dieses umgekehrte Verhalten zu bedingen, sondern dass gleichzeitig eine Contraction der Vorderarmgefässe stattgefunden haben muss, als deren Folge weiter eine Volumenzunahme des Gehirnes zu Stande gekommen ist. — In der zweiten Hälfte der Aufzeichnung 3 *A C* nimmt der Hirnpuls wieder an Amplitude zu, ohne dass eine bekannte Veranlassung eingewirkt habe, noch eine merkliche Änderung des Vorderarmpulses vorliege. Später (in der

[1] So heisst in Italien eine Suppe mit beliebigen vegetabilischen Ingredienzen.

nicht wiedergegebenen Fortsetzung der nämlichen Aufzeichnung) senkt sich die Hirnpulscurve vom neuen und kommt auf die ursprüngliche Höhe zurück.

Im Beginne der Curvenzeilen 4 *A C* tritt ein College in das Zimmer ein und fängt an, den Bertino und die in Thätigkeit begriffenen Apparate aufmerksam zu betrachten. Die Höhe der Hirnpulsationen und das Volumen des Gehirnes — also auch der Blutzufluss zu diesem Organe — nehmen bedeutend zu. — Gegen die Mitte der Aufzeichnung bewegt Bertino unwillkürlich die Finger, wie an der Unregelmässigkeit *p*, die in der Mitte der Zeile *A* auftritt, zu erkennen ist. — Darauf folgt eine Pause von fünf Minuten.

§. 13.

Als der College fortgegangen war und ich den Bertino wieder ganz ruhig geworden sah, nahm ich die Curvenzeilen 1 *A C* der Fig. 18 auf, aus welchen man ersieht, dass Hirn- und Vorderarmpuls ihre normale Gestalt wieder angenommen haben. — In der nächstfolgenden Minute frage ich den Bertino, wie viel Eier zwölf Dutzend ausmachen.

Die früheren Versuche hatten mich belehrt, dass zur Fixirung seiner Aufmerksamkeit es nöthig war, eine Frage, z. B. eine Multiplicationsaufgabe, nicht anders als in der concreteren Form eines im alltäglichen Leben eines Landmannes häufiger vorkommenden Problems zu stellen. Die Multiplication an abstracten Zahlen kam ihm wie eine müssige Spielerei vor und er dachte daher nicht mit gleich lebhaftem Interesse daran.

Leider bewegt der Mann die Finger, und wird dadurch die Vorderarmcurve verunstaltet. Ich rüge ihn deswegen in ziemlich lebhaftem Tone. Da ich ihm aber vor einer halben Stunde einen ähnlichen Verweis gegeben hatte, so wird er durch meine Worte etwas verletzt; ich bemerke am Anfange des in der Folge geschriebenen Curvenpaares, dass sein Gesicht lebhafter geröthet ist und dafs er beschämt seinen Blick an den Boden heftet.

Ich lasse das betreffende Zeilenpaar aus und gebe die 30″ später gewonnene Aufzeichnung 2 *A C*, während die Folgen der Gemüthsaufregung noch ganz ersichtlich sind.

Die Pulsationen des Gehirns sind höher; und man bemerkt eine gleichzeitige Änderung an denen des Vorderarmes. Die Frequenz der Herzcontractionen bleibt sich fast gleich.

In dem Curvenpaare 2 *A C*, wo ein ↓ steht, schlägt es zwölf auf der im Zimmer befindlichen Pendeluhr, und gleichzeitig lässt sich die Glocke der benachbarten Kirche vernehmen. Der unerwartete Eindruck

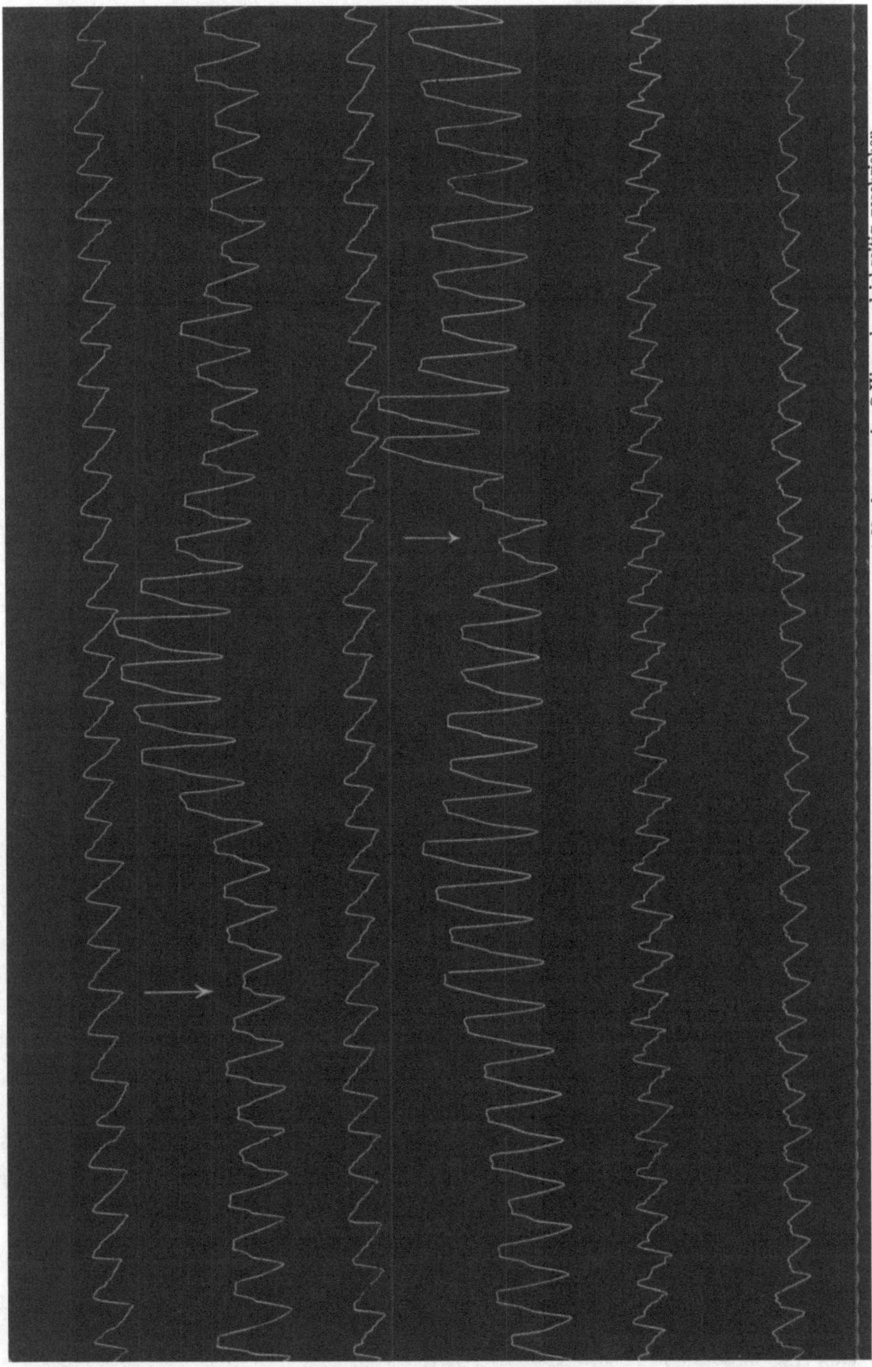

Aenderungen des Blutkreislaufes im Gehirn unter dem Einflusse geistiger Vorgänge. — *A* Vorderarmpuls, *C* Hirnpuls, gleichzeitig geschrieben.

dieses Schalles ist von einer starken Änderung des Hirnvolumens und einer grösseren Ausgiebigkeit der Pulsationen gefolgt.

Hätte ich in Figur 18 die unmittelbare Fortsetzung der Curvenzeilen 2 *A C* dargestellt, so wäre daran eine sehr hochgradige Steigerung des Blutzuflusses zum Gehirne wahrzunehmen: die zwanzigste Pulsation der Zeile *C* nach dem Zeichen ↓ (welches dem ersten Mittagsschlage der Uhr entspricht) ging weit über die darüberstehende Linie *A* der Vorderarmpulsationen hinaus, so dass ich gezwungen war, die Entspannungsklappe (Clarinette) zu lüften, um eine zu starke Anspannung der Trommelmembran zu verhüten.

Kaum brauche ich zu bemerken, dass bei der Vornahme dieser Versuche zur Ermittelung der Beziehungen zwischen der Hirnthätigkeit und dem Blutkreislaufe ich alle Cautelen in Anwendung gebracht hatte, um die Zuverlässigkeit der Ergebnisse zu sichern. Das Zimmer war so gewählt worden, dass es ganz isolirt war und kein Lärm von aussen darin gehört werden konnte; überdies hatte ich Dr. De Paoli gebeten, hinter dem Rücken des Kranken zu stehen. Die strengste Vorschrift, der ich mich selbst unterwarf, war die, uns nicht zu bewegen und nicht zu sprechen als nur im Falle der absoluten Nothwendigkeit. Bertino sass mit dem Gesichte der Wand zugekehrt, damit er ausser den von mir gewollten keine intercurrente Gesichtseindrücke bekäme.

Nach Ablauf einer Minute schlägt die Uhr zum zweiten Male zwölf. Diese Wiederholung des Schalles bringt am Kreislaufe des Gehirnes eine minder auffällige Wirkung hervor. (Die betreffende Curvenstrecke ist nicht wiedergegeben.)

Da mir die ausserordentliche Erhöhung der Hirnpulsationen, als das Geläute der Kirchenglocken begonnen hatte, aufgefallen war, zumal dabei der Radialpuls eine relativ nur geringe Modification erfahren hatte, so fragte ich den Bertino im Punkte ↓ der Zeile 3 *A C* (d. h. etwa eine Minute nach dem zweiten Schlagen der Uhr), ob er um Mittag das Ave Maria zu sagen pflege. Auf diese Frage verfiel ich wegen des Verdachtes, dass die starke Modification des Hirnkreislaufes, als es 12 schlug, möglicherweise von der Gemüthsbewegung abhing, die bei dem Manne auftrat, weil er nicht um Mittag, wie es die Sitte unserer Landleute ist, das Zeichen des Kreuzes machen oder ein Gebet sagen konnte. In der That antwortete mir der Bertino, dass er zuweilen ein Ave Maria sage.

Nachdem wir diese Zunahme des Hirnvolumens und der Pulshöhe unter dem Einflusse der Vorstellungsthätigkeit und der Sinnes- und Gemüthseindrücke wahrgenommen haben, wollen wir diese Erscheinungen näher zu analysiren und deren Ursache und Mechanismus zu ermitteln suchen.

Nehmen wir eine andere Aufzeichnung der psychischen Thätigkeit, wo von Seiten des Bertino während der intellectuellen Operation keine zufällige Bewegung der Finger, wie bei der Aufnahme einer der Curven in Fig. 18, störend dazwischen trat.

Betrachten wir die Pulscurven des Gehirnes und des Vorderarmes, Taf. III, Zeilenpaar 5 *A C*, so bemerken wir sofort, dass sie hier ein anderes Profil zeigen als bei dem obigen Versuche. Der Typus der Pulsationen ist hier aber aus dem einfachen Grunde ein anderer, weil Bertino bei der obigen Aufzeichnung nüchtern gewesen war, während die uns jetzt beschäftigende Aufzeichnung genommen wurde, als er bereits gefrühstückt hatte.

Auf diesen Gegenstand kommen wir noch später im Capitel XI zurück. Vor der Hand genügt es mir darauf aufmerksam zu machen, dass in Folge der Nahrungsaufnahme in den Organismus der Puls sowohl am Gehirne als am Vorderarme des Bertino eine beträchtliche Veränderung erfahren hat.

Bei dem Zeichen ↓ Tafel III, Zeilenpaar 5 *A C*, fordere ich den Mann auf, 8 mit 22 zu multipliciren. Bei ω sagt mir Bertino das erhaltene Product. Wir sehen, dass während der ganzen Dauer der arithmetischen Operation der Hirnpuls höher verblieb; Fig. 19 zeigt uns ein anderes Beispiel von den Modificationen, welche der Blutkreislauf im Gehirne während einer geistigen Arbeit erfährt. Wo das Zeichen α ↓ steht, lasse ich den Bertino auswendig 8 mit 12 multipliciren. Auch hier sieht man deutlich, dass die Höhe der Pulsationen

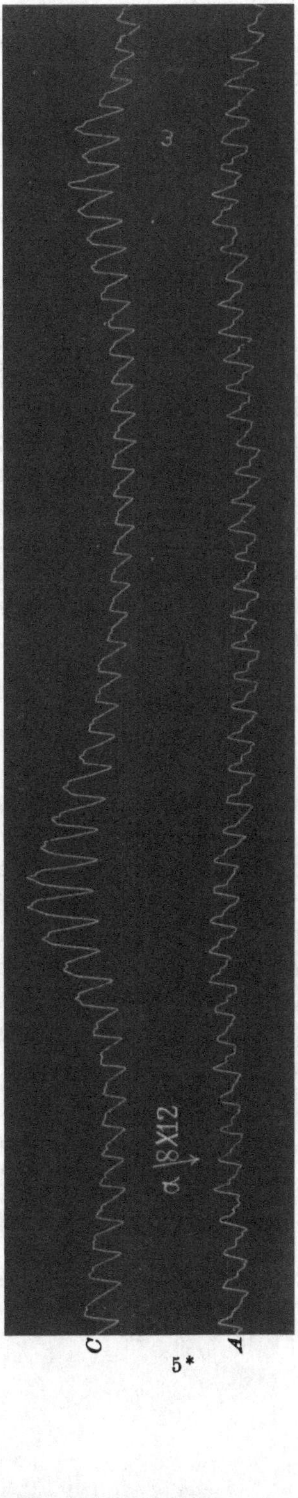

Fig. 19.

Hirnpuls *C* und Vorderarmpuls *A*, gleichzeitig während einer gesteigerten Vorstellungsthätigkeit geschrieben.

und das Gehirnvolumen im Anfange der geistigen Operation zunehmen. Die Form des Vorderarmpulses und das Volumen des Vorderarmes sind relativ nur sehr wenig verändert.

Aus diesen Aufzeichnungen ersieht man ferner, dass die Änderung des Blutlaufes am Anfange und zu Ende der geistigen Operation stärker, ja zuweilen nur zu Anfang und zu Ende überhaupt bemerklich ist. In der That ist die psychische Leistung am lebhaftesten im Augenblicke, wo die Aufgabe aufgefasst, sowie im Augenblicke, wo das Ergebniss ausgesprochen wird.

Was während der geistigen Thätigkeit in den Gefässen anderer Körpertheile vor sich geht, habe ich bereits in zwei anderen Schriften gezeigt, indem ich zuerst die bei einer einfachen Multiplication erfolgenden Volumsänderungen des Vorderarmes[1] und nachher die dabei zu Stande kommenden Umgestaltungen des Vorderarmpulses[2] kennen lehrte. Jene beiden Versuchsreihen haben dargethan, dass während der geistigen Thätigkeit im Vorderarme eine starke Zusammenziehung der Gefässe stattfindet.[3]

Die Ergebnisse jener meiner ersten Untersuchungen wurden nachher von anderen Forschern bestätigt, unter denen ich besonders den Prof. Thanhoffer erwähne, der neulich eine Reihe diesbezüglicher Aufzeichnungen veröffentlicht hat.[4]

Es ist wahrscheinlich, dass die an den Gefässen beider Arme wahrgenommene Zusammenziehung auch an den unteren Extremitäten und in der gesammten äusseren Haut des Körpers zu Stande kommt. Jedenfalls muss aber, wenn sich bei der regeren Hirnthätigkeit die Gefässe in einer gewissen Ausdehnung zusammenziehen, in anderen Gefässbezirken durch die Drucksteigerung eine passive Erweiterung eintreten.

Thanhoffer's Versuchen zufolge geschieht letzteres sogar in den grösseren und mittelstarken Arterien derselben Extremitäten, an denen wir eine Volumsveränderung, also offenbar Verengerung der kleinsten Gefässe nachgewiesen haben. In der That fand er (bei Application des Marey'schen Sphygmographen auf die A. radialis) Erweiterung dieses Gefässes bei verstärkter geistiger Thätigkeit. — Die durch eine locale Con-

---

[1] A. Mosso: *Sopra un nuovo metodo per scrivere i movimenti dei vasi sanguigni dell' uomo* R. Accad. delle scienze di Torino, 1875. Capitolo: *Sui movimenti dei vasi sanguigni che accompagnano le emozioni e l'attività del cerebrale.*

[2] Id.: *Die Diagnostik des Pulses.* Leipzig, 1879.

[3] In den an Bertino erhaltenen Aufzeichnungen ist diese Erscheinung weniger auffällig, weil er am Vorderarme eine sehr harte, von der Sonne verbrannte Haut hatte und seine Hände von der Feldarbeit schwielig waren.

[4] Thanhoffer: *Der Einfluss der Gehirnthätigkeit auf den Puls.* Pflüger's Archiv, 1879. S. 225.

traction der Gefässwände herbeigeführte allgemeine Steigerung des Blutdruckes im Gefässysteme muss nämlich in solchen Gefässbezirken oder Gefässstrecken, wo die Muscularis entweder schwach ist oder an der stattfindenden Contraction nicht Theil nimmt, eine Erweiterung der Gefässlumina veranlassen. Und dieser Mechanismus ist es, der in unserem Falle sowohl der Gefässerweiteruug im Gebiete der Hirnarterien und dem vermehrten Blutzuflusse zum Gehirne, als bei dem THANHOFFER'schen Versuche der Erweiterung der A. radial. zu Grunde liegt.

Zu diesen Factoren tritt noch eine leichte Steigerung der Frequenz und Energie der Herzcontractionen hinzu.

Um den Einfluss des Herzens auf die Kreislaufserscheinungen, die bei verstärkter Geistesthätigkeit beobachtet werden, schärfer ins Licht zu stellen, habe ich auf S. 52 Fig. 6, ein Pulsbild gegeben, woraus man sieht, dass bei einigen Individuen im ersten Augenblicke diejenigen Erscheinungen vorwiegen, die von der Frequenzzunahme der Herzschläge abhängen, wesshalb auch im Vorderarme anfänglich eine vorübergehende leichte Volumenzunahme beobachtet wird, auf welche eine stärkere Abnahme des Vorderarmvolumens folgt, durch die Zusammenziehung der Vorderarmgefässe veranlasst, welche letztere das überwiegende Moment abgibt.

§. 14.

Schon 1876, nachdem ich meine ersten plethysmographischen Beobachtungen über die im Gefolge der Gemüthseindrücke und der gesteigerten Vernunftsthätigkeit zu Stande kommenden Bewegungen der Gefässe veröffentlicht hatte, erhob dagegen mein hochgeehrter Freund Prof. FRANCK das Bedenken, dass diese Änderungen des Kreislaufes von einer Alteration der Athembewegungen abhängen könnten.[1] Ich versprach ihm (in meiner Schrift über die localen Veränderungen des Pulses) eine kategorische Beantwortung, und nun will ich mein Wort halten.

Dass die Volumsänderung des Vorderarmes und die gleichzeitig bemerkliche Volumszunahme des Gehirnes nicht von einer Modification der Athembewegungen abhängen, das beweisen folgende Umstände:

1. Registriren wir gleichzeitig den Vorderarmpuls und die Athembewegungen, so finden wir nicht selten, dass bei gesteigerter Geistesthätigkeit das Volumen des Vorderarmes abnimmt, während der Rhythmus und die Tiefe der Athembewegungen unverändert bleiben.

2. Schreiben wir gleichzeitig die Respirationscurve und die Hirnbe-

[1] FRANCK: *Recherches critiques et expérimentales sur les mouvements alternatifs d'expansion et de resserrement du cerveau.* Journal de l'anatomie et de la physiologie de Ch. Robin. 1877. p. 301.

wegungen, so finden wir, dass bei gesteigerter Geistesthätigkeit das Volumen des Gehirnes zunimmt, während die Respirationsbewegungen keine Änderung erfahren.

3. Die Beschaffenheit der sphygmographischen Curve des Vorderarmes zeigt, dass wirklich eine Zusammenziehung der Gefässe vorliegt; und sie stimmt nicht mit derjenigen überein, die mir die genannte Curve bei blosser Modification der Athembewegungen darbietet.

4. Da die zum Kopfe und zu den oberen Extremitäten sich begebenden Arterien einen gemeinschaftlichen Ursprung haben und in gleichen Beziehungen zum Brustkasten stehen, so müssten, wenn die von mir auf Rechnung der Blutgefässe gesetzten Erscheinungen wirklich von einer bei gesteigerter Geistesthätigkeit erfolgenden Änderung der Athembewegungen abhingen, gewiss ganz gleiche Modificationen des Pulses an beiderlei Körpertheilen (Kopf und Armen) zu Stande kommen — was eben nicht der Fall ist. Die Triftigkeit dieses Einwurfes ist um so augenscheinlicher, wenn man bedenkt, dass wir ja bei gesteigerter Geistesthätigkeit gerade das Umgekehrte beobachten, indem die Volumsänderung an beiderlei Körpertheilen in entgegengesetzter Richtung stattfindet — im Kopfe als Volumszunahme des Gehirns, in den oberen Extremitäten als Volumsabnahme beider Vorderarme — obgleich der Einfluss der Athembewegungen auf Kopf und obere Gliedmassen ein ganz gleicher ist.

Untersucht man an mehreren Personen das Verhalten der Athembewegungen in ihren Beziehungen zur Geistesthätigkeit, so findet man sich in der Unmöglichkeit, die wahrgenommenen Variationen auf einen einzigen Typus zurückzuführen.

Die diesbezüglichen Beobachtungen, die ich bereits 1874 (als ich im Ludwig'schen Laboratorium arbeitete) begonnen hatte, haben mir bis jetzt keine befriedigenden Resultate geliefert — so mannigfaltig sind die Athmungstypen, die ich an einer grösseren Anzahl von Individuen bei fortgesetzter Geistesbeschäftigung vorgefunden habe.

Diese ausserordentliche Variabilität der Athembewegungen mit der Beständigkeit verglichen, mit welcher bei gesteigerter Geistesthätigkeit die Contraction der Vorderarmgefässe und die Volumsvermehrung des Gehirnes in die Erscheinung treten (wie ich dies jedesmal, an Bertino sowohl, als an Catherina X. und an Thron bestätigt habe), beweist auch noch und zum Überschusse, dass die Athembewegungen nicht als ein ursächliches Moment bei den uns in diesem Capitel beschäftigenden Erscheinungen zu betrachten sind.

Da haben wir indessen zwei Beispiele, aus denen man ersicht, dass während der Hirnthätigkeit das Hirnvolumen zunimmt, ohne dass sich gleichzeitig der Rhythmus der Athemzüge ändere.

In der Aufzeichnung 7, Taf. IV, stellt Curve *R* die gleichzeitig mit dem Hirnpulse *C* geschriebenen Athembewegungen des Thorax dar. Obgleich die zweite Inspiration tiefer ist als die erste, hat sie fast gar keinen Einfluss auf die Form des Hirnpulses. Als ich aber den Bertino auffordere 9 mit 13 zu multipliciren, erfolgt eine bedeutende Änderung der Pulsform nebst Volumenzunahme des Gehirnes, ohne eine entsprechende Änderung der Respiration. In *P* sagt Bertino das Product aus. Obgleich er in diesem Augenblicke eine tiefere Inspiration macht als alle vorherigen, ist die Änderung der Pulsform relativ gering.

Fig. 20 zeigt uns ebenfalls, dass die Änderung des Hirnpulses während der Vorstellungsthätigkeit keineswegs von einer Änderung der Athem-

Fig. 20.

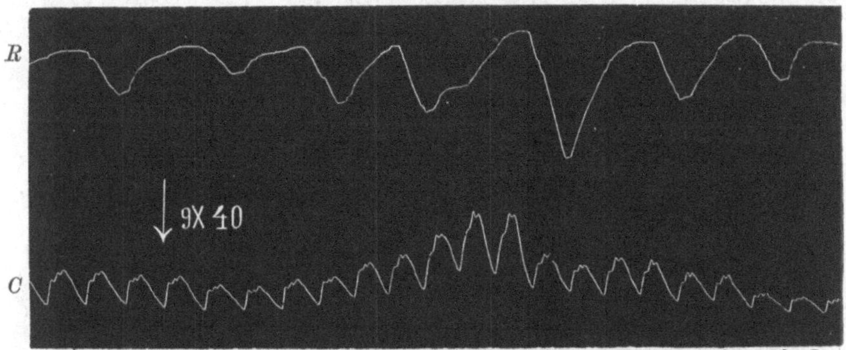

Die Zunahme des Hirnvolumens während einer intellectuellen Arbeit entspricht keiner Änderung der Respiration. — *C* Hirnpuls. — *R* Respirationsbewegungen des Thorax, mittelst eines Marey'schen Pneumographen geschrieben.

bewegungen abhängt. Während ich nämlich den Bertino 9 mit 40 multipliciren lasse, erfolgt eine Höhenzunahme der Hirnpulsationen, während sich die ausgiebigeren Athembewegungen erst dann einstellen, als die Volumenszunahme des Gehirnes bereits stattgefunden hat.

§. 15.

In meiner ersten Arbeit über die localen Veränderungen des Pulses hatte ich es bereits als allgemeine Regel aufgestellt, dass die beim Übergange von der tiefen Ruhe zur Geistesthätigkeit stattfindende Aufregung immer von einer Modification des Pulses begleitet ist; hatte aber auch hinzugefügt, dieses Gesetz schliesse die Möglichkeit nicht aus, dass während einer anhaltenden und angestrengten intellectuellen Beschäftigung keine Änderung des Pulses beobachtet werde.

Das eben erwähnte Gesetz sowohl als dessen Einschränkung gelten auch für die Pulsationen des Gehirnes. Wenn sich Bertino nicht im

Zustande völliger Ruhe befand und seine Aufmerksamkeit bereits durch irgend einen Gegenstand in Anspruch genommen war, war an den Erscheinungen des Blut-Kreislaufes im Gehirne der Einfluss des Überganges des Geistes zu einer anderen intellectuellen Beschäftigung weniger augenfällig, zuweilen gar nicht bemerklich.

Die Erforschung der Pulsschwankungen ist am Gehirn viel schwieriger als am Vorderarm, weil im Schädel auch bei der grössten Ruhe der Blutumlauf sich nicht gleichmässig erhält. Das Hirn, wie ich Eingangs dieses Capitels hervorhob, ist ein Organ, das sich unserem Willen entzieht; es kann um so kräftiger thätig sein, je mehr wir es zur Ruhe zwingen wollen, und der Blutlauf in demselben kann Veränderungen erleiden, auch wenn uns das Bewusstsein von der Thätigkeit des Organes fehlt, wie dies aus folgendem Beispiele ersichtlich ist. Taf. IV, Zeilenpaar 8 *R C.*

Bertino befand sich in tiefer Ruhe. Man sieht das an seiner ganz regelmässigen und flachen Athmung. In *M* und in *N* bemerken wir eine Volumszunahme des Gehirnes, mit einer Höhenzunahme der Pulsationen verbunden. Bertino hatte sich aber nicht gerührt; Alles umher war still geblieben, und ich vermochte nicht zu entdecken, was auf den Mann eingewirkt hatte. Nachdem die Curvenzeilen bis zu Ende geschrieben worden, befrage ich ihn, und er antwortet mir, er habe an Nichts gedacht und sei ganz zerstreut gewesen.

Die Erregungen des Gemüthes wirken auf den Blutkreislauf im Gehirne bei Weitem augenfälliger, als es die intellectuelle Thätigkeit, mag diese noch so energisch sein, zu thun pflegt. — Ich sagte oben, dass bei dem Versuche, zu welchem die erste Aufzeichnung gehört, ich nach beendigter Multiplication den Bertino scholt, weil er die Finger bewegt und dadurch das Experiment vereitelt hatte. Betrachten wir aufmerksamer die Pulsationen, so erkennen wir, dass sie nach beendigter Multiplication grösser wurden als während derselben.

Unter den vielen Beispielen, die ich als Belege für diese Thatsache aufführen könnte, wähle ich Eines, wo die Erscheinung besonders characteristisch hervortritt. Taf. IV, Zeilenpaare 9 und 10 *A C.*

Am Anfange des Zeilenpaares 9, Zeichen *I* gebe ich dem Bertino einen Wink, damit er zwei tiefe Inspirationen mache. Nachdem er das gethan und während ich beschäftigt bin, die Folgewirkungen am Vorderarm und am Gehirn zu beobachten, bemerke ich, dass er die Finger bewegt. Zeichen ›┼‹. Ich wende mich zu ihm und sage ihm in ziemlich derbem Tone: „Sie benehmen sich wie ein Kind, Sie verderben mir Alles.“ Unmittelbar darauf nimmt das Hirnvolumen zu und werden die Hirnpulsationen so hoch, dass ich zwei Mal die Entspannungsklappe benutzen muss, um den Druck der Trommel auf Null herabzusetzen, das erste Mal am Ende der Curvenzeilen, das zweite Mal in den oberen Zeilen 10 *CA*, wo das Zeichen ›┼‹ steht. Nach diesem Zeichen nimmt das Gehirn wieder an Volumen ab und kehren die Pulsationen allmählich zu ihrer ursprünglichen Form zurück, wie ich an einem dritten Zeilenpaare wahrnehmen konnte, das ich der Raumersparniss wegen nicht wiedergebe.

Ein anderes Mal (Taf. V, Zeilenpaare 11 und 12), wo Bertino ebenfalls, trotz der wiederholten Ermahnungen, unwillkürlich den Finger bewegt hatte (s. den Anfang der Zeile 11 *A*), schaute ich ihn nur böse an; er aber wurde seine Unachtsamkeit sofort gewahr, und es erschien sofort eine Erweiterung der Hirngefässe, während die Hirnpulsationen 3 oder 4 mal höher wurden als zuvor und das Gehirnvolumen bedeutend zunahm, ohne dass eine entsprechende Änderung am Vorderarm zu bemerken gewesen wäre. Die Aufzeichnung 12 *AC*, welche unmittelbar nachher erhalten wurde, stellt das Verhalten des Blutlaufes im Vorderarme und im Gehirne im Zustande der Geistesruhe dar. In *M* hebe ich leicht die Federn mittelst des Hebelstatives, um die Zeile 11 *C* nicht zu verderben.

Aus diesen Beispielen, sowie aus wiederholten anderweitigen Beobachtungen geht hervor, dass, wie wir es früher von dem Einflusse der intellectuellen Arbeit gesehen haben, auch der Einfluss der Gemüthsbewegungen sich viel weniger in den Circulationsverhältnissen des Vorderarmes als in denen des Gehirnes ausspricht und überdies, wo er bemerkbar wird, sich nicht wie im Gehirne durch eine Dilatation, sondern umgekehrt durch eine Verengerung der Gefässe kundgibt. Ich habe schon anderwärts von den Veränderungen gesprochen, welche das Volumen des Vorderarmes unter ähnlichen Verhältnissen erfährt; ich werde mich daher auf ein Beispiel in Betreff der Pulsform beschränken (Taf. V, Aufzeichnung 13).

Der Herr Stud. Bosio sass um 10 Uhr Morgens mit dem Vorderarme im Hydrosphygmographen und verhielt sich ganz ruhig. Seit etwa 20 Minuten nahm ich seine Pulscurve auf, um erst die etwaigen spontanen Bewegungen der Vorderarmgefässe zu ermitteln, bevor ich an das Experiment schritt, welches in der Darreichung einer Ergotin-Gabe bestehen sollte. Die Aufzeichnung 13 stellt seinen Puls im Zustande völliger Ruhe dar. Am Ende dieser Aufzeichnung höre ich, dass jemand im Nachbarzimmer nach mir fragt. Gleich darauf tritt der Diener ein und meldet mir den Prof. Lombroso an. In *a*, Aufz. 14, mache ich ein Zeichen, während sich der College zu uns nähert. Derselbe schaut Herrn Bosio, den Apparat und die Aufzeichung an, auf welcher ich ihm den Effect seiner Gegenwart demonstrire. Bald darauf nimmt er von uns Abschied und geht fort.

Die Änderung des Vorderarmpulses in der Zeile 14 ist sehr auffällig, obgleich man gerade das Auffälligste, nämlich die Volumensänderung, an der Aufzeichnung gar nicht erkennt, weil das Wasser des Hydrosphygmographen mit der Compensationsfläche in Verbindung steht. Die Contraction der Gefässe äussert sich (wie bereits in einem anderen Capitel hervorgehoben worden) nur durch eine andere Lage der Elevation *S* und der dicrotischen Elevation, wodurch jede Pulswelle eine spitzere Gestalt erhält.

Nicht minder interessante Beispiele für einen derartigen Einfluss der Gemüthserregungen haben wir zusammen mit Prof. Giacomini bei unseren Versuchen an Catherina X. zu sehen Gelegenheit gehabt. Eines Tages waren wir im Anatomicum mit der Beobachtung der Hirnbewegungen an dieser Kranken beschäftigt. Plötzlich und ohne nachweisbare äussere Veranlassung sehen wir die Höhe der Pulsationen und das Hirnvolumen zunehmen. Die Sache kommt mir sonderbar vor und ich frage das Weib, wie es sich fühle. Die Catherina antwortet, sie fühle sich ganz wohl. Da die hohen Pulsationen und die Anschwellungen des Hirnes nicht nachlassen, unterbreche ich den Versuch, um zu schauen, ob Alles am Apparate in Ordnung sei, und fordere sodann die Frau auf, mir genau und umständlich zu erzählen, woran sie etwa im Laufe der letzten paar Minuten gedacht habe. Sie antwortet, sie sei anfangs zerstreut gewesen, habe dann in den ihr gegenüber stehenden Schrank hineingeschaut und daselbst einen Schädel erblickt; vor dem Todtenkopfe sei ihr etwas angst geworden, sie habe dabei auch an die ihr bevorstehende chirurgische Operation gedacht.

Über die auf Contraction oder Erschlaffung der Hirngefässe beruhenden Änderungen des Hirnkreislaufes bei verstärkter Geistesthätigkeit. S. Cap. XIII.

V.

Der Schlaf in seinen Beziehungen zum Blutkreislaufe im Gehirne.

§. 16.

Beobachtungen an Catherina X.

Unter sämmtlichen Untersuchungen, die ich über den Blutkreislauf angestellt, waren diese es, an die ich mit der gespanntesten Erwartung trat. Da ich mich seit Jahr und Tag mit besonderer Vorliebe mit der Physiologie des Schlafes beschäftigte, wird man leicht mein specielles Interesse für diese Reihe meiner hämodynamischen Beobachtungen und Versuche begreifen.

Nachdem ich schon vor einigen Jahren die Beobachtung gemacht hatte, dass beim Übergange vom Wachen zum Schlafe eine Erschlaffung und Erweiterung der Gefässe im Vorderarme zu Stande kommt und dass das Erwachen immer von einer Contraction der Vorderarmgefässe begleitet ist, und nachdem ich eine mechanische Theorie aufgestellt, wonach das Blut beim Erwachen aus den Extremitäten verdrängt und gegen die Centralorgane des Nervensystems getrieben würde, um die Thätigkeit dieser letzteren anzuregen — bot sich mir endlich die Gelegenheit, diese Theorie einer directen experimentellen Prüfung zu unterwerfen.

Nun will ich, ohne mich auf einleitende Betrachtungen einzulassen, die Beobachtungen beschreiben, die ich an meinen drei Subjecten mit Substanzverlust der Schädelwandungen angestellt habe.

Die ersten Aufzeichnungen gewann ich mit Prof. Giacomini an Catherina X. im Februar 1876. Von dieser Kranken besitze ich nur wenige auf den normalen Schlaf bezügliche Beobachtungen, indem sie nur schwer in unserer Gegenwart einschlief und ihr Schlaf dabei so leicht war, dass die leisesten Eindrücke genügten, sie aus demselben zu erwecken. Die ausserordentliche Weite der Schädellücke, mit der sie behaftet war, und die Schwierigkeiten, auf die wir in diesen ersten Versuchen stiessen, hinderten uns, all' die Empfindlichkeit unseren Registrirapparaten zu verleihen, die wir heutzutage hätten erreichen können. Es mag daher den Leser nicht befremden, wenn diese Aufzeichnungen nicht so charakteristisch sind, als die später am kleinen Thron, und besonders die zuletzt an Bertino erhaltenen.

Die Kranke lag auf dem Bette, das Haupt auf ein Kissen gestützt, während der Marey'sche Cardiograph in der Weise an der Schädellücke angebracht war, dass sein Kopf eben nur die den Defect ausfüllende Narbe tangirte. Nachdem ich mich versichert, dass die Kranke schläft, wecke ich sie im Punkte (Fig. 21. *A*). Sie macht die Augen auf, spricht; aber bald darauf scheint sie wieder eingeschlafen.

Etwa 15 Minuten nachher, während sie in völlige Ruhe versunken bleibt und zu schlafen scheint, berühre ich sie mit der Hand (Curve *B*, Zeichen ↓). Sie öffnet die Augen, aber rührt sich nicht.

Sowohl in diesen Aufzeichnungen, als bei mehreren anderen Versuchen, die ich der Kürze wegen übergehe, ist eine leichte Volumenzunahme des Gehirns im Augenblicke des Erwachens bemerklich.

Da indessen der Schlaf immer sehr leicht war und die Kranke überhaupt nicht leicht von selbst einschlief, die Versuche aber nur am Nachmittage angestellt werden konnten (wo Patientin am wenigsten zum Einschlafen geneigt war), so entschlossen wir uns zum Chloralhydrat zu greifen.

Am 1. März 1876, um 2 Uhr 57 Minuten Nachmittags, werden ihr 1,50 Chloralhydrat, in wässeriger Lösung und mit Syrupzusatz, per os beigebracht. Es vergeht eine halbe Stunde bis sie eingeschlafen ist. Um 4 Uhr wecke ich sie (Curve *C*, Zeichen ↓). Sie öffnet die Augen, ohne zu sprechen, schläft aber nicht wieder ein. — Bei diesem Versuche machten wir die interessante Wahrnehmung, dass, während die Kranke laut schnarchte, der Puls höher wurde, und dass derselbe wieder klein ward, wenn sie zu schnarchen aufhörte.

Fig. 21.

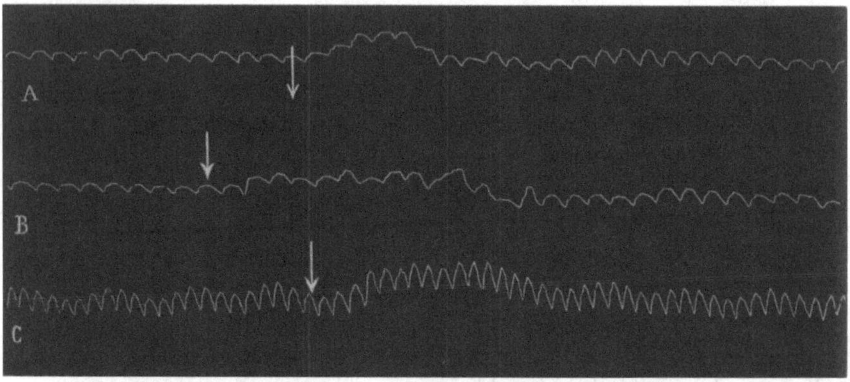

Modification des Hirnpulses bei Catherina X. im Augenblicke, wo sie aus dem Schlafe erwacht. Dieser Augenblick ist durch einen Pfeil bezeichnet. — Die Umdrehungsgeschwindigkeit des Cylinders ist kleiner als bei den bisherigen Aufzeichnungen. In der Curve *C* ist sie noch kleiner als in *A* und *B*.

Am Nachmittage des 10. März 1876, um 2 Uhr 40 Minuten, geben wir der Kranken 2,0 Chloralhydrat ein und setzen dann bis 3 Uhr 3 Minuten die Verzeichnung des Hirnpulses aus. Die Kranke ist tief eingeschlafen und schnarcht. Der Puls ist sehr hoch und das Hirnvolumen, wie aus Taf. V, Curven 15 und 16, ersichtlich, zeigt erhebliche Schwankungen. Das Athmen ist zuletzt so geräuschvoll geworden, dass die Kranke dadurch von selbst erwacht; oder doch giebt sie zu erkennen, dass der Schlaf jedesmal leichter wird, wenn sie, durch das zu stark gewordene Schnarchen gestört, zu einem normaleren Respirationsmodus zurückkehrt.

Die Hirncurve Taf. V Aufzeichnung 15 zeigt, dass während des Schlafes ausser den einzelnen Pulsationen sich auch deutlich die durch die Athembewegungen bedingten Oscillationen so wie die auf Veränderungen im Zustande der Gefässe beruhenden und auf längere Perioden sich ausdehnenden Undulationen zu erkennen geben. — Die geringere Länge der einzelnen Pulswellen, die in dieser Aufzeichnung auffällt, rührt nicht etwa von einer grösseren Pulsfrequenz, sondern nur davon her, dass sich der Schreibcylinder langsamer umdrehte, wodurch übrigens auch die Schwankungen des Hirnvolumens viel ersichtlicher werden.

Sobald die Pulsationen höher werden, bemerken wir, dass die Kranke zu schnarchen anfängt. Dabei werden an der Pulscurve auch die respiratorischen Oscillationen deutlicher (Taf. V, Zeilen 15 und 16). — Im Punkte *C* wirddas Schnarchen leiser, und sieht man die Curve leicht heruntergehen. In *D* fängt die Kranke wieder zu schnarchen an. — Am Anfange der Zeile 16 ist das Schnarchen ungemein laut, und dem entsprechend die Erhöhung des Pulses ganz ausserordentlich. In *F* schnarcht die Kranke so laut, dass sie von selbst zu erwachen scheint, um zu einer ungezwungeneren Respirationsart zurückzukehren. Die Pulscurve geht herunter und es werden die einzelnen Pulsationen kleiner; auf dieser geringeren Höhe verbleiben sie mehr als eine Minute hindurch, worauf eine zweite Periode des Schnarchens anfängt und sich die gleichen Erscheinungen wiederholen.

Auf die Frage über den Einfluss der Athembewegungen auf das Volumen des Gehirns sollen wir noch später zurückkommen; für jetzt begnügen wir uns mit der Andeutung der Thatsache, dass bei jeder Inspiration eine Volumenabnahme dieses Organs stattfindet. Ich enthalte mich noch eines Urtheils über den Grund der starken Höhenzunahme der Hirnpulsationen, bis meine Untersuchungen über den Einfluss der Kohlensäure-Anhäufung, so wie der Einathmung von sauerstoff- oder kohlenstoffreicher Luft auf das Herz und auf den Zustand der Gefässe während des Schlafes, nicht zum Abschlusse gekommen sind.

Man ersieht aus den aufgeführten Aufzeichnungen, dass im Allgemeinen bei dem Übergange vom Schlafe zum Wachen eine Zunahme des Hirnvolumens stattfindet. — Das einzige negative Resultat bei dieser ganzen Versuchsreihe ereignet sich nur dann, wenn ich die Kranke in dem Augenblicke zu wecken suchte, wo sie von selbst zu schnarchen aufhörte, um zu einer oberflächlichen und ruhigeren Respirationsart zurückzukehren. Unter solchen Bedingungen blieb zweimal hinter einander alle merkliche Änderung der Circulationsverhältnisse im Gehirne aus. Diese Thatsache lässt sich erklären, wenn man bedenkt, dass das Schnarchen an sich gewisse Bedingungen setzt, welche die Fortdauer eines tiefen Schlafes unmöglich machen. In der That, wenn die Kranke zu schnarchen aufhört, erfolgt eine Contraction der Hirngefässe. Das Hirnvolumen nimmt ab und wird der Schlaf so leicht, dass die Kranke erwacht. Vor der Hand ist es schwer zu entscheiden, welche von beiden Erscheinungen die Ursache und welche die Folge darstellt. Doch dürfen wir es im vorliegenden Falle für sehr wahrscheinlich halten, dass beim Berühren der Kranken und während sie die Augen öffnete die Volumenzunahme des Gehirns deshalb ausblieb, weil der Schlaf wegen der vorangegangenen Zusammenziehung der Gefässe (wobei die Pulscurve sich der Abscissenlinie annäherte) schon gar zu oberflächlich geworden war.

§. 17.

Beobachtungen an Thron während des Schlafes.

Schon ein Jahr später nahm ich diese Versuche, mit Aussicht auf besseren Erfolg, am kleinen Thron wieder auf. Doch wurde ich in dieser Erwartung seltsam getäuscht, als ich in der Nacht, die ich zum ersten Versuche in einem Saale des Irrenhauses gewählt hatte, den armen Knaben so tief eingeschlafen fand, dass es mir nicht gelang ihn zu wecken. Von allen Versuchen, die ich je am Menschen angestellt, haben mir diese die grösste Mühe gekostet und den tiefsten Eindruck hinterlassen. — Ich führte dieselben in Verein mit Dr. Albertotti aus. — Da unser Versuchsobject ein blödsinniger Bube war, so steigerten sich alle kleinen Hindernisse zu enormen Schwierigkeiten, indem sogar die Application der Registrirapparate uns nicht immer möglich wurde.[1]

Wenn die Resultate weniger glücklich ausfielen, als ich es erwartet hatte, so ist dieses dem Geisteszustande des kleinen Kranken zuzuschreiben, und namentlich seiner grossen Unruhe im wachen Zustande, die uns fast immer hinderte, in der ersten Periode des Versuches eine normale Aufzeichnung zu erhalten, wie sie erforderlich wäre, um damit die etwaigen Veränderungen des Pulses während des Schlafes vergleichen zu können. Die häufigen epileptischen Anfälle, von denen er in den letzten Zeiten seines Lebens heimgesucht wurde, trugen ihrerseits nicht wenig dazu bei, all' unsere Mühe und Sorgfalt zu vereiteln. Sein Schlaf war unregelmässig, weshalb wir ihn häufig bei unseren nächtlichen Versuchen zu einer späten Stunde wach vorfanden. Er litt oft an Schlaflosigkeit, und dann blieben alle Maassregeln fruchtlos, durch welche wir ihm den Schlaf zu verschaffen suchten. Mehr als Wachen, war es eine nächtliche Unruhe, die häufig der Vorbote eines epileptischen Anfalles war. Selbst die Darreichung von 2 g Chloralhydrat vermehrte unter solchen Umständen nur seine Erregbarkeit und versagte eine hypnotische Wirkung. Häufig sahen wir ihn von den schrecklichsten

[1] Ich ergreife mit Vergnügen diese Gelegenheit, um meinen wärmsten Dank der Direction des hiesigen Irrenhauses auszusprechen, die in jeder Weise diese meine Versuche zu begünstigen gesucht hat; und insbesondere den Herren Doctoren Perotti, Albertotti und Valetti, die sich lebhaft für dieselben interessirten.

epileptischen Krämpfen ergriffen, und in den auf solche Anfälle folgenden Nächten wurde sein Schlaf so tief und eigenthümlich, dass man auf den ersten Blick erkennen konnte, dass es sich nicht um eine normale Erscheinung, sondern vielmehr um einen krankhaften, soporösen Zustand handelte: denn man mochte den Kranken aufrütteln, auf die Beine stellen, laut beim Namen rufen, ihm das Gesicht mit Wasser bespritzen — Alles das war vergebens, um ihn auf die Dauer aus dem Schlafe zu erwecken; er öffnete auf einen Augenblick die Augen und verfiel sofort wieder in seinen Sopor.

Am 23. April 1877 erlitt Thron einen heftigen epileptischen Anfall. Als ich ihn am nächsten Morgen um 9 Uhr besuchte, war er eingeschlafen. Während die Guttaperchaplatte an den Kopf applicirt wird, erwacht er, sucht aber nicht, wie er es sonst that, den Apparat vom Kopfe wegzureissen; er bleibt einige Minuten hindurch ruhig, während wir die obige Aufzeichnung Fig. 22 anfertigen. Ganz augenscheinlich ersieht man aus dieser Aufzeichnung den grossen Einfluss, welchen die Athembewegungen, auch wenn sie nicht sehr tief sind, auf den Blutlauf im Gehirne ausüben.

Die Aufzeichnungen 17 und 18 der Taf. V wurden an diesem selben Knaben während des Schlafes genommen. Wenn man die Aufzeichnung 17 der Länge nach von einer Seite her anschaut, sieht man, dass auch bei tiefster Ruhe immer noch ein Einfluss der Athembewegungen auf das Hirnvolumen vorhanden ist. In der Aufzeichnung 18 bemerkt man gegen die Mitte eine erhebliche Volumenzunahme des Gehirns, deren Veranlassung mir unbekannt blieb, wiewohl ich während dessen sehr aufmerksam den Buben beobachtete (vielleicht der Effect eines Traumbildes). Die am Scheitel abgestutzte Form der einzelnen Pulsationen, die man an diesen beiden Aufzeichnungen, so wie auch an den drei Zeilen des Holzschnittes Fig. 24 bemerkt, beruht nur darauf, dass

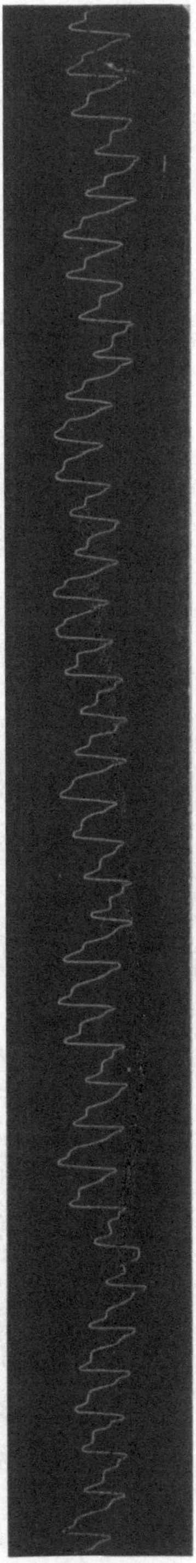

Fig. 22.

Thron. Gehirnpuls nach einem epileptischen Anfalle.

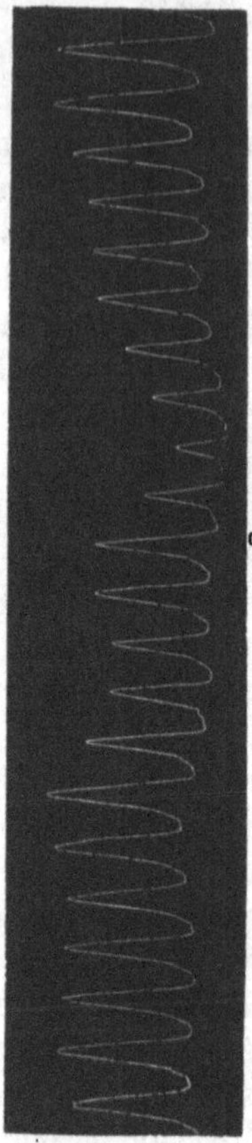

Fig. 23.
Thron. Veränderungen des Hirnpulses während des Chloralschlafes.

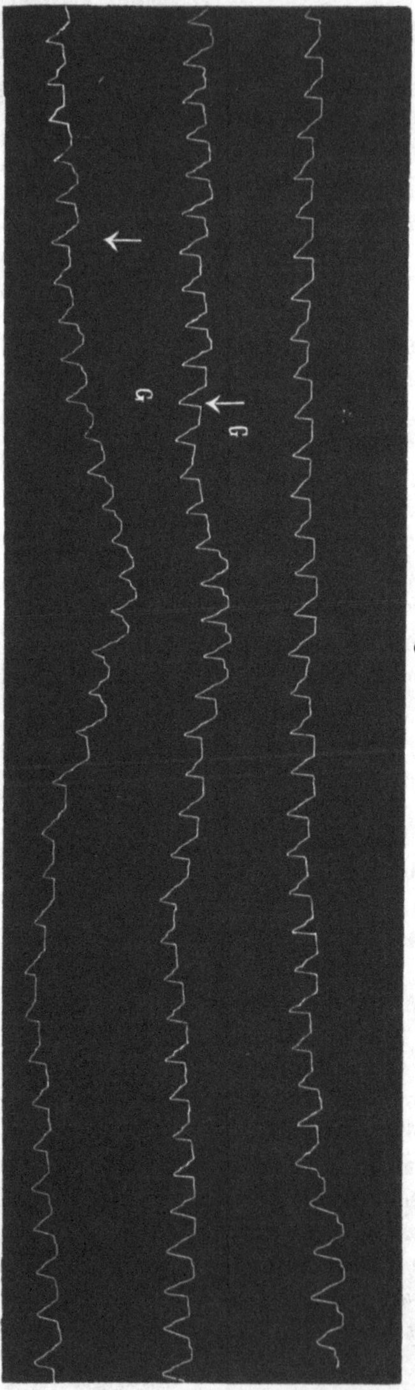

Fig. 24.
Thron. Gehirnpuls während des Schlafes.

die Feder zu stark an den Drehcylinder angedrückt war, weshalb die charakteristische Gestalt des Pulswellenscheitels verwischt wurde.

Während des Schlafes, bei regelmässigem und nicht gar ausgiebigem Athmen, wurden auch hier, wie bei Catherina X., starke Schwankungen (Undulationen) an der Pulscurve des Gehirnes sichtlich, wobei die Pulsationen das Doppelte ihrer früheren Höhe erreichen mochten.

Bei dem durch die Wirkung des Chloralhydrates herbeigeführten Schlafe erhielten wir sehr starke Hirnpulsationen nebst ausgiebigen Schwankungen, wie man es in Fig. 23 sieht.

Thron hatte gegen 8 Uhr Morgens einen heftigen epileptischen Anfall gehabt. Er war darauf so niedergeschlagen, dass er den ganzen Tag über zu Bette blieb, ohne dass man ihn zu binden gezwungen wäre, wie man es sonst zu thun pflegte um ihn ruhig zu erhalten. Gegen 10 Uhr Abends fanden wir ihn tief eingeschlafen. Die Haut über der Schädellücke war nicht sehr gespannt und pulsirte stark. Wir appliciren an den Kopf die Guttaperchaform, nachdem wir dieselbe leicht an den Rändern erwärmt haben. Der in der obersten Zeile der Fig. 24 dargestellte Puls kann als typischer Repräsentant für eine lange Reihe vorläufiger Beobachtungen gelten, die etwa 40 Minuten ohne Unterbrechung gedauert hatten. Wir warten darauf noch eine Stunde ab, und rufen sodann den kleinen Kranken, gegen 11 Uhr, laut beim Namen: „Giovanni!" Man ersieht aus der Aufzeichnung (zweite Zeile ↓ *G*), dass hier eine Wahrnehmung — mag sie bewusst oder unbewusst gewesen sein — stattgefunden hat, weshalb eine Volumenvermehrung des Gehirns und eine Höhenzunahme der Hirnpulsationen zu Stande kam.

In der nächstfolgenden Minute wiederholt eine andere Stimme denselben Laut, und ebenso rufen wir den Kranken noch mehrere Male hinter einander, und zwar immer mit Zwischenpausen von einer Minute, beim Namen. Das Resultat ist jedesmal identisch (Fig. 24, untere Zeile Zeichen ↓). — Diese Volumenzunahme des Gehirns ist demnach eine constante Erscheinung. Sie ist ferner von keiner Änderung im Rhytmus der Herzschläge begleitet, und es ist nach aller Wahrscheinlichkeit anzunehmen, dass sie von der Contraction der Gefässe in den Extremitäten und anderen extracranialen Körpertheilen abhänge, wie wir das in der Folge genauer begründen wollen.

§. 18.

Beobachtungen an Caudana während des Schlafes.

Wiewohl die obigen Versuche in vielfacher Hinsicht unvollkommen waren, so genügten sie doch, den Enthusiasmus zu dämpfen, womit ich in einer früheren Schrift die mechanische Theorie des Schlafes angenommen und verfochten hatte. Ich war nunmehr zur Ueberzeugung gekommen, dass der im Wachen stattfindende und auf der Contraction der peripherischen Körpergefässe beruhende stärkere Blutandrang zum Gehirne nur eine Begleiterscheinung und nicht die primäre und wesentliche Bedingung der geistigen Thätigkeit abgebe. Ich war nunmehr überzeugt, dass der schwächere Blutzufluss zu den Grosshirnhemisphären nicht die einzige Ursache des Schlafes sei, sondern vielmehr, ausser der Aenderung der Circulationsverhältnisse, noch andere und wesentlichere Aenderungen in der Erregbarkeit und den Ernährungsverhältnissen der Nervencentra dem Schlafe zu Grunde liegen müssen.

Und doch, trotz diesen Enttäuschungen (wenn dieser Ausdruck am Platze ist, wo genauere Nachforschungen einen voreiligen, wenn auch ebenfalls aus objectiver Beobachtung gezogenen Schluss berichtigen) erblickte ich hinter der Frage über die Aenderungen der Blutcirculation im Gehirne ein immer interessanteres und erforschungswertheres Feld.

Denn die obigen Beobachtungen hatten auch genügt, mir die Ueberzeugung einzuflössen, dass die Physiologie des Schlafes ein helles Licht über einige psychologische Processe und insbesondere über die stofflichen Bedingungen des Bewusstseins verbreiten konnte.

Das war der Gesichtspunkt, aus welchem ich eine Reihe von Beobachtungen über die Variationen des Vorderarmpulses während des Schlafens angestellt hatte, Beobachtungen, die als Einleitung zu den am Gehirne Bertino's gewonnenen, viel vollständigeren und directen Resultaten, dienen mögen.

Die Aufzeichnung 1 auf Tafel VI wurde am Vorderarme des Caudana erhalten, während er auf einer Matratze lag und ich seit mehr als einer Stunde auf sein Einschlafen wartete. Sein Puls ist höchst regelmässig und zwar tricuspidal, wie in der ersten Zeile unten ersichtlich. Ich lasse der Kürze halber die vorhergehenden 11 Zeilen meiner Originaltafel (die eben so vielen Minuten der Beobachtung entsprechen) aus, da sie alle gleich sind und keine Modification des Pulses zeigen. Bei diesen Versuchen bestand überhaupt mein Verfahren in einer ununterbrochenen Registrirung des Pulses, die öfter 2 bis 3 Stunden hinter einander gewährt hat; es wäre daher ebenso beschwerlich als nutzlos sämmtliche erhaltene Aufzeichnungen an dieser Stelle aufzuführen, und ich überspringe daher auch die der weiteren 10 Minuten, um auf die Zeile 2 der Tafel VI zu kommen, wo es mir sehr wahrscheinlich wird, dass Caudana eingeschlafen sei. Er bewegte sich nämlich gar nicht und seine Athmung hatte den für den Schlaf charakteristischen Typus angenommen, wobei die Exspiration rascher und etwas geräuschvoll wird. Auch die Form des Pulses ist verändert, indem die Anordnung der drei Zipfel am Scheitel der Pulswelle weniger symmetrisch und weniger regelmässig geworden ist.

Im Punkte *A* bewegt Caudana die rechte Hand und kratzt sich auf der Brust. Die in diesem Augenblicke an der Curve zum Vorschein kommenden Unregelmässigkeiten rühren daher, dass C. seine linke Hand, die im Hydrosphygmographen eingeschlossen war, zu bewegen versucht hatte.

Der Puls ist bedeutend verändert. Anstatt sich zu der von mir sogenannten tricuspidalen Form (mit der höchsten Spitze in der Mitte) anzuordnen, fallen die drei Elevationen des Wellenscheitels hinter einander in abnehmender Höhe in den catacrotischen Wellenschenkel.

Ich überspringe wieder die Aufzeichnung der nächstfolgenden Umdrehung der Kymographiontrommel (was einer Minute entspricht). Mittlerweile ist der Puls zu seiner ursprünglichen Gestalt zurückgekehrt. Caudana hatte sich nicht mehr bewegt. Die Zeile 3 entspricht dieser neuen Periode ruhigen Schlafes. Am Ende dieser Zeile, während ich im Begriffe bin die Feder der Registrirtrommel nach oben zu verschieben, um die folgende Zeile anzufangen, hört man das Zuschlagen des Hausthores im Erdgeschosse nach den Portiken hin. Caudana bewegt sich nicht und gibt in keiner Weise zu erkennen, dass er den Schall gehört habe; dennoch erleiden die Pulsationen an seinem Vorderarme eine starke Änderung, ganz ähnlich der vorhergegangenen. — An der aufgeführten Aufzeichnung 4, Taf. VI, fehlen die ersten acht Pulsationen, weil der Cylinder, dessen ich mich bei diesen Versuchen bediente, einen grösseren Umkreis hatte als das Format der hier gegebenen Figuren. — In *G* bewegt Caudana einen Fuss, indem er ihn am anderen Beine reibt. — In *D* Zeile 6 fängt er zu sprechen an, und sagt mir, dass er wach sei. Unmittelbar darauf wird der Vorderarmpuls kleiner und frequenter, Zeile 7. In der nächstfolgenden Zeile 8 kehrt derselbe zur normalen und typischen Form des Wachens zurück. — In *E* bittet mich Caudana, ihm das Gesicht mit einem Handtuche zu bedecken, damit er leichter einschlafen könne.

Es vergehen 10 Minuten, und hierauf stellen sich in kurzen Intervallen leichte Muskelzuckungen ein, wie sie bei Allen im Schlafe vorzukommen pflegen und häufig im Stande sind den Schlaf zu unterbrechen. Ich fahre mit dem Registriren des Pulses fort. Die Zeilen 9 bis 12 stellen ein Bruchstück von dem Blatte dar, welches, eine halbe Stunde nachdem Caudana gesprochen hatte, beschrieben wurde. Der Schlaf ist tief und die Änderung des Pulses so erheblich, dass ich sie nicht mit Worten hervorzuheben brauche. — In 9, *F* — 11, *G* — 12, *H* erfolgten wieder einige Muskelzuckungen. Nach diesen Bewegungen ändert sich, wie man in *G* und in *H* sieht, die Form des Pulses und nimmt derselbe eine Gestalt an, welche auf Contraction der Blutgefässe deutet. Diese Erscheinung ist noch viel auffälliger nach dem Zeichen *K* Zeile 15, wo ich das Breguet'sche Uhrwerk des Apparates aufziehe. Diese Manipulation dauert etwa 20 Secunden und ist mit einem Geräusch verbunden. Während dieser Zeit deutet das Profil der Pulsationen auf eine starke Contraction der Gefässe. Caudana gibt in keiner Weise zu erkennen, dass er erwacht sei. — Im Anfange der Zeile 14 und an der mit *K* bezeichneten Stelle der Zeile 16, erfolgt eine abermalige Umwandlung des Vorderarmpulses, deren Grund mir unbekannt bleibt.

Im Gegensatze zum Verhalten des Pulses beim Wachen fällt bei Caudana im Schlafe ganz besonders die fortwährende Wandelbarkeit im Zustande der Gefässe auf. Obwohl ich eine derartige Gestaltung des Pulses keineswegs als die Regel aufstellen kann (denn ich habe sonst auch im tiefsten Schlafe einen ganz gleichmässigen Vorderarmpuls beobachtet), habe ich es aus später zu erläuternden Gründen (s. Cap. VI) für zweckmässig gehalten, gerade diese Aufzeichnungen aufzuführen.

§. 19.

Beobachtungen an Bertino während des Schlafes.

Nun lasse ich in chronologischer Ordnung einige von den Beobachtungen folgen, die ich an Bertino in Bezug auf die Erscheinungen des Schlafes angestellt habe.

Die erste dieser Beobachtungen fand am Abend des 24. September 1877 Statt. Um 8 Uhr 15 Minuten legt sich Bertino mit erhöhtem Kopfe und in eine Decke gehülltem Körper auf ein Sopha. Ich hatte ihm vorher auf den Kopf die Guttaperchaplatte applicirt und zu wiederholten Malen den Zweck der Versuche auseinandergesetzt, mit der Aufforderung, sich ganz ruhig zu verhalten und möglichst rasch einzuschlafen. Seine Antworten zeigten uns, dass er keineswegs vom Nutzen solcher Beobachtungen überzeugt war, und wir fürchteten, dass er wegen seiner misstrauischen Stimmung nicht leicht einschlafen würde.

Nach etwa einer Stunde schreibe ich die Zeile 1 Taf. VII. Ich bin überzeugt, dass Bertino nicht schläft: die Pulsationen sind sehr stark und tricuspidal. Der Mann bleibt ganz ruhig, aber es vergeht noch eine Stunde, ohne dass er einschlafe. Der Puls, wie an Tafel VII, Zeile 2, ersichtlich, wird etwas kleiner. — Einige Minuten nachher macht Bertino eine tiefe Inspiration und bewegt die Hände, als ob er sich strecken wollte, wie man es beim Gähnen zu thun pflegt; dabei öffnet er die Augen und fragt mich, ob es schon lange her sei, dass er schlafe. Da mir die Aufrichtigkeit dieser Frage verdächtig scheint (denn ich hatte mich bei aufmerksamem Belauschen seiner Respiration gar nicht von seinem Schlafe überzeugt), so antwortete ich ihm ausweichend, es genüge noch nicht, und fordere ihn auf, wieder einzuschlafen; auch füge ich die Bemerkung hinzu, ich würde ihn überhaupt nicht frei lassen, bevor er nicht recht tief geschlafen hätte.

Es vergeht noch eine weitere Stunde, während welcher ich ab und zu den Puls verzeichne. Bertino bleibt ganz regungslos. Das Hirnvolumen zeigt erhebliche Undulationen, wie aus den Zeilen 3 und 4 ersichtlich, die ich um 11 Uhr 3 Minuten aufnahm. Die Pulsationen sind niedriger und kleiner als zuvor. — Ich lasse noch eine Viertelstunde verstreichen und schreibe sodann um 11 Uhr 45 Minuten die beiden Zeilen 5 und 6 Tafel VII, wo man sieht, dass die Hirngefässe immerhin einige Unruhe zeigen, wiewohl die Respiration gleichmässig und oberflächlich ist. Nach Beendigung dieser beiden Zeilen rufe ich Bertino beim Namen. Er bewegt sofort den Kopf und fängt zu sprechen an, indem er mir sagt, dass er geschlafen habe. Diese Bewegungen verunstalten die Aufzeichnung der Art, dass ich diesen Punkt der Beobachtung nicht wiedergeben kann. — Die Zeilen 7 und 8 stellen die Curven des Hirnpulses dar, welche vier Minuten nach dem völligen Erwachen Bertino gewonnen wurden.

In *a*, Aufzeichnung 8, sagt mir Bertino, dass er fürchte, er würde nicht einschlafen können. Hier, wie bei früheren Beobachtungen, haben wir wieder ein schönes Beispiel für die starke Volumszunahme des Gehirns und Höhenzunahme seiner Pulsationen unter dem Einflusse einer psychischen Bewegung.

Um Mitternacht, da uns Bertino erklärte, er würde vermuthlich die ganze Nacht nicht tief einschlafen, weil er gar zu aufgeregt sei, brechen wir die Sitzung ab.

Indem wir diese Beobachtung hinsichtlich des Schlafes, der jedenfalls sehr leicht gewesen sein muss, für zweifelhaft halten, sehen wir jedoch, wie starke Veränderungen der Puls beim Übergange vom Wachen zur tiefen Ruhe erleidet, und wie der Blutlauf im Gehirne wieder unregelmässig und die Pulsationen dieses Organes stärker werden, sobald sich die geistige Thätigkeit vollständig hergestellt hat.

Diese successiven Umwandlungen des Pulses beim Übergange vom Wachen zur völligen Ruhe und zum Schlafe waren auch in allen späteren Reihen unserer nächtlichen Beobachtungen zu erkennen.

Folgendes war z. B. der Puls des Bertino am nächsten Abende um 8 Uhr, während er dieselbe Lage wie am Abende zuvor innehielt:

Diese beiden Aufzeichnungen (9 und 10, Tafel VII) wurden erhalten, während Bertino seit einer Viertelstunde ganz ruhig und mit geschlossenen Augen auf dem Sopha lag. Die Gesammtcurve zeigt starke Undulationen und die Form des Pulses ist tricuspidal. Die Unregelmässigkeit, die an der Pulsation *b* der Zeile 10 bemerkt wird, rührt vom Austritte einer Luftblase aus dem Müller'schen Ventile (also Drucksteigerung) her. Nach einer weiteren halben Stunde, um 8 Uhr 45 Minuten, hat sich die Pulsform schon geändert: der Puls ist weniger hoch und gleichmässiger.

Ich führe kein Beispiel von den während dieser Zeit erhaltenen Sphygmogrammen, die sich durch einen sehr regelmässigen Ablauf der Pulsationen auszeichneten, auf, und gebe nur zwei Zeilen, die successiv erhalten wurden und starke Undulationen darbieten (11 und 12, Taf. VII).

Am Anfange der Zeile 11 Taf. VII tritt Dr. de Paoli in das Zimmer ein. Sobald ich die Thür öffnen höre, setze ich sofort den Cylinder in Bewegung und verzeichne die starke Undulation, die am Anfange dieser Zeile bemerkbar ist: die Gesammtcurve steigt sehr erheblich an (also beträchtliche Volumzunahme des Gehirns), während die einzelnen Pulswellen derselben auffällig an Höhe verlieren. — Der Grund der in der Zeile 12 sichtbaren Undulationen ist mir nicht bekannt. — Beim Erwachen sagte mir Bertino, er habe gar nicht bemerkt, dass Jemand in das Zimmer eingetreten sei.

Ich lasse die während der weiteren 14 Minuten aufgenommenen Pulsbilder aus; um 9 Uhr 30 Minuten wird die Curve 13 Taf. VIII geschrieben. Vergleichen wir dieses Pulsbild mit den vorhergehenden, so sehen wir, dass die Hirnpulsationen in dem Maasse an Höhe abnehmen, als der Schlaf tiefer wird. Die grossen Oscillationen, die wir im Wachen beobachtet hatten, sind geschwunden; der Puls ist gleichförmiger. Die hinter einander gewonnenen Curvenzeilen 13, 14, 15 und 16 zeigen durch ihren fast horizontalen Verlauf und ihre höchst regelmässige, einförmige Gestalt, dass die Hirngefässe sich im Zustande tiefer Ruhe befinden. Ab und zu jedoch macht Bertino eine tiefe Inspiration, auf welche eine leichte Abnahme des Gehirnvolumens folgt (s. die Stelle *M* in der Zeile 17). Überdies erleidet die Pulsfrequenz eine Abnahme, wobei die Pulsationen eine ausgesprochen tricuspidale Form annehmen. — Seit etwa einer Viertelstunde bleiben Hirnvolumen und Hirnpuls unverändert, bis auf die vorerwähnten leichten Schwankungen nach tiefen Inspirationen. Die Hirnpulscurve verläuft horizontal ohne ausgesprochene Undulationen. Nach der Zeile 17 hatte ich den Cylinder angehalten.

Inzwischen hört man die Uhr des Hospitals zehn schlagen. Ich wüsste nicht, in wie weit dieser Schall an der Umwandlung Schuld sei, die wir in den darauf folgenden Zeilen der Hirnpulscurven wahrnehmen.

In der Aufzeichnung 19 Taf. VIII, finden wir ein Fragezeichen im Anfange der Zeile. Dieses Zeichen hatte ich gemacht, weil ich mir den Grund der successiven Höhenzunahme der Pulsationen nicht erklären konnte, die auf ein nahe bevorstehendes Erwachen hindeuteten. In der That, während die Zeile 20 abläuft, kratzt sich Bertino und bewegt

Kopf und Beine. Die Augen macht er jedoch nicht auf. Eine Minute später, Aufzeichnung 21, frage ich ihn leise im Punkte *F*, ob er schlafe. Er rührt sich nicht und antwortet mit keinem Laute: aber am Gehirne macht sich eine Volumszunahme bemerklich. Ich lasse noch zwei Minuten verstreichen, und um mich sodann zu versichern, ob er wach sei, berühre ich ihn (im Punkte *G*, Aufzeichnung 23) leise mit der Feder im Gesicht. Bertino rührt sich nicht, aber das Gehirn nimmt sofort an Volumen zu und ändert sich die Form seiner Pulsationen. In der nächstfolgenden Zeile wendet er den Kopf auf dem Kissen um. Die Pulsationen nehmen zunächst an Höhe zu und werden sodann wieder kleiner. Die Respiration verhält sich wie gewöhnlich im Schlafe.

Um 10 Uhr 30 Minuten (im Punkte *H*, im Anfange der Aufzeichnung 24) sage ich laut: „*Bertino*, *è finito*“ (wir sind fertig). Er rührt sich nicht. — Bei der nächsten Zeile (25), während ich das Breguet'sche Uhrwerk des Registrirapparates aufziehe, wacht Bertino auf und bewegt zu wiederholten Malen Kopf und Arme, was die Aufzeichnung verunstaltet. — Da wir bei der letzten Zeile angekommen waren, tritt die Feder ausser Berührung mit dem Cylinder. Ich bin gezwungen die Entspannungsklappe (Clarinette) zu lüften.

Nach einigen Secunden kann ich die Registrirung wieder beginnen, und finde, dass die Hirnpulsationen die ursprüngliche Form angenommen haben, wie im Wachen, zu Anfange des Versuches. — Ich schaue sofort dem Manne in die Augen, und erkenne an der Röthung der Bindehaut, dass er wirklich geschlafen hat.

Am Abend des 27. September unternehmen wir an Bertino eine neue Reihe von Beobachtungen über das Verhalten des Hirnkreislaufes während des Schlafes. Um 8 Uhr legt er sich auf das Sopha hin, und nach einer Stunde ist er eines leichten Schlafes eingeschlummert. Sein Puls ist dieses Mal, im Gegensatze zu den vorhergehenden Abenden, deutlich catacrot. Der Kürze wegen beschränke ich mich auf die Aufführung einiger weniger Zeilen aus den in jener Sitzung erhaltenen Aufzeichnungen.

Die Eindrücke der Aussenwelt, auch wenn sie leicht sind, bewirken auch hier durchgreifende Änderungen im Blutkreislaufe des Gehirns und in der Form des Pulses. — Um 9 Uhr 2 Minuten bemerke ich, dass Bertino sehr oberflächlich athmet. Nachdem die ersten acht Pulsationen des Holzschnittes Fig. 25 geschrieben worden sind, suche ich mich zu versichern, ob er wirklich schlafe: ich stehe auf und rufe ihn (wo das Zeichen ↓ steht) beim Namen. Bertino rührt sich nicht und giebt keine Antwort. Bei der Betrachtung dieser Aufzeichnung sehen wir, dass schon vor

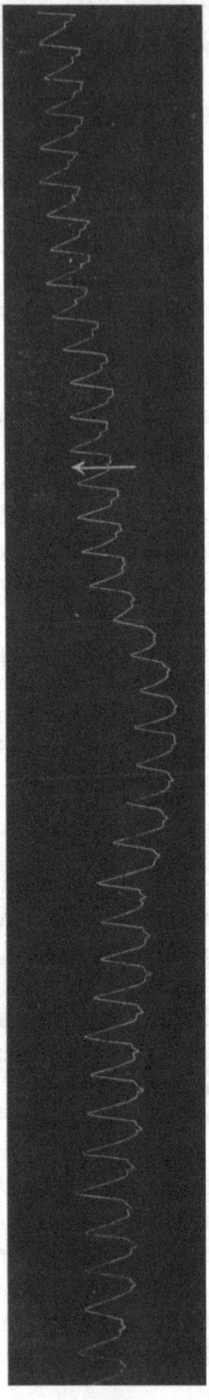

Fig. 25.

Modification des Gehirnpulses bei Bertino, nachdem er im Punkte ↓ beim Namen gerufen wurde, ohne dabei zu erwachen.

dem Zeichen ↓ vier Pulsationen etwas höher sind als die vorangehenden. Das rührt wahrscheinlich von dem leichten Geräusche her, das ich beim Aufstehen und Annähern an das Ohr des Bertino erzeugt hatte. Während ich ihn beim Namen rufe, erfolgen noch drei Pulsationen von normaler Form, und sodann nimmt das Hirnvolumen zu und werden die Pulsationen anacrot, welche Gestalt sie über mehr als eine Minute bewahren. Man braucht nur den Anfang und das Ende der Fig. 25 zu vergleichen, um zu erkennen, wie starke Umwandlungen des Pulses während des Schlafes stattfinden, ohne dass deren veranlassende Ursachen die geringste Spur im Gedächtnisse des Schlafenden hinterlassen. Die früher catacroten Pulsationen sind anacrot geworden. Der Blutzufluss zum Gehirn ist vermehrt, und erhält sich während circa 30 Secunden das Volumen des Organs gegen das frühere vergrössert, wie man an Fig. 25 leicht bestätigen kann, wenn man die verticale Entfernung der Base der einzelnen Pulswellen von der Abscissenlinie misst. Überdies sind auch die einzelnen Pulswellen selbst höher geworden.

Ich fuhr während einer weiteren Viertelstunde mit dem Registriren des Hirnpulses fort. Das Volumen des Gehirns zeigt während dieses Zeitraumes, ab und zu, Schwankungen, die von den Athembewegungen unabhängig sind. Dieselben sind auf meiner Originaltafel mit einem Fragezeichen bezeichnet, indem ich sie auf keine nachweisbare äussere Veranlassung beziehen konnte. Sie mochten von inneren Ursachen, Träumen oder sonstigen mir unbekannt gebliebenen veranlassenden Momenten herrühren. Die Zeile 26 der Tafel VIII (weitere Fortsetzung derselben Abendsitzung, auf welche sich der Holzschnitt Fig. 25 bezieht) giebt ein Beispiel von solchen spontanen Undulationen der Hirncurve.

Unmittelbar nach dieser Zeile, und ohne

den Kymographioncylinder anzuhalten, schreibe ich die Zeile 27 nieder. Wo der ↓ steht, sage ich dem Bertino leise und aus der Nähe ins Ohr: „*Dormite, Bertino?*" (schlafen Sie?). Es erfolgt eine leichte Volumszunahme des Gehirns; aber der Mann rührt sich nicht und giebt in keiner Weise zu erkennen, dass er erwacht sei. Der Athem ist tief, die Exspiration von einem leichten Geräusch begleitet, wie sie es im Schlafe zu sein pflegt. Der Puls wird tricuspidal. In der nächstfolgenden Minute, Aufzeichnung 28, Zeichen ↓, wiederholte ich die nämliche Frage, ohne dass Bertino erwachte. Die Änderungen im Kreislaufe des Gehirns sind dieselben.

Eine Reihe weiterfolgender Aufzeichnungen gebe ich, der Raumersparniss halber, gar nicht wieder, und beschränke mich auf eine kurze Schilderung der hierbei wahrgenommenen Erscheinungen.

Es verstreicht noch eine Minute, worauf Bertino zwei tiefere Inspirationen macht. Das Hirnvolumen nimmt so sehr ab, dass ich gezwungen bin die Entspannungsklappe (Clarinette) zu lüften, um den Druck in der Registrirtrommel auf 0 zurückzuführen. Es erfolgt eine Entstellung der Pulscurve. — Während der weiteren 20 Secunden sind die Athemzüge wieder von normalem Typus und oberflächlich, worauf abermals eine tiefe Inspiration folgt. Die Pulswellen werden mehr catacrot und die Pulscurve niedriger.

Bald darauf bemerke ich eine leichte aber rasche Zunahme des Hirnvolumens: Bertino erwacht und öffnet die Augen. Es verfliessen 20 Secunden, während welcher die Pulscurve, wegen der Verschiebungen des Kopfes, unregelmässig sich gestaltet; sodann frage ich den Mann, ob er nicht schlafen könne. Er erwidert mir, er habe geträumt, und erzählt mir eine verworrene Geschichte, worin das Interessanteste der Umstand war, dass ihn sein Dorfpfarrer beim Namen gerufen hat. Bertino hatte also meine Stimme gehört, und hatte diese Wahrnehmung einen Traum hervorgerufen; oder richtiger hatte mein Ruf plötzlich in ein bereits früher aufgetauchtes und in Abwicklung begriffenes Traumgespinnst eingegriffen und wurde darin als die Stimme des Dorfpfarrers ausgelegt.

Kurz nachher, Aufzeichnung 29 Tafel VIII, nimmt die Pulshöhe, ohne mir bekannten Grund, ab. Um mich zu versichern, dass der Mann völlig erwacht sei, frage ich ihn, Aufzeichnung 30, an der Stelle wo der ↓ steht), wie viele Eier neun Dutzend ausmachen. Äusserst characteristisch fällt der darauf folgende stärkere Blutzudrang zum Gehirne aus, und entspricht derselbe den im vorigen Capitel mitgetheilten Beispielen. Die zweite Volumszunahme entspricht dem Zeitpunkte, wo mir Bertino antwortet: „hundert und acht". Gegen das Ende der Zeile macht sich vom Neuen eine starke Zunahme der Pulshöhe und des Hirnvolumens bemerkbar, die ich als Nachwirkung der Hirnanstrengung bei der plötzlich vorgenommenen geistigen Operation betrachten muss. — Eine zweite Multiplication, die der Mann später ausführte, bewirkte einen noch stärkeren primären Blutzudrang zum Gehirne, hatte aber keine nachträgliche Veränderung mehr zur Folge.

Um 10 Uhr, während ich die letzte Curvenzeile schreibe, macht Bertino spontan eine tiefe Inspiration, auf welche eine sehr erhebliche Senkung des Hirnvolumens folgt.

§. 20.

Chloralschlaf.

Am 29. September, um 8 Uhr 20 Minuten abends unternahm ich an Bertino noch eine Versuchsreihe über den Schlaf, welche die letzte sein sollte, da der Mann wenige Tage später plötzlich das Krankenhaus verliess, um sich zu seiner Familie zurückzubegeben.

Nachdem die Guttaperchaplatte an der Stirn befestigt worden ist, legt sich Bertino auf das Sopha nieder und beginne ich, wie bei den obigen Sitzungen, den Gehirnpuls zu registriren. Da die Wiedergabe sämmtlicher Aufzeichnungen, die in dieser ungefähr dreistündlichen Sitzung aufgenommen wurden und in meiner Originalsammlung vier grosse Blätter ausfüllen, ungebührlich viel Raum einnehmen würde, so lasse ich die der ersten Stunde aus und will nur in Worten das Vorstechendste erwähnen, was an diesen ausgelassenen Tafeln zu bemerken war.

Der Hirnpuls war im Anfange ziemlich klein und catacrot. Nach 10 Minuten Beobachtung wende ich mich an Dr. de Paoli und sage ihm, es sei besser, wir verabfolgen dem Bertino sofort das beruhigende Mittel (calmante), damit er besser schlafe. Obgleich Bertino im Voraus benachrichtigt worden war, dass er Chloralhydrat einnehmen sollte, schien er jedoch durch diese Worte etwas aufgeregt zu werden: denn bald danach nimmt das Hirnvolumen zu und werden die Pulsationen höher.

Während die weiter folgende Zeile abläuft, trinkt Bertino die wässerige Lösung von Chloralhydrat (mit Syrupzusatz) aus. Unmittelbar darauf wird der Puls kleiner. Es ist dies für den Hirnpuls eine Erscheinung, von der wir hier Act nehmen wollen, und bewährt sich dieselbe auch constant für den Vorderarmpuls, wenn was immer für ein Arzneimittel eingenommen wird. Die dabei erfolgende Gefässcontraction ist um so stärker, je unangenehmer der Geschmack der eingenommenen Arznei. Im vorliegenden Falle entging es uns nicht, dass der Kranke sehr ungern die Arznei zu sich nahm, wiewohl er kein Wort dazu sagte.

Nach 30 Minuten ist er noch nicht eingeschlafen. Um 9 Uhr scheint es mir, nach dem Charakter seiner Athembewegungen, dass der Schlaf schon eingetreten sei. Das Hirnvolumen zeigt Undulationen. Für einige derselben gelingt es mir nachzuweisen, dass sie auf manche tiefere Athembewegung folgen; für andere bleibt mir die Veranlassung unbekannt, und diese letzteren bezeichne ich daher mit dem Namen **spontane Schwankungen**. — In mehreren Punkten mache ich, um das Verhalten der Empfänglichkeit für äussere Eindrücke während des Schlafes zu prüfen, ein leichtes Geräusch, indem ich mit dem Interphalangealgelenk des Zeigefingers auf den Tisch klopfe: und jedesmal erfolgt unter solchen Umständen eine Volumszunahme des Gehirns und erleidet die Form des Pulses eine leichte Veränderung, gleich dem wie wir es an den früheren Beispielen gesehen haben. Bertino rührt sich dabei nicht, auch wenn ich ihn leise beim Namen rufe.

In Fig. 26 zeigt die Zeile 1 die Form des Hirnpulses während des Schlafes. In der Zeile 2, im Punkte *B*, rufe ich den Mann laut beim Namen. Er erwacht und bewegt Hände und Kopf. In diesem Falle fehlt, der Aufzeichnung zufolge, eine Volumszunahme des Hirns beim Übergange vom Schlafe zum Wachen; ja, es erfolgt vielmehr eine Verminderung des intracranialen Blutgehaltes. Einen Übelstand, dem ich bei diesen Versuchen in keiner Weise abzuhelfen vermochte, bilden die unwillkürlichen Bewegungen des Kopfes,

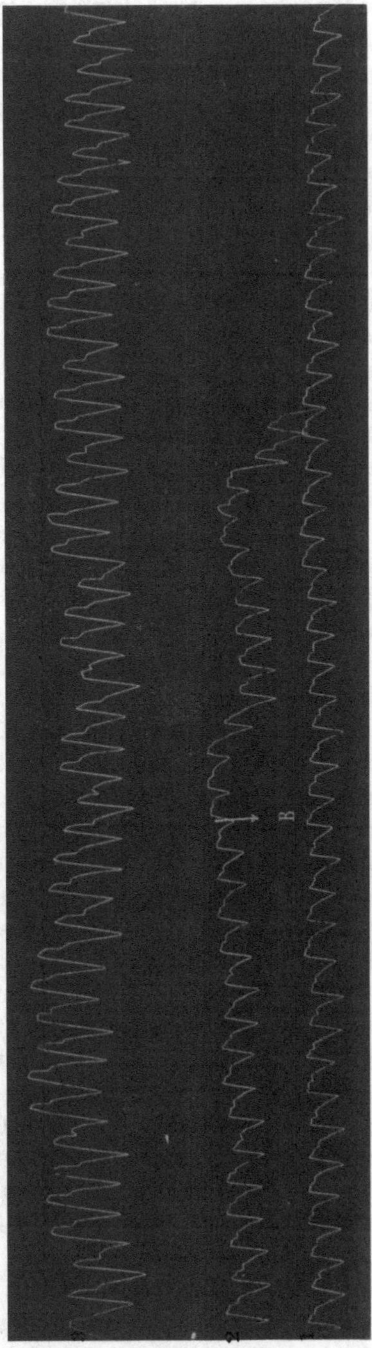

Fig. 26.

Zeile 1. Gehirnpuls während des Chloralschlafes. — Zeile 2. Dgl. — In *B* wird Bertino beim Namen gerufen. — Zeile 3. Gehirnpuls gleich nach dem Erwachen.

des Rumpfes und der Extremitäten im Augenblicke des Erwachens. Selbstverständlich ist es schwer, eine unter solchen Bedingungen erfolgte Senkung der Hirncurve gebührend zu beurtheilen, da sie unter dem Einflusse mehrerer und heterologer Einwirkungen zu Stande kommt. Wie dem auch sei, müssen wir die Thatsache festhalten, dass im vorliegenden Falle beim Erwachen eine Verminderung des Blutgehaltes der Hirnhemisphären stattfand. Ich werde später, bei Gelegenheit eines analogen Beispiels, auf diesen Gegenstand zurückkommen; fürs Erste bemerke ich nur, dass nach etwa 15 Secunden das Gehirn voluminöser wurde als zuvor, und dass während des Wachens die Pulsationen desselben zwei mal so hoch sind als während des Schlafes (s. die obere Curvenzeile 3 Fig. 26).

Nach Beendigung dieser Theilbeobachtung stehe ich auf, besichtige die erhaltenen Aufzeichnungen und fange darauf zwei neue Cylinder zu berussen an, wobei ich möglichst wenig Geräusch zu machen suche. Inzwischen ist Bertino wieder eingeschlafen. Etwa eine halbe Stunde hindurch schreibe ich ohne Unterbrechung den Hirnpuls. Die Curvenzeilen laufen sehr regelmässig ab (Zeile 31, Taf. IX); zeitweilig jedoch treten Undulationen auf, die von einer Frequenzabnahme der Herzschläge herzurühren scheinen (s. zweite Hälfte der Zeile 32 und erste Hälfte der Zeile 33 auf Taf. IX). Die ideelle Grundlinie der Curve sinkt gegen die Abscissenlinie und erleidet überhaupt die Gesammtcurve eine Senkung. Diese Volumsabnahme dürfte von einer tieferen Inspirationsbewegung herrühren, die mir entgangen sein wird. Wenigstens verhält es sich wirklich so in der Zeile 36 Taf. IX, welche etwa eine Viertelstunde später geschrieben wurde: ich bemerke, dass Bertino im Schlafe eine tiefere Inspiration macht; ich ritze sofort das Zeichen I über die Pulscurve ein, und bald darauf erfolgt eine Volumsabnahme des Gehirns und Frequenzverminderung der Herzschläge. Die Physiognomie dieser Schwankung ist der der Undulationen in den Zeilen 32 und 33 analog.

Doch ungeachtet dieser grossen Ähnlichkeit, wiederhole ich, fehlen mir die genügenden positiven Data, um die Schwankungen der letztgenannnten Zeilen auf dasselbe Causalmoment wie die der Zeile 36 zu beziehen. Die Vorsicht in der Auslegung scheint mir um so gebotener, als mir mehrmals derartige Variationen der Pulsfrequenz und des Hirnvolumens zu Zeiten vorgekommen sind, wo ich mit Sicherheit die vollkommene Regelmässigkeit der Athembewegungen festgestellt hatte. Öfters habe ich auch ganz ähnliche Abänderungen der Hirnpulscurven unter dem Einflusse äusserer Veranlassungen beobachtet. In der Zeile 34 huste ich im Punkte ↓ ganz leise auf. Die Volumszunahme des Gehirns ist kaum merklich. Ich halte den Cylinder nicht an, und berühre in der nächstfolgenden Minute, in *T* Zeile 35, ganz leicht ein Ohr des Bertino mit der Feder. Es erfolgt eine leichte Volumszunahme des Gehirns und Frequenzzunahme der Herzschläge, worauf eine Verminderung des Hirnvolumens und der Pulsfrequenz eintritt. Auf Grund dieser Beobachtung, sowie anderer ähnlicher, die ich der Kürze wegen unerwähnt lasse, halte ich es für wahrscheinlich, dass unter den Undulationen des Gehirns manche von der Energie und Häufigkeit der Herzschläge, und zwar unabhängig von den Athembewegungen, bestimmt werden.

Bertino erwacht nicht. Es folgt weiter ein normales Pulsbild, Zeile 37, worin keine Undulation bemerkt wird. In der nächstfolgenden Zeile 38, welche die letzte ist, ritze ich in das berusste Papier des Cylinders das Zeichen *S*. Sobald die Feder auf dieses Zeichen gekommen ist, rufe ich den Bertino beim Namen, und er erwacht sofort. Da ich nicht laut gerufen hatte und er die Augen sogleich öffnete, so ist wohl anzunehmen, dass sein Schlaf nicht mehr tief war. Die Curve geht herunter, also erfährt abermals das Gehirn beim Erwachen statt einer Zunahme eine Abnahme des Volumens. Auch hier freilich war sofort nach dem Erwachen eine Bewegung des Kopfes und Rumpfes erfolgt. Damit die Curve nicht bis auf die vorhergehende Zeile heruntergehe, lüfte ich die Entspannungsklappe (Clarinette) und führe auf solche Weise den Druck in der Registrirtrommel auf Null zurück. Kaum aber war das geschehen, so bemerke ich, dass das Gehirn wieder rasch anschwillt und ich muss abermals die Klappe lüften. Diese Manipulation, die ich bei all meinen Versuchen zu wiederholen gezwungen war, sobald nur der Bertino erwachte, macht es mir vor der Hand unmöglich, den Zeitpunkt genau zu bestimmen, wenn das Gehirn, nach Auflösen der primären Gefässcontraction, auf sein ursprüngliches Volumen zurückkehrte und um wie viel es dasselbe übertraf.

Indessen erhellt es aus diesen Beobachtungen aufs Bestimmteste, dass im ersten Augenblicke des Erwachens das Gehirn unter Umständen eine Volumsabnahme erfahren und also thatsächlich weniger Blut führen kann als während des Schlafes: und genügt dies vollkommen, die Unhaltbarkeit der Annahme darzuthun, als beruhe der Schlaf auf einer Ischämie des Gehirns.

VI.

Betrachtungen über das Wesen des Schlafes und der begleitenden Erscheinungen.

§. 21.

Wir haben im vorigen Capitel gesehen, dass beim Übergange vom Wachen zur tiefen Ruhe und von dieser zum Schlafe der Blutlauf im Gehirne successive Veränderungen erleidet. Jetzt wollen wir einen allgemeinen Rückblick auf die festgestellten Thatsachen werfen und sie wo möglich in Zusammenhang unter einander zu bringen suchen. Im Schlafe erfolgt in den Gliedmassen eine Erweiterung der Gefässe, die wir beim Menschen durch die plethysmographische Messung der Volumschwankungen des Vorderarmes haben verfolgen können. Die sodann unternommenen hydrosphygmographischen Beobachtungen über die Form des Pulses haben die entsprechende Erschlaffung der Gefässwände bestätigt. Jede äussere Erregung bewirkt eine Zusammenziehung der Vorderarmgefässe nebst consecutiver Steigerung des Blutdruckes, die einen vermehrten Blutzufluss zum Gehirne zur Folge hat. Wenn sich auch die Hirngefässe, wie dies beim plötzlichen Erwachen vorkommt, zusammenziehen, so bewirkt doch die allgemeine Zunahme des Blutdruckes gleichwohl eine Beschleunigung des Blutstromes in den Grosshirnhemisphären.

Die Frequenz der Herzschläge nimmt beim Übergange vom Wachen zum Schlafe etwas ab. Doch ist dies eine Erscheinung, die noch am wenigsten beim Blicke auf die Pulsbilder auffällt. Vergleicht man an den verschiedenen Pulsbildern die Zahl der Pulsationen in je 30 Secunden, so ergiebt sich im Durchschnitte für den Schlaf eine Frequenzabnahme um drei oder vier Schläge. Bezieht man jedoch die Frequenz auf eine kleinere Zeiteinheit, so kann das Ergebniss unbestimmt ausfallen, weil der Rhythmus der Herzbewegungen, wie wir das wiederholt bei unseren Beobachtungen wahrgenommen, während des Schlafes sehr erhebliche Schwankungen erleidet.

Dieselben Veränderungen, die in unserem Körper während des Wachens durch die geistige Thätigkeit hervorgebracht werden, wiederholen sich auch im Schlafe bei äusseren Einwirkungen auf unsere Sinnesorgane, wenn uns solche Eindrücke auch nicht aus dem Schlafe zu wecken vermögen.

Wir sahen, dass eine Stimme, ein Geräusch, eine Berührung, die Einwirkung des Lichtes, kurz ein beliebiger äusserer Sinneseindruck im

Stande ist, den Rhythmus der Athemzüge zu ändern, Contraction der Vorderarmgefässe, Vermehrung des Blutdruckes und verstärkten Blutzufluss zum Gehirne zu veranlassen und die Frequenz der Herzschläge zu erhöhen. Wenn wir in dem Augenblicke, wo wir diese functionellen Änderungen wahrnehmen, einen zweiten Eindruck einwirken lassen, der den Schlaf unterbricht und wir dann sofort das Beobachtungssubject über den Inhalt seines Bewusstseins befragen, so erhalten wir in der Mehrzahl der Fälle die Antwort, dass der Schlaf ganz tief gewesen und keine Erinnerung an die während desselben erhaltenen äusseren Eindrücke zurückgeblieben sei. Zuweilen jedoch gelangen die äusseren Eindrücke zur bewussten Wahrnehmung und rufen Traumbilder hervor oder werden in bereits sich abwickelnde Träume hineingezogen. In beiden Fällen aber fehlt die genaue Erkenntniss der wahrgenommenen äusseren Eindrücke und werden dieselben, indem sie als Traumbilder verarbeitet werden, so sehr entstellt, dass auch bei sofortigem Erwachen ihr wahrer Ursprung und ihre Bedeutung nicht mehr vom Subjecte erfasst werden können.

Von den durch unbewusste Vorgänge veranlassten Modificationen des Blutkreislaufes haben wir bisher nur zwei Arten in Betracht gezogen: diejenigen nämlich, die von äusseren Eindrücken herrühren, und andere, die auf stärkere Athembewegungen folgen. Nun aber ist mir bereits bei den ersten plethysmographischen Untersuchungen, die ich seit 1874 über das Verhalten des Blutkreislaufes im Schlafe angestellt, aufgefallen, dass es an den Gefässen des Vorderarmes Bewegungen giebt, die weder von ungewöhnlich starken Athemzügen, noch von irgend nachweisbaren äusseren Eindrücken abhängen und die ich als spontane bezeichnet habe.

Auf dem Wege der hydrosphygmographischen Beobachtung habe ich seither verfolgen können, wie sich im Schlafe, gleichzeitig mit der (schon früher mit Hülfe des Plethysmographen wahrgenommenen) Volumsänderungen des Vorderarmes, auch die Form des Pulses ändert: aber auch bei dieser Beobachtungsreihe, und trotz allen Vorkehrungen, kamen die spontanen Gefässbewegungen, deren Ursprung ich mir nicht zu erklären im Stande war, immer wieder zum Vorschein. Bei ausgeschlossenem Einflusse der äusseren Eindrücke und der Athembewegungen, konnte ihr Grund nur in inneren Vorgängen des Organismus gesucht werden.

Ich vermuthete anfänglich, dass diese regellosen Schwankungen der Circulation von Träumen, die während des Schlafes auftauchen, abhängen möchten. Ich versuchte die der Beobachtung unterworfenen Personen zu wecken, und es zeigte sich mitunter, dass sie in der That geträumt hatten. Doch in der Mehrzahl der Fälle erhielt ich keine auf einen Traum oder sonstige Wahrnehmung deutende Antwort, auch wenn der Schlaf in demselben Augenblicke unterbrochen wurde, wo die Gefässcontraction eingetreten war. Daher war in solchen Fällen die Gefässcontraction wohl nicht von bewussten psychischen Vorgängen abhängig. Doch ihr vielfach analoges Verhalten, wie in Fällen, wo sie nachweisbar mit solchen Vorgängen zusammenhing, macht es mir sehr wahrscheinlich, dass auch hier nicht nur cerebrale Vorgänge überhaupt, sondern geradezu psychisch-cerebrale Thätigkeiten, d. h. Erregungen der psychischen Centra, die aber unbewusst waren, als Ursache gewirkt haben.

Dass es sowohl im Schlafe als auch im Wachen unbewusste psychische Vorgänge gebe, ist seit langer Zeit in der Psychophysiologie anerkannt. Bei LOTZE (in WAGNER's Handw. der Physiol. III, 1) finden wir eine flüchtige Erwähnung solcher Vorgänge. Sehr klar spricht sich darüber CARPENTER aus. Unter den neuesten Schriftstellern finden wir folgenden Passus in MAUDSLEY's Physiologie des Geistes.[1]

„Wenn eine Vorstellung aus dem Bewusstsein schwindet, so ist es „nicht nothwendig, dass sie darin vollständig verschwinde; sie kann unter „dem Horizonte (unter der Schwelle) des Bewusstseins latent bleiben, indem „die Ströme der moleculären Bewegung nach und nach abnehmen, bevor „diese Bewegung gänzlich erlischt. Überdies kann dieselbe, indem sie unter „dem Horizonte des Bewusstseins thätig bleibt, eine Einwirkung auf die Be„wegung und auf andere Vorstellungen ausüben. Denn wenn wir einmal „finden, dass in unbewusster Weise derselbe Effect hervorgebracht wird, von „dem wir wissen, dass er bei vorhandenem Bewusstsein das Product einer „Vorstellung war, so schliessen wir mit Recht, dass ein gleiches ursächliches „Moment thätig gewesen sein muss, um so mehr als es zuweilen vor„kommt, dass wenn unser Bewusstsein plötzlich von seinen Operationen „abgelenkt oder von Etwas, was früher dessen Feld einnahm, abgeleitet „wird, wir die unbewusste Vorstellung auf frischer That erhaschen. Das „Bestehen einer gewissen Energie und Intensität im Kreise des Vor„stellens wird gewiss als die Bedingung des Bewusstseins erscheinen „müssen.“ Diese Lehre von der unbewussten Thätigkeit der Vorstellungscentra, die auf den ersten Blick unannehmbar scheint, als implicirte sie die Annahme einer verlorenen Arbeit, eines nutzlosen Verbrauches an Energie, wenn die Vorstellungsthätigkeit ohne Bewusstsein abläuft, diese Lehre sagen wir, hat den grossen Vortheil, dass sie viele psychologische Thatsachen erklärt, für welche bisher eine befriedigendere Deutung fehlte. — Diesen Gegenstand will ich nicht weiter verfolgen und werde nur hinzufügen, dass während sich meine Untersuchungen über den Schlaf im Sinne der MAUDSLEY'schen Auffassung deuten lassen, sie andererseits die

[1] MAUDSLEY: *The Physiology of mind.* London, 1876, p. 305.

Vermuthung berechtigen, dass es im Schlafe eine Periode so tiefer Ruhe der psychischen Centra gebe, dass dabei alle Vorstellungsthätigkeit, auch die unbewusste, völlig aufhöre. Einer solchen Periode würden diejenigen Theile der Pulsbilder entsprechen, wo die Pulscurven regelmässig und gleichförmig werden.

§. 22.

Das Studium der Änderungen, welche der Blutlauf im Gehirne und in den Extremitäten während des Schlafes erfährt, kann von dem der entsprechenden Änderungen des Respirationsgeschäftes nicht getrennt werden. Denn die einzelnen Theile unseres Körpers sind so eng mit einander verknüpft, dass eine Änderung in den Vorrichtungen eines derselben sofort Änderungen in den Functionen der anderen nach sich zieht. So haben wir oft an unseren graphischen Bildern des Schlafes gesehen, dass einer unwillkürlichen tiefen Inspiration eine Volumsverminderung des Gehirns und Vorderarmes entsprach und die Contraction der Gefässe die Form des Pulses dieser Organe änderte.

Fig. 27.

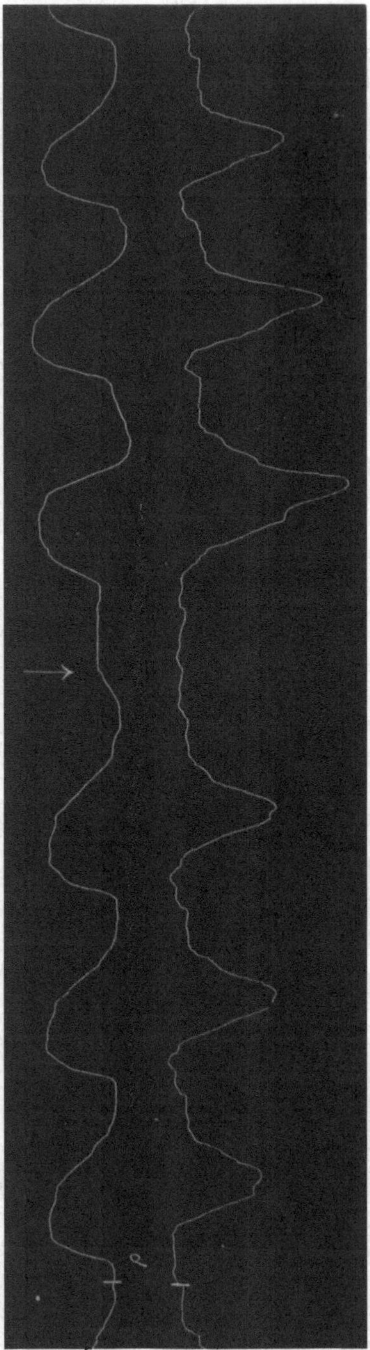

Athembewegungen während des Schlafes. *T* Curve der Brustathmung. *Ad* die der Bauchathmung, gleichzeitig geschrieben. Der Pfeil entspricht einem Geräusche, welches den Schlafenden nicht aufweckt.

NB. Die Thoraxcurve ist verkehrt d. h. sie sinkt während der Ausdehnung des Thorax und steigt bei dessen Niedersinken. Die Bauchcurve stellt dagegen die Excursionen der Bauchwand in geradem Bilde dar.

Fig. 28.

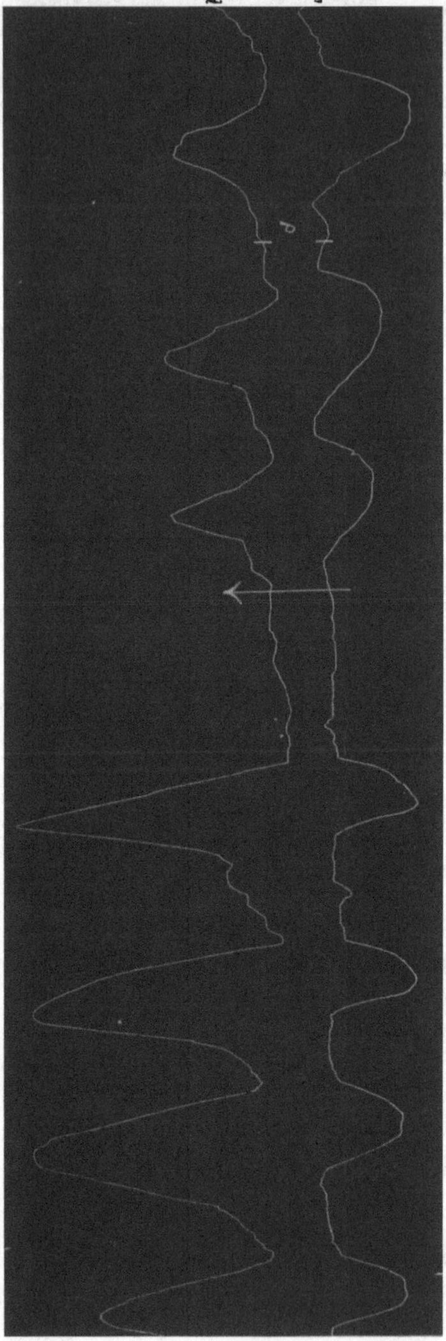

Veränderungen der Brust- und Bauchathmung (*T* und *Ad*) im Augenblicke ↓, wo der Schlafende geweckt wird.
NB. Die Thoraxcurve ist verkehrt d. h. sinkt während der Ausdehnung des Thorax und steigt bei dessen Niedersinken. Die Bauchcurve stellt dagegen die Excursionen in geradem Bilde dar.

Ein sehr interessantes Capitel in der Physiologie des Schlafes bilden die Änderungen des Rhythmus und der Form der Athembewegungen. Diesen Gegenstand habe ich bereits in einer früheren Arbeit [1] abgehandelt, und komme hier auf denselben nur zurück, um einige zum Verständniss der uns hier beschäftigenden Fragen nothwendige neue Beobachtungen hinzuzufügen.

Im Schlafe erleiden die Athembewegungen unbewusste Modificationen, denen analog, die wir bereits im Blutkreislaufe des Gehirns und des Vorderarms kennen gelernt haben. Beispielsweise führe ich hier einige diesbezügliche Aufzeichnungen auf. Die Athembewegungen des Brustkorbes

[1] Mosso: *Sul polso negativo e sui rapporti della respirazione addominale e toracica nell' uomo.* Torino, 1878. — Id: *Über die gegenseitigen Beziehungen der Bauch- und Brustathmung,* in Du Bois-Reymond's Archiv für Anatomie und Physiologie. 1878, S. 441

wurden mittelst des MAREY'schen Pneumographen aufgezeichnet; daher stellt Curve *T* ein verkehrtes Bild dieser Bewegungen dar: sie sinkt bei der inspiratorischen Hebung und steigt beider exspiratorischen Senkung des Thorax. Dagegen wurde die Bauchcurve *Ad* mittelst einer Trommel, deren Knopf auf die Haut in der Nähe des Nabels aufgesetzt war, erhalten, und stellt die Athembewegungen der Bauchwand in geradem Bilde dar: sie steigt bei der Hebung und sinkt bei der Senkung der Bauchwand.

Caudana ist in tiefen Schlaf versunken. Dem Zeichen ↓ Fig. 27 entsprechend, wo ich unwillkürlich aufhustete, ändert sich plötzlich die Athemfolge, obgleich sich Caudana sonst gar nicht gerührt hatte. Bei der Betrachtung der Athmungscurven bemerken wir, dass in der bereits begonnenen Exspirationsbewegung eine kurze Pause eintritt und die Exspirationscurve etwas stärker nach rechts geneigt ist als die vorhergehenden.

Es erfolgt darauf eine tiefere und raschere Inspiration als vorher; sodann giebt es gleichsam einen leisen Beginn von Exspirationsbewegung, auf welchen abermals eine stärkere Exspiration als die vorhergehenden folgt. Ein Blick auf die Curven genügt um sich zu überzeugen, dass die Athembewegungen des Thorax und der Bauchwand wirklich stärker geworden sind. Ich fahre noch etwa 20 Secunden hindurch mit der Registrirung der Athembewegungen fort, und rufe dann den Caudana beim Namen, Fig. 28 Zeichen ↓. Es erfolgt sofort eine Pause, und bald darauf tritt eine tiefe Veränderung der Athembewegungen ein. Einige Secunden nach der Verzeichnung der letzten Athemzüge der Fig. 28 öffnet Caudana die Augen. Ich frage ihn, ob er mich hat husten hören; er antwortet, er wisse nichts davon, er habe geschlafen und nicht geträumt. — Wollen wir diese Aufzeichnung noch einmal von vorne durchnehmen und aufmerksam betrachten, um die ganze Reihe der Umwandlungen zu überschauen, welche die Athembewegungen während des Schlafes erfahren haben, namentlich seit dem Gehörseindrucke, welchen Caudana, als ich ihn weniger als eine Minute nachher aufweckte, gar nicht gehört zu haben angiebt. — Wir versichern uns zunächst, dass die beiden Schreibfedern, wie dies der Orientirungsstrich *P* andeutet, genau in einer senkrechten Linie über einander standen. Das Erste, was uns hier auffällt, ist der vollkommene Mangel an Parallelismus zwischen den Athembewegungen des Brustkorbes und denen der Bauchwand. In dem Augenblicke nämlich, wo der Thorax die Exspirationsbewegung ausführt, steigt die weiche Bauchwand heran (s. z. B. Fig. 28, etwas rechts von *p*). Und wenn die inspiratorische Bewegung des Thorax beginnt, erfolgt umgekehrt eine gleichzeitige Senkung der weichen Bauchdecken. Diesen Mangel an Parallelismus zwischen den Athembewegungen des Thorax und der Bauchwand, der auf den ersten Blick paradoxal scheinen mag, habe ich bereits in meiner oben angeführten Abhandlung erklärt.[1] Der Grund dieser Erscheinung liegt darin, dass das Zwerchfell, nachdem es den Tag über und überhaupt während des Wachens unter allen Respirationsmuskeln am lebhaftesten thätig gewesen ist, während des Schlafes seine Thätigkeit vermindert. Während des Wachens hebt sich das Abdomen mit der Erweiterung des Brustkorbes, weil sich gleichzeitig mit der Contraction der Rippenheber das Zwerchfell senkt. Wenn aber aus irgend einem Grunde die inspiratorische Bewegung des Thorax die Oberhand gewinnt, oder die Zusammenziehung des Zwerchfells schwächer wird, so muss nothwendig bei der Erweiterung des Brustkorbes das Abdomen einsinken, weil dadurch in den Hypochondrien ein bedeutender Raum gewonnen wird, welchen die Baucheingeweide auszufüllen gezwungen sind (Hutchinson, nach einem Citat Ludwig's). Dass aber im Schlafe die inspiratorische Senkung der weichen Bauchdecken nicht eben auf verstärkter Erweiterung des Thorax, sondern eben auf geschwächter Thätigkeit des Zwerchfells beruht, entnehmen wir daraus, dass im Schlafe die Excursionen des Thorax keineswegs ergiebiger sind, die Gesammtexcursionen der Bauchdecken aber entschieden geringer erscheinen als im Wachen und überdies, wie meine anderweitigen Untersuchungen erwiesen haben,[1] die bei jeder Inspiration aufgenommene Luftmenge bedeutend vermindert ist.[2] Doch im Laufe der Inspiration erwacht die Thätigkeit des Zwerchfells wieder. Wir können nicht annehmen, dass die Contraction ihn weit über seine Ruhestellung hinaus zu bringen vermöge; denn in der nachfolgenden Exspiration verbleibt das Abdomen unbeweglich, und zuweilen, wie in der zweiten Aufzeichnung zu sehen, wird es gar, anstatt einzusinken, leicht durch den bei der Brust-Exspiration entstehenden positiven Druck in die Höhe getrieben.

Diese Thatsachen beweisen, dass während des Schlafes die Brustathmung die Oberhand gewinnt und das Zwerchfell so sehr an Energie

---

[1] Mosso: *Über die gegenseitigen Beziehungen der Bauch- und Brustathmung*, in Du Bois-Reymond's Archiv für Physiologie. 1878, S. 461. §. 10.

[2] In meiner eben angeführten Abhandlung hatte der Übersetzer, Dr Baron Ungern-Sternberg die Meinung ausgesprochen, dass auch inspiratorische Senkungen des Thorax möglich seien, und zwar jedesmal vorkommen müssen, wenn die Contraction des Zwerchfelles einen stärkeren Einfluss auf den Stand des Thorax ausübt als die Rippenheber. Er bittet mich, hier zu erwähnen, dass er gegenwärtig jene Annahme für unrichtig hält, insofern, wenigstens unter physiologischen Bedingungen, das Zwerchfell den Stand des Thorax überhaupt nicht zu beeinflussen vermag.

einbüsst, dass es beinahe wie eine träge Membran den Athembewegungen des Brustkastens folgt.

Sobald ein Geräusch zu Stande kommt, so ändert sich sofort und ohne jegliche Betheiligung des Willens und des Bewusstseins der Rhythmus und die Kraft der Zwerchfellathmung, welche thätiger wird. Die Modificationen der Zwerchfellthätigkeit werden viel deutlicher in der zweiten Aufzeichnung, wo ich den Caudana beim Namen rufe. In dem Augenblicke, wo ich den Namen Agostino ausspreche, steht sofort die Athembewegung still und darauf erfolgt wie früher eine tiefere Exspiration.

Das Zwerchfell tritt aus seiner Unthätigkeit heraus und fängt wieder an sich im Einklange mit den Thoraxhebern zu contrahiren. Wir sehen in der That, dass die Bauch- und Thoraxcurven auf beiden Respirationsphasen genauer als früher unter einander übereinstimmen und die Exspiration gleichzeitig am Thorax und am Abdomen erfolgt. Die geringe Abweichung, die noch zwischen dem Beginne der Brust- und Bauch-Inspiration besteht, verschwindet in der Aufzeichnung Fig. 28, sobald Caudana Zeit hatte vollkommen zu erwachen. — Ein Umstand, der bei der Betrachtung dieser Aufzeichnungen in die Augen fällt, ist die bedeutende Modification, die sie beim Uebergange vom Schlafe zum Wachen erfahren. Die im Schlafe fast exclusiv thoracische Respiration hat sich im Wachen in eine fast rein diaphragmatische verwandelt.

Diese Erscheinung, die ich mit dem Namen Alternation der Athembewegungen, des Zwerchfelles und des Brustkorbes belegt habe, soll uns bald zu anderweitigen Betrachtungen über das Wesen des Schlafes dienen: vor der Hand halten wir die Thatsache fest, dass äussere Eindrücke sehr erheblich die Respiration zu ändern im Stande sind, ohne dass dabei der Schlaf unterbrochen werde, und dass im Schlafe eine Reihe unbewusster Eindrücke aufgenommen werden, welche sehr erheblich die Functionen des Organismus ändern können, ohne eine Spur im Gedächtnisse zu hinterlassen.

§. 23.

Diese ohne unser Wissen erfolgenden Veränderungen bilden eine der wunderbarsten Einrichtungen, die wir unter den Vollkommenheiten unserer Organisation beobachten können. Während der Unterbrechung des Bewusstseins bleibt unser Körper nicht hülflos den Einwirkungen der Aussenwelt preisgegeben, oder in der Gefahr belassen, Beute seiner Feinde zu werden. Auch im Schlafe überwacht ein Theil der Nervencentra die Einwirkungen der Aussenwelt und bereitet bei Zeiten die materiellen Bedingungen für das Erwachen des Bewusstseins vor. Werfen wir einen

Rückblick auf die unbewussten Vorgänge, die wir im Schlafe unter äusseren Einwirkungen sich abrollen sahen, so wird es uns evident, dass sie sämmtlich einem Endresultate entsprechend coordinirt sind: sie treffen sämmtlich in dem Endergebnisse zusammen, dass der Blutkreislauf im Gehirne befördert und dadurch die Möglichkeit geboten wird, dass im Falle der Gefahr das Organ zur vollen Thätigkeit erwache.

Ich glaube mich von der Wahrheit nicht zu entfernen, wenn ich behaupte, dass die Gesammtheit der während des Schlafes zu beobachtenden Reflexbewegungen für den Organismus einen wirklichen Vertheidigungsapparat bildet. Da wir uns hier auf einem wenig erforschten Gebiete der Physiologie befinden, so sei es mir erlaubt, an dem Leitfaden der modernen Lehren auf den Ursprung dieser Abwechslung von Ruhe und Thätigkeit der Nervencentra, welche den Schlaf und das Wachen ausmacht, zurückzugreifen.

Spencer bemerkt mit Recht in seinen Anfangsgründen der Physiologie:[1] „dass wenn das Leben eintönig und die cosmischen „Bedingungen derart wären, dass Wirkungen jedweder Art gleich gut „zu jeder beliebigen Zeit ausgeübt werden könnten, der Wiederersatz „und der Verbrauch in allen Organen, incl. den Nervencentren, in ungefähr gleicher Weise von Statten gehen würde. Indessen bringt die „Abwechslung von Tag und Nacht eine Abwechslung grösserer und geringerer Leistungsfähigkeit mit sich, deren Wirkung in den an jenen „Wechsel sich anpassenden Organismen durch eine Aufeinanderfolge von „Erschöpfung und Erholung sich kundgiebt. Diese Anpassung kommt „dadurch zu Stande, dass die anpassungsfähigeren Individuen die weniger „fähigen überleben. Ein Thier, welches so beschaffen wäre, dass sich bei „ihm alleweil, im Laufe der vierundzwanzig Stunden, Verbrauch und Ersatz das Gleichgewicht hielten, würde unter sonst gleichen Umständen „von einem Feinde oder Nebenbuhler besiegt werden, welcher zwar in den „Nachtstunden, die er zurückgezogen zubringt, nur einer geringeren Kraftäusserung fähig, dafür aber unter dem begünstigenden Einflusse des „hellen Tages eine grössere Energie zu entfalten im Stande wäre. So „musste sich nothwendigerweise jene rhythmische Abwechselung der „Nerventhätigkeit einstellen, die wir Schlaf und Wachen nennen".

Nun wissen wir aus eigener Erfahrung, dass der Schlaf um so erquickender wirkt, je tiefer er ist, und das umgekehrt die Unruhe des Gemüths einen erquicklichen Schlaf verhindert.

Treten wir den Ansichten Spencer's über den Ursprung des Schlafes bei, so müssen wir schliessen, dass das Ideal eines Organismus, der den

---

[1] Spencer: *Principes de psychologie.* Paris, 1875. T. 1, p. 86.

grösstmöglichen Nutzen von seinen Kräften zieht, um so vollkommener verwirklicht sein wird, je rascher sich ein Thier während der Nacht zu neuer Leistung erholt, indem es sich ohne alle Besorgniss einem tiefen Schlafe hingiebt.

In unserem Organismus finden wir diese Bedingungen auf eine wunderbar einfache Weise verwirklicht.

Nach den Anstrengungen des Tages sucht der Mensch eine Ruhestätte auf und schläft ein. Die Muskeln der Extremitäten, des Rumpfes und des Halses erschlaffen vollständig. Die Lider senken sich und bedecken das Auge. Die Athemfolge ändert sich, und während die Respiration im Wachen überwiegend diaphragmatisch war, wird sie im Schlafe fast ausschliesslich thoracisch. Die Erschlaffung des Zwerchfells kann so bedeutend werden, dass dieser Muskel ganz unthätig scheint. Die Verbrennungsprocesse im Organismus sind so sehr verlangsamt, dass statt der sieben Litres Luft pro Minute, die während des Wachens eingeathmet wurden, jetzt nur ein Liter in der Minute aufgenommen wird. Auch die Energie und Frequenz der Herzschläge ist vermindert; die Gefässe erweitern sich, der Blutdruck nimmt ab und die Temperatur des Körpers sinkt um ein Bedeutendes.

Doch während dieses tiefen Schlafzustandes fährt ein ganzes System von Nervenfasern und Ganglienzellen zu fungiren fort und überwacht die Einwirkungen der Aussenwelt. Es genügt ein Laut, ein fernes Geräusch, ein Lichtstrahl, der durch die Augenlider dringt, eine leise Berührung oder eine beliebige äussere Einwirkung, damit die Athmung sich sofort bethätige, die Gefässe der extracephalischen Organe sich contrahiren, die Herzschläge kräftiger und frequenter werden, der Blutdruck steige und das Blut in reichlicherem Maasse dem Gehirne zuströme. — Indem sich die stofflichen Bedingungen des Bewusstseins in dieser Weise herstellen, ist es begreiflich, dass beim Kampfe um das Dasein der Organismus sich um so leichter den schädlichen Einflüssen der Aussenwelt wird entziehen können, je vollständiger und vollkommener jene unbewusste Überwachung der äusseren Einwirkungen ausgeübt wird, und je rascher daher die psychischen Centra von der tiefen Ruhe zur vollen Thätigkeit übergehen können, bevor die Gefahr zu nahe und der Schaden unvermeidlich geworden ist.

VII.

Über die Schwankungen der Hirncurven,

welche von den Bewegungen der Gefässe und des Herzens abhängen.

§. 24.

Ausser den Pulsationen, die von den Zusammenziehungen des Herzens herrühren, und den Oscillationen, die von den Athembewegungen bestimmt werden, giebt es an den Hirncurven Hebungen und Senkungen, die im Allgemeinen beträchtlicher sind als die vorigen und die ich Undulationen benannt habe.[1] Unter diesem generischen Namen habe ich eine ganze Schaar von Volumsvariationen des Gehirnes begriffen, welche von mehrfachen, unter einander ganz heterologen Ursachen abhängig sind.

Wie sehr es mir auch daran gelegen wäre, die Undulationen je nach den ihnen zu Grunde liegenden Causalmomenten, in verschiedene Gruppen zu sondern, so gelang es mir doch nur für eine relativ kleine Reihe derselben den Ursprung festzustellen. Alle übrigen Undulationen, über deren Ursache ich nicht ins Klare zu kommen vermochte, habe ich (wie man im vorigen Capitel sah) unter der allgemeinen Bezeichnung „spontane Bewegungen der Gefässe“ zusammengefasst. Selbstverständlich gebrauche ich das Beiwort „spontan“ im engsten physiologischen Sinne, und meine darunter, wie ich es schon anderwärts hervorgehoben, dass uns bis auf den heutigen Tag die materielle Ursache des Phänomens, deren Existenz nothwendigerweise vorauszusetzen ist, unbekannt bleibt. — Es bleibt zu wünschen übrig, dass diese Gruppe nach und nach verschwinde und einer naturgemässeren Classification Platz mache.

Die wellenförmigen Schwankungen des Blutdruckes, die zuerst von Traube an Hunden und an Katzen beobachtet und später von Hering und Schiff eingehender studirt worden sind, stellen nur eine specielle Unterart der hier zu besprechenden Erscheinung dar. Die spontanen Bewegungen der Gefässe können, wenn sie auf eine einzelne Körperprovinz beschränkt sind, in der plethysmographischen i. e. in der Volumscurve derselben deutliche Schwankungen erzeugen, auch wenn der Blutdruck in den grossen Arterienstämmen unverändert bleibt und folg-

---

[1] Mosso: *Sopra un nuovo metodo per scrivere i movimenti dei vasi sanguigni nell' uomo.* R. Accad. delle scienze di Torino. Vol. XI. 1875.

lich die sogenannten „wellenförmigen Schwankungen des Blutdruckes“ fehlen. Der Grund der möglichen Innongruenz beider Erscheinungen wird begreiflich, wenn man bedenkt, dass die plethysmographischen Schwankungen öfters eine rein locale Erscheinung sind, während die Schwankungen des Blutdruckes meist eine allgemeine Erscheinung darstellen, deren Folgen sich auf den ganzen Kreislauf erstrecken. Im nächsten Capitel werden wir gewisse an Kaninchen leicht anzustellende Beobachtungen aufführen, welche beweisen, dass die Gefässe sich in einem bestimmten Körpergebiete erweitern und plethysmographische Schwankungen erzeugen können, ohne dass der Blutdruck in den grossen Gefässstämmen eine Veränderung erleide: es genügt dazu, dass gleichzeitig in einer anderen Körperprovinz die Gefässe eine Zusammenziehung erfahren, durch deren Einfluss die Druckverminderung, die sonst hätte eintreten müssen, compensirt und aufgehoben würde.

Wenn die plethysmographischen Schwankungen genau denen des Blutdruckes entsprechen, so dass die Volumsverminderung eines Organs von einer Zunahme des Blutdruckes begleitet ist und umgekehrt, dann darf man annehmen, dass die Contraction der Gefässe die Ursache der Drucksteigerung, die Erweiterung der Gefässe die Ursache der Druckabnahme in den grossen Gefässstämmen abgebe. Bei unseren Untersuchungen haben wir aber auch das Vorkommen einer entgegengesetzten Combination bestätigt, d. h. einer Druckvermehrung in den grossen zuführenden Arterienstämmen bei Volumszunahme des betreffenden Organs (resp. Druckabnahme bei Volumsverminderung).

In solchen Fällen hat man es mit einer passiven Volumsänderung des Organs zu thun, indem dieselbe durch den in einer Steigerung (oder Abnahme) des Blutdruckes begründeten verstärkten (resp. geschwächten) Blutzufluss herbeigeführt wird. Ein derartiges Verhalten wird z. B. am Gehirn bei verstärkter Vorstellungsthätigkeit und bei Gemüthsbewegungen beobachtet, wo man das Ansteigen der plethysmographischen Hirncurve mit einem Sinken der plethysmographischen Curve des Vorderarmes zusammentreffen sieht. Da hier die spastische Ischämie der Extremitäten als peripherische Ursache der allgemeinen Drucksteigerung im Gefässsystem und der Volumszunahme des Gehirns fungirt, so haben wir hier im Gehirn eine Volumsschwankung vor uns, die wir der Kürze wegen passiv nennen können.

Wir werden später beim Kaninchen einen scheinbar analogen, in Wirklichkeit aber wesentlich verschiedenen Fall kennen lernen: nämlich eine Verminderung des Blutdruckes bei Verengerung der äusseren Ohrgefässe (also nothwendigerweise auch Volumsabnahme des äusseren Ohres). Der Fall wäre mit dem ebenbesprochenen identisch, wenn sich die Gefässverengerung als Folge der Druckabnahme und des dem entsprechenden geringeren Blutzudranges zu den Ohrgefässen betrachten liesse. Indessen nöthigt uns die directe Beobachtung des Vorganges an diesen Gefässen die Annahme auf, dass es sich hier keineswegs um eine passive, secundäre Contraction, um eine Anpassung an den spärlichen Blutzufluss, sondern um eine active, primäre Zusammenziehung handelt. Und ist dem so, so fragt es sich, wesshalb hier die locale Ischämie des äusseren Ohres nicht (wie im obigen Falle die der Extremitäten) zu einer Druckvermehrung im Gefässsysteme Veranlassung gebe, sondern umgekehrt mit einer Druckverminderung einhergehe. Da in diesen Versuchen die Energie und Frequenz der Herzschläge unverändert blieb, so müssen wir annehmen, dass die Verengerung der Gefässe an und für sich nicht genügte, um den allgemeinen Blutdruck zu erhöhen, während gleichzeitig in anderen Körpertheilen eine Gefässerweiterung vorlag, welche den Einfluss der Ischämie des Ohres nicht nur aufhob, sondern überwog und daher eine Verminderung des allgemeinen Blutdruckes bewirkte.

Jedenfalls beweisen unsere Versuche das Irrthümliche der Annahme v. Basch's, welcher[1] das Anschwellen des Armes auf ein Steigen, das Abschwellen desselben auf ein Sinken des Aortendrucks bezieht.

Diejenigen plethysmographischen Schwankungen des Gehirns, die wir passiv nennen (die also von der Zu- oder Abnahme des Blutdruckes ohne active Betheiligung der eigenen Gefässe des genannten Organes abhängen), unterscheiden sich von den activen durch die verschiedene Form, welche die Contraction oder Erschlaffung der Gefässwände den einzelnen Pulsationen des Gehirnes mittheilen.

Fig. 29.

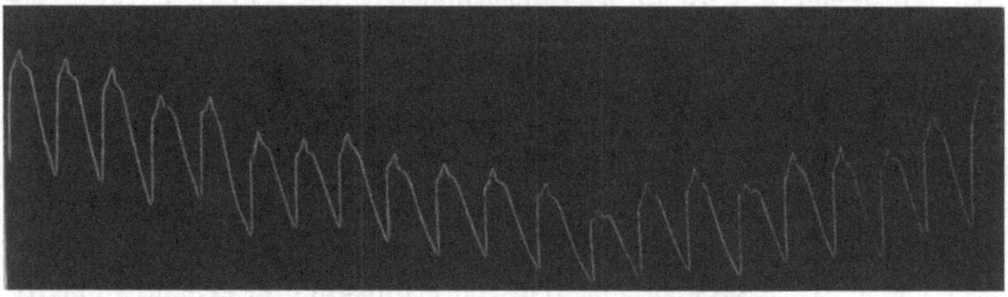

Passive plethysmographische Undulation des Gehirnes.

Folgende Aufzeichnungen mögen genügen, ein Beispiel von dieser Verschiedenheit zu geben.

Der Hirnpuls des Bertino war von entschieden tricuspidaler Form.

[1] v. Basch: *Die volumetrische Bestimmung des Blutdruckes im Menschen.* Medicin. Jahrbücher. 1876, IV. S. 12.

Plötzlich und ohne nachweisbare Veranlassung tritt eine Senkung der Curve ein, Fig. 29. Die einzelnen Pulsationen steigen gegen die Abscissenlinie herunter und werden kleiner; aber ihre Form bleibt unverändert. Das Registriren dauert unausgesetzt fort. In der Aufzeichnung, die ich hier nicht wiedergebe, erscheinen leichte respiratorische Oscillationen, und sodann erfolgt (Fig. 30) eine abermalige Senkung, die sich

Fig. 30.

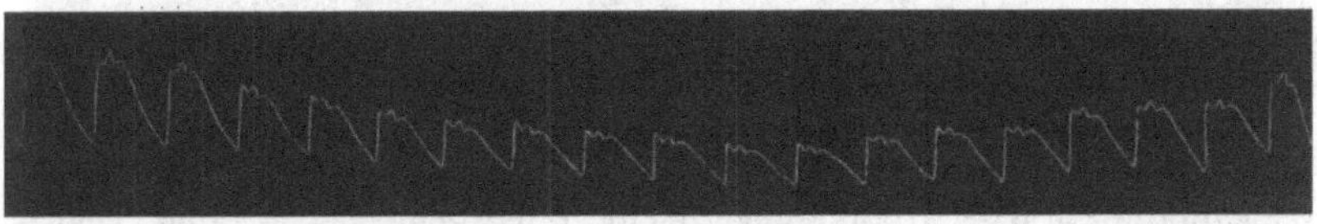

Eine durch Contraction der Hirngefässe bedingte plethysmographische Undulation des Gehirnes.

von der früheren durch eine durchgreifende Formveränderung der Pulsationen unterscheidet: während diese vorher anacrot waren, werden sie jetzt catacrot. Diese Veränderung ist um so beachtenswerther, als die Volumsverminderung des Gehirns diess Mal viel geringer ist als die vorherige, bei welcher die Form der Pulsationen fast keine Veränderung erfahren hatte.

Die bisher mitgetheilten Beobachtungen sowohl als andere Thatsachen, die wir in der Folge besprechen sollen, nöthigen uns zu der Annahme, dass es in der Fig. 30 eine primäre Contraction der Gefässe gab, während wir in der Fig. 29 zunächst eine Verminderung des Blutdruckes und sodann eine secundäre Zusammenziehung der Gefässe annehmen müssen.

Unter die passiven plethysmographischen Schwankungen rechnen wir auch diejenigen, welche von einer Änderung des venösen Blutabflusses abhängen. Offenbar kann ein Organ an Volumen zu- oder abnehmen, wenn der arterielle Blutzufluss steigt oder sinkt, während der venöse Abfluss derselbe bleibt. Aber es kann das Volumen auch dann zu- oder abnehmen, wenn bei gleichbleibendem Zuflusse aus den Arterien der Abfluss durch die Venen vermindert oder vermehrt wird. Betrachten wir nun die Aufzeichnungen des Hirnpulses, so sehen wir, dass hier öfters Variationen im unteren Theile der Pulswellen, gegen die Abscissenlinie hin, vorkommen. Während vorhin unsere Aufmerksamkeit vornehmlich durch den Scheiteltheil der einzelnen Pulswellen in Anspruch genommen war, müssen wir sie jetzt auf den Basaltheil derselben richten.

In der Aufzeichnung Fig. 31 die am kleinen Thron genommen worden ist, sehen wir in der That, dass anfangs die Pulsationen allmählich kleiner werden, obgleich eine leichte Volumszunahme des Gehirns stattfindet; und dass sie später an Höhe wachsen, während das Gehirnvolumen eine leichte Verminderung erfährt. In der Fortsetzung dieser Aufzeichnung

Fig. 31.

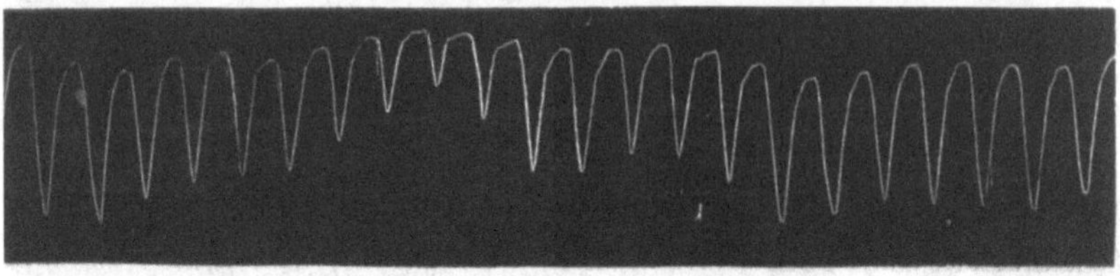

Plethysmographische Undulation des Gehirnes, bedingt durch eine Variation des Blutabflusses.

erfolgen die stärksten Undulationen nicht in der gebrochenen Linie, welche die Scheitel der Pulswellen verbindet, sondern in der unteren, die Basen der Wellen verbindenden Linie. Um diese Erscheinung zu erklären, müssen wir nothwendig annehmen, dass die erste Undulation sowohl als die nachfolgenden durch eine Verminderung des venösen Abflusses veranlasst worden sind.

Bei den Untersuchungen, die ich über die plethysmographischen Schwankungen angestellt, habe ich ganz gleiche Ergebnisse gewonnen, wie Mayer[1] bei den seinigen über die Schwankungen des Blutdruckes. Daher darf auch ich den Schluss ziehen, „dass es keine „Beziehung giebt zwischen dem Rhythmus der Innervation für die Athem„bewegungen und dem der Innervation für die Blutgefässe.“ — Ich führe sofort ein Beispiel auf, welches die Richtigkeit dieses Satzes für den Menschen darthut.

Fig. 32.

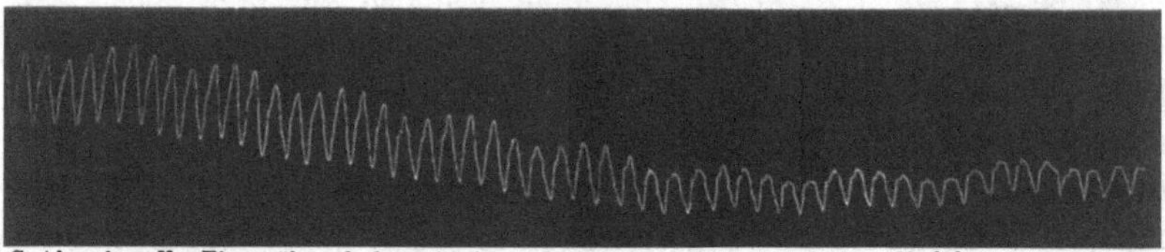

Catherina X. Eine während des Schlafes aufgetretene plethysmographische Undulation des Gehirns.

Fig. 32 zeigt eine bei Catharina X. während des Schlafes zu Stande gekommene tiefe Undulation des Gehirns, welcher keine nachweisbare äussere Einwirkung entspricht und die auch nicht von den Athembe-

[1] S. Maier: *Studien zur Physiologie des Herzens u. der Blutgefässe.* Sitzungsberichte der Wiener Academie. 1877. S. 296.

wegungen abhängt, durch welche vielmehr jene kleineren Oscillationen bestimmt werden, die ebenfalls in vorliegender Figur zu erkennen sind. — Ähnlicher Weise sind auch in Tafel V Aufzeichnung 15 und 16, unabhängig von einander, grössere Undulationen aus unbekannter Ursache und kleinere, durch die Athembewegungen bedingte Oscillationen zu sehen.

Es liegt hier eine Erscheinung vor, welche weder mit der Innervation noch mit den Bewegungen des Respirationsapparates in irgend einer Beziehung steht (TRAUBE und HERING); eine Erscheinung, die zu Stande kommt, ohne dass man eine Abhängigkeit derselben von einer, durch Anhäufung von Kohlensäure oder Mangel an Kohlenstoff bedingten Venosität des arteriellen Blutes (CYON, HERING) statuiren dürfte. Es ist eine durchaus normale Erscheinung für uns, die wir sie als eine Änderung der Elasticität der Gefässwände auffassen, weil wir keine entsprechende Modification im Pulse des Vorderarmes wahrnehmen.

Den spontanen Undulationen der Hirngefässe kommt kein constanter Rhythmus zu, und es kann die Hirncurve, da an ihr auch die respiratorischen Schwankungen fehlen können, öfters lange Zeit hindurch horizontal bleiben, ohne andere Elevationen als die des Pulses zu zeigen, und zwar auch dann, wenn am Vorderarme die respiratorischen Oscillationen sichtbar sind.

Schon an einem anderen Orte habe ich bemerkt, dass wenn es gilt, die Formänderungen des Hirnpulses und die Volumänderungen des Gehirns, die von einer allgemeinen Ursache abhängen, von denen zu unterscheiden, die rein local und dem Hirne eigen sind, das geeignete Verfahren darin zu bestehen hat, dass man gleichzeitig den Puls des Gehirns und den eines anderen Körpertheils, z. B. des Vorderarmes, registrire. Da wir oftmals gesehen haben, dass die Schwankungen des Gehirns und die des Vorderarms einander nicht entsprechen, so sind wir zu dem Schlusse berechtigt, dass sie von einander unabhängig seien.

§. 25.

Die oben beschriebenen, am Menschen angestellten Beobachtungen haben also dargethan, dass die Undulationen der plethysmographischen Curven nicht von den Athembewegungen abhängen, und dass sie sich an zwei gleichzeitig beobachteten Körpertheilen nicht immer unter einander entsprechen.

Schon eine flüchtige Betrachtung der obigen Aufzeichnungen genügt, um sich zu überzeugen, dass die Undulationen nicht von einer Änderung der Frequenz der Herzschläge abhängen.

Von Interesse ist der Umstand, dass die Undulationen des Blutdruckes zuweilen unverändert auf einander folgen, trotzdem die Herzbewegungen sehr erhebliche Änderungen erfahren. Hier eins von den vielen Beispielen, die ich hierfür anführen könnte.

Fig. 33.

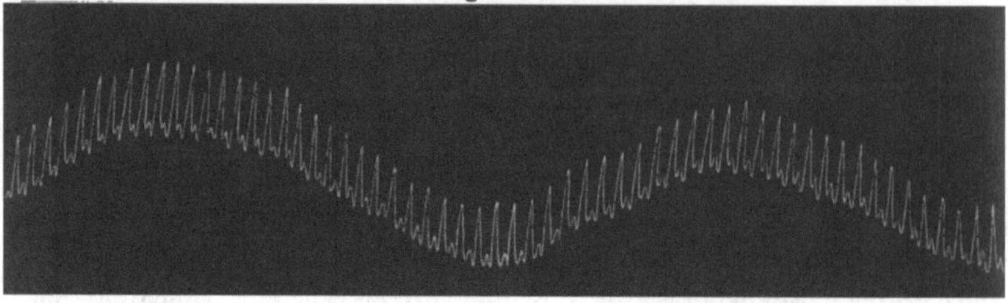

Undulationen des Blutdruckes in der Arteria carotis eines Hundes.

Ich schreibe den Carotispuls von einem Hunde und bediene mich hierzu einer mit kohlensaurer Natronlösung angefüllten Hebeltrommel. Es zeigen sich starke Undulationen. Fig. 33. Die von den Athembewegungen durchaus unabhängig sind. Die Form des Pulses ändert sich während dieser tiefen Undulationen, die von einer Schwankung des Blutdruckes abhängen, nicht sichtlich, während wir in Fig. 30 gesehen haben, dass viel kleinere aber auf Gefässcontraction beruhende Undulationen mit einer sehr auffälligen Änderung der Pulsform verbunden waren. — Um den Einfluss der Verlangsamung der Herzschläge auf die Undulationen zu sehen, lege ich auf einer Seite den Vagus bloss, fasse ihn mit einer Pincette und bereite Alles zu seiner Reizung mittelst des Inductionsstromes vor. Bevor ich aber diesen einleite, applicire ich wieder den pulsmessenden Apparat und warte ab, bis die Respiration wieder ruhig und normal geworden ist. Die Undulationen dauern fort (Fig. 34). Im Zeitpunkte *A* reize ich zum ersten Male und zwar während weniger Secunden den Vagus. Die Herzschläge werden sofort langsamer und es erfolgen 4 oder 5 langsamere und stärkere Pulsationen. Denkt man sich eine die Gipfel aller Pulswellen verbindende und eine andere durch die dicrotischen Elevationen derselben gezogene Linie, so sieht man, dass diese beiden Curven ziemlich regelmässig anzusteigen fortfahren, obgleich die Frequenz der Herzschläge viel geringer geworden ist. Es scheint sich eine gegenseitige Compensation zwischen der Ausgiebigkeit und der Frequenz der Herzcontractionen einzustellen. Der mittlere Werth des Blutdruckes nimmt nicht um Vieles ab, weil das Herz, Dank der viel ausgiebigeren Diastole und grösseren Energie seiner Contractionen und trotz der geringeren Frequenz derselben, in der Zeiteinheit eine fast gleiche Menge Blut in die Gefässe schleudert.

Im Punkte *B*, während die Curve im Begriffe ist herunterzusteigen, reize ich zum zweiten Male aber nur augenblicklich den Vagus. Die Contractionen werden sofort langsamer, während die Undulation der Curve fast unverändert fortläuft.

§. 26.

Bisher haben wir die Änderungen, denen der Blutlauf im Gehirne unterworfen ist, nur im Verhältnisse zur Thätigkeit der Blutgefässe in Betracht gezogen. Jetzt bleiben uns noch jene Schwankungen der Hirncurven zu betrachten, die vom Herzen abhängen.

Im vorigen Capitel (über den Blutkreislauf während der Geistesthätigkeit und im Schlafe) haben wir nur flüchtig die Thätigkeit des Herzens berührt, um den Gegenstand unserer Betrachtungen zu vereinfachen und die als Factoren in diesem höchst verwickelten Processe fungirenden Erscheinungen isolirt abzuhandeln. Indessen giebt es eine constante Wechselwirkung zwischen den Functionen des Herzens und denen der Gefässe, und wenn wir die im Wachen und im Schlafe genommenen Aufzeichnungen vergleichend durchmustern, so werden wir diese Wechselbeziehung immer mehr oder weniger ausgesprochen wieder erkennen. Von den zahlreichen Beispielen, die ich in dieser Hinsicht aufführen könnte, wähle ich nur einige, die auf Taf. IX nachzusehen sind.

In der zweiten Hälfte der Zeile 32 und der ersten Hälfte der darauf folgenden Zeile bemerkt man eine Senkung des Hirnvolumens, die höchstwahrscheinlich von der Frequenzabnahme der Herzschläge abhängen dürfte, während mir

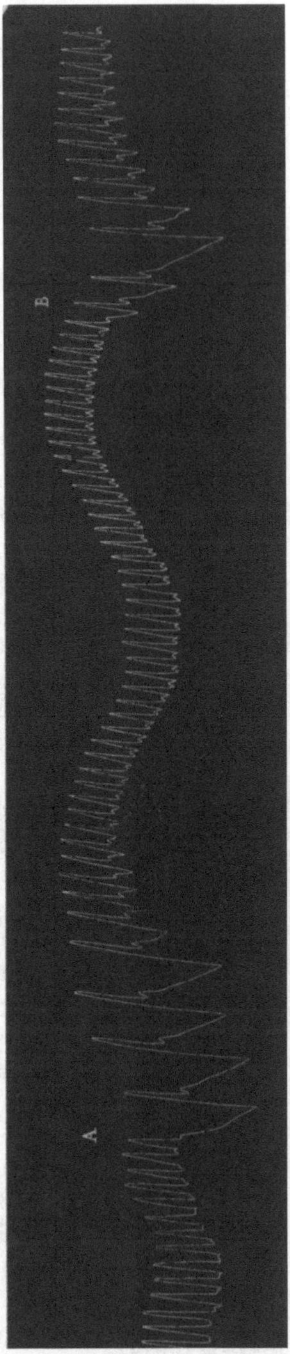

Fig. 34.

Undulationen des Blutdruckes in der Carotis desselben Hundes, während in *A* und in *B* des Vagus electrisch gereizt wird.

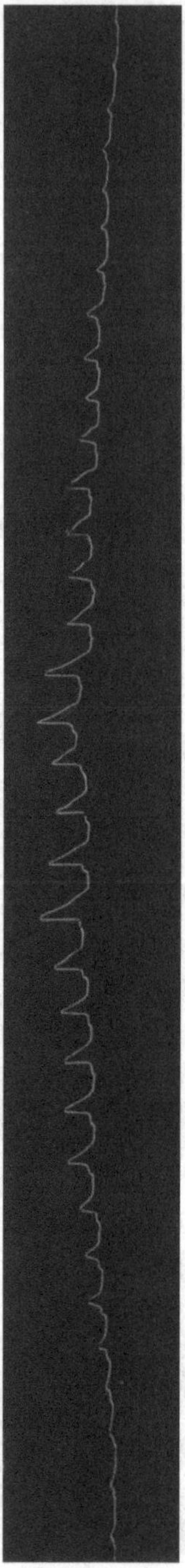

Fig. 36.

Plethysmographische Undulation des Gehirns, bedingt durch Frequenzabnahme der Herzschläge.

die umgekehrte Annahme, es sei vielmehr letztere Erscheinung als Folge der Contraction der Hirngefässe (die der Volumsabnahme des Gehirnes zu Grunde liegt) anzusehen, minder plausibel erscheinen würde. — Die Erscheinung kam zu Stande, während Bertino sich ganz ruhig verhielt und keine mir bekannte äussere Ursache auf ihn eingewirkt hatte, während die ähnlichen Modificationen, die in den Zeilen 34, 35 und 36 sichtbar sind, nachweislich durch äussere Einwirkungen bedingt worden waren, obgleich dabei Bertino tief in den Schlaf versunken war. In der Zeile 34, etwa vor dem Zeitpunkte, der durch den Pfeil bezeichnet ist, huste ich leicht auf, und da erfolgt sogleich eine Abnahme des Hirnvolumens und eine Frequenzabnahme der Herzschläge.

Im Punkte *T*, Aufzeichnung 35, Taf. IX, berühre ich leise ein Ohr des Bertino mit einer Feder. Er erwacht nicht; aber seine Gefässe reagiren, wie an der Hebung des Gehirnes, dessen Pulsationen etwas kleiner werden, zu erkennen ist. Später werden die Pulsationen grösser als vorher, während das Volumen des Gehirnes etwas abnimmt. In diesem Augenblicke sind die Contractionen des Herzens weniger frequent.

In der Zeile 36, während Bertino ruhig fortschläft, erfolgt eine tiefere Inspiration; anfangs steigt dann die Frequenz der Herzschläge, doch nach 8 oder 10 Pulsationen nimmt sie sehr beträchtlich ab, wozu sich bald eine Abnahme des Hirnvolumens hinzugesellt.

Wenn die Frequenz der Herzschläge abnimmt, dann beobachtet man bald Verminderung, bald Vermehrung des Hirnvolumens. — Wir wollen mit der Besprechung der ersteren Eventualität anfangen, die ich als die einfachere betrachte.

Beim kleinen Thron (Holzschnitt Fig. 35) zeigt das Volumen des Gehirnes von Zeit zu Zeit tiefe Senkungen, die den Athembewegungen nicht entsprechen. Während die Curve als Ganzes heruntergeht, werden die einzelnen Pulsationen seltener und deutlicher. Ich habe absichtlich zuerst das Beipiel einer grossen Schwankung aufgeführt, damit es nicht scheine, als hätten wir es mit einer von der Respiration abhängenden Erscheinung zu thun. — Andere Male sind die Depressionsperioden kürzer und die einzelnen Senkungen weniger augenfällig.

Die einfachste Deutung dieser Erscheinung scheint mir folgende zu sein. Durch die Frequenz und Energie der Herz-Contractionen wird das Gehirn soweit turgescent erhalten, dass die über die Schädellücke gespannte Narbenhaut nur sehr schwach pulsiren kann. Der venöse Abfluss reicht nicht aus, um eine beträchtliche Senkung der Curve am Ende jeder Pulsation zu gestalten (s. den Anfang der Fig. 35). Unter diesen Bedingungen nimmt die Frequenz der Herz-Contractionen ab; indem aber die Pause zwischen diesen länger wird, gewinnt der venöse Abfluss die Oberhand: daher sinkt das Volumen des Gehirnes und werden die Pulsationen in der Schädellücke deutlicher.

Diese auf der Frequenzabnahme der Herzschläge beruhenden Schwankungen können sich 4 oder 5 Mal in der Minute wiederholen, wie wir diess häufig am kleinen Thron zu beobachten Gelegenheit hatten.

Schon höher oben, bei Gelegenheit der an Bertino im Schlafe angestellten Beobachtungen, habe ich einige sehr auffällige Beispiele von einer durch die Frequenzabnahme der Herzschläge verursachten Volumsverminderung des Gehirnes aufgeführt. Leider besitze ich keine Aufzeichnung, wo ich gleichzeitig die Athembewegungen registrirt hätte, um zu

Fig. 36.

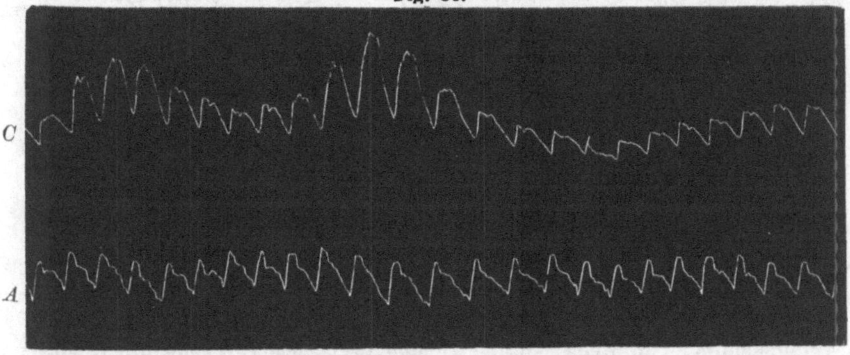

Variationen des Hirnpulses *C* und des Vorderarmpulses *A*, bedingt durch Änderungen im Zustande der Gefässe, und in der Energie und Frequenz der Herzschläge.

zeigen, dass im Schlafe derartige Varianten der Frequenz der Herzschläge auch bei unveränderter Form und Folge der Athembewegungen vorkommen können.

Nun folgt eine Aufzeichnung, wo gleichzeitig folgende Momente auf den Hirnpuls einwirken: 1. Contraction und Erschlaffung der Vorderarmgefässe; 2. Änderung der Pulsfrequenz; 3. Änderung der Energie der Herzcontractionen. Im Anfange der Fig. 36 giebt es vier Pulsationen, während welcher Hirn- und Vorderarmpuls eine gleichartige Änderung erfahren. Die 6. Pulsation dauert etwas kürzer als die vorhergehenden. Das Volumen des Vorderarmes ist in Zunahme begriffen, während das Hirnvolumen hingegen abnimmt. Bei der 8. Pulsation wird eine Zusammenziehung der Vorderarmgefässe bemerklich, indem der Vorderarm an Volumen abnimmt, während das Hirnvolumen steigt. Darauf folgt eine sehr merkliche Abnahme der Pulsfrequenz, wobei die Herzcontractionen kräftiger werden; aber die Höhe der Pulsationen gestaltet sich anders am Gehirne als am Vorderarme: am ersteren steigt sie beträchtlich im Anfange, wo an den Vorderarmgefässen gerade die Contraction beginnt, und sinkt hingegen in der Folge, wenn der Vorderarmpuls höher zu werden anfängt.

Wenn das Volumen des Gehirns wegen mechanischer Ursache, wie etwa unter dem Einflusse der Respirationsbewegungen oder bei Muskelanstrengungen, eine Zunahme erfährt, dann hat eine gleichzeitige Frequenzabnahme der Herzschläge keine Senkung der Hirncurve zur Folge; denn der Einfluss dieses Causalmomentes wird durch andere begleitende Erscheinungen aufgewogen, und zwar insbesondere durch die venöse Stauung.

Die diesbezüglichen Beispiele von einer Person, welche aufsteht oder sich niedersetzt oder eine Anstrengung macht, sind zu selbstverständlich, als dass hier eine weitschweifigere Auseinandersetzung über den Mechanismus der compensatorischen Wirkung erforderlich sei.

§. 27.

Was die Schwankungen anbetrifft, welche von einer veränderten Energie der Herzcontractionen bei gleichbleibender Frequenz derselben abhängen, muss ich gestehen, dass ich mit einiger Schüchternheit an die Erörterung dieses Gegenstandes trete, indem es sich hier um ein wenig erforschtes Gebiet der Physiologie des Kreislaufes handelt, wo mich meine Untersuchungen an Menschen und Thieren bisher noch zu keinem befriedigendem Resultate geführt haben. Wiewohl ich annehmen muss, dass die Energie der Herzcontractionen auch im normalen Zustande periodischen Schwankungen unterworfen sei, so sind doch die auf Beobachtung beruhenden positiven Belege dafür nur noch sehr spärlich.

Den Collegen, welche am Krankenbette viel häufiger Gelegenheit finden, bedeutende Variationen in der Energie der Herzschläge zu beobachten, möchte ich aufs Wärmste die strenge Anwendung der graphischen Methode und die gleichzeitige Registrirung der Athembewegungen, des Herzstosses, des Carotis- und Vorderarmpulses empfehlen.

Wenn wir zur Beobachtung des Pulses, statt einer mehr peripherischen Arterie, die Carotis oder einen grossen Arterienstamm wählen und daran einen Registrirapparat anbringen, so finden wir öfters, dass die Form des Pulses auch während starker Variationen des Druckes beinahe unverändert bleibt.

Figur 33 gab ein Beispiel von tiefen Undulationen, wo die Pulswellen nur in den Senkungsphasen dieser grossen Schwankungen etwas kleiner wurden, ohne jedoch dabei ihren Typus zu ändern.

Nachdem wir die Thatsache festgestellt, dass die Variationen des Druckes sehr erheblich sein können, ohne dass sich desswegen die Form der Pulsationen ändere, wollen wir ein anderes Beispiel vornehmen, wo die Beobachtung ebenfalls an der Carotis eines Hundes angestellt wurde und wo die Undulationen weniger gross sind, aber dessen ungeachtet von viel erheblicheren entsprechenden Änderungen der Pulsform begleitet sind.

Der Gegensatz zum vorhergehenden Falle springt besonders in die Augen, wenn man an folgender Aufzeichnung, Fig. 37, eine Reihe von Pulswellen vergleicht und dabei die Aufmerksamkeit auf die Höhe der dicro-

Fig. 37.

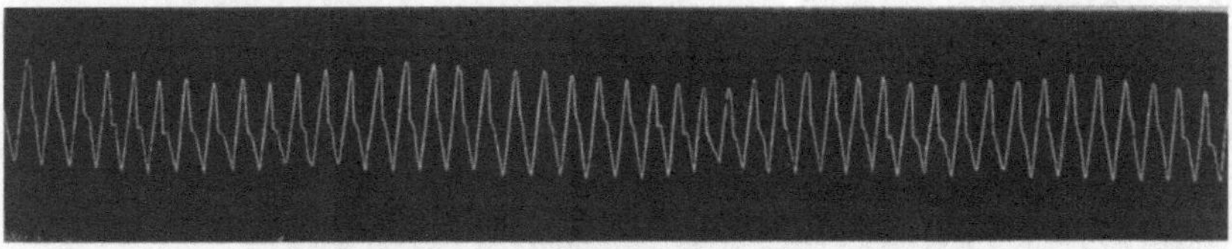

Hund. Periodische Variationen in der Form des Carotidenpulses.

tischen Elevationen richtet. Denkt man sich eine Linie durch die Scheitel aller Pulsationen gezogen, so erkennt man, dass das hier gegebene Curvenfragment drei Undulationen enthält, wovon die erste stärker ist als die beiden nachfolgenden. — Ich bewahre sämmtliche Aufzeichnungen, die ich während des ganzen Versuches an diesem Hunde unter Anwendung des Chloroforms genommen hatte, und ich finde bei deren Durchblättern, dass es unmittelbar vorher viel längere Schwankungsperioden gab, die gewiss nicht von der Respiration abhingen.

Mitunter sind die Variationen ihrem Rhythmus nach frequenter und dabei auch die Unterschiede im Profil der einzelnen Pulsationen ausgesprochener, wie dies an der Aufzeichnung Fig. 38 ersichtlich, die an der Carotis eines Hundes von mittlerer Grösse, etwa zwei Minuten nachdem ihm 0,02 schwefelsauren Strychnins subcutan (an einem Beine) injicirt worden waren, erhalten wurde.

Fig. 38.

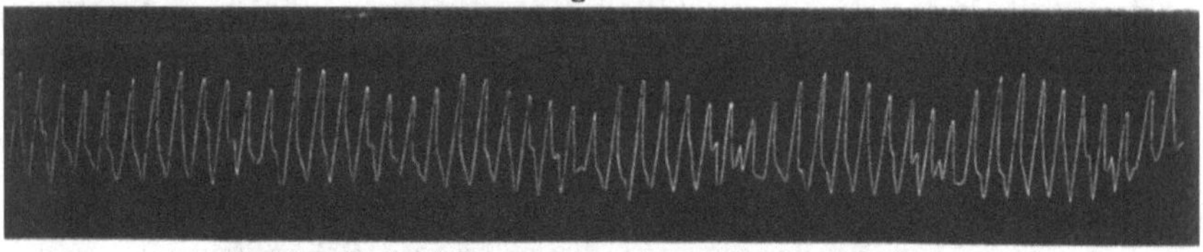

Hund. Periodische Variationen in der Form des Carotidenpulses.

Die Undulationen der die Scheitel aller Pulsationen verbindenden ideellen Linie entsprechen ihrer Form nach sicher nicht den Undulationen der unteren Linie, welche die Basen derselben Pulsationen verbindet.

Fig. 39.

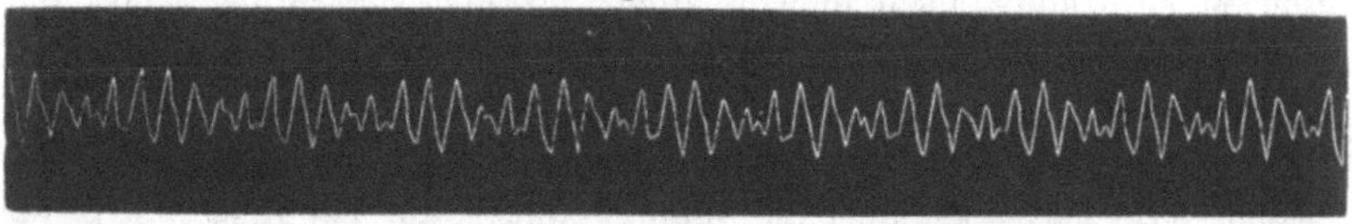

Hund. — Periodische Variationen in der Form des Caroditenpulses.

Gehen wir von der höchsten Pulsation jeder Schwankungsperiode aus, so finden wir, dass die nachfolgenden an Höhe abnehmen. Der Druck nimmt in diesem absteigenden Theile der Schwankungsperiode ab und der Dicrotismus wird dabei deutlicher; sodann folgt eine anscheinend schwächere Contraction des Herzens, ohne dass sich die Frequenz der Herzschläge ändere. Die untere Linie steigt an und es beginnt die zweite ansteigende Phase der Schwankungsperiode, wo die Pulsationen wieder an Höhe zunehmen. — Diese Schwankungen scheinen von einer Variation in der Energie der Herzschläge herzurühren.

Ihr Rhythmus ist unconstant. Während zuweilen ihre Dauer kaum 3 oder 4 Secunden umfasst, kann bei demselben Thiere und ohne nach weisbare Veranlassung eine Schwankung eintreten, welche sich auf nahezu 30 Secunden erstreckt, wie man dies an Figur 40 sieht, wo zwei kurze Schwankungsperioden, *A*, *B*, von einer sehr langen Periode (*C*) gefolgt werden. — Etwa 10 Secunden später, ohne dass an den Bedingungen des Versuches irgend etwas geändert worden sei, nimmt der Carotispuls die in Figur 39 dargestellte Form an, wo die Perioden nur fünf oder sechs Pulsationen umfassen.

Bei einem solchen Befunde habe ich mich natürlich sofort überzeugen wollen, ob die Erscheinung nicht mit der Respiration zusammenhänge. Ich lege bei dem Hunde einen Pneumographen an, und finde, dass die Athembewegungen von derselben Frequenz sind wie die Herzcontractionen.

Ich warte einige Minuten ab und registrire dabei gleichzeitig den Carotispuls und die Athembewegungen. Da ich sehe, dass sich keine periodische Änderung in der Form der Pulsationen bemerklich macht, greife ich zu dem schon früher von mir benutzten Mittel und unterwerfe wieder das Thier einer Inhalation

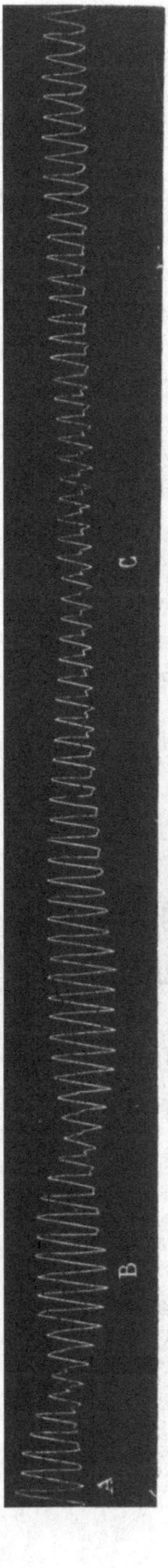

Fig. 40.

Hund. — Periodische Variationen in der Form des Carotidenpulses.

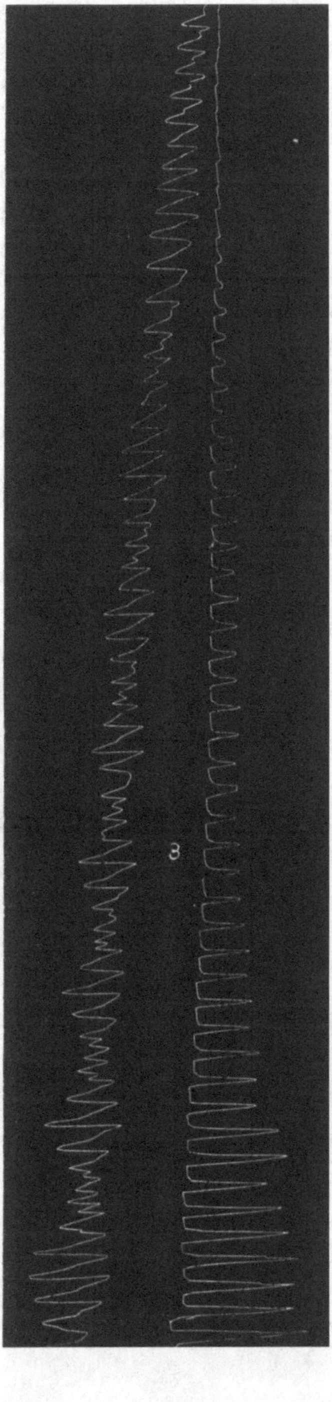

Fig. 41.

Hund. — Desgl. unter dem Einflusse des Chloroforms. Die untere Zeile stellt die Respirationsbewegungen des Thorax dar.

von Chloroform. Bald nach Beendigung dieses Actes stellt sich die Erscheinung wieder ein; aus den Aufzeichnungen, die ich der Raumersparniss wegen nicht wiedergebe, war ersichtlich, dass die periodischen Variationen der Pulsform in keiner Weise mit der Tiefe der Athembewegungen zusammenhingen.

Nach Aufhören des Chloroformrausches erholt sich das Thier wieder und Alles kehrt zu dem früheren Verhalten zurück.

Sodann lasse ich eine anhaltendere Inhalation von Chloroform folgen. Noch während dieser Procedur treten schon am Pulse die periodischen Variationen ein. Im Punkte ω, Fig. 41, gebe ich einen Wink, dass der Chloroform-Inhalateur von der an der Trachea angebrachten Canüle entfernt werde.

Die Aufzeichnung Fig. 41 lässt erkennen, dass der Blutdruck und die Energie der Athembewegungen nach und nach abnehmen. Die Herzcontractionen sind etwas frequenter als die Athembewegungen, und während diese letzteren sehr regelmässig an Ausgiebigkeit abnehmen, zeigt der Carotispuls sehr ausgesprochene abwechselnde Perioden von zu- und abnehmender Höhe der Pulsationen: Perioden, die immer länger werden in dem Maasse als der Blutdruck abnimmt.

VIII.

Über die Bewegungen der Blutgefässe im äusseren Ohre des Kaninchens.[1]

§. 28.

Auf die Bewegungen, welche die Blutgefässe im äusseren Ohre des Kaninchens darbieten, hat zuerst M. Schiff im Jahre 1854 aufmerksam gemacht.[2]

[1] Anmerkung. Ich übergehe der Kürze wegen die ganze auf diesen Gegenstand bezügliche Literatur und erwähne nur, dass seit den klassischen Beobachtungen Haller's und Spallanzani's über die Bewegungen der Blutgefässe des Gekröses ähnliche Erscheinungen an den Schwimmhautgefässen des Frosches, an den Arterien des Zitterrochen, an den Schwanzgefässen des Aales, an den Venen der Flughaut der Fledermaus und an den Kiemengefässen von Proteus anguineus wahrgenommen worden sind.

[2] M. Schiff: *Sur un coeur artériel accessoire dans le lapin.* Comptes rendus. 1854, vol. 38, p. 508.

Bekanntlich verläuft in der Mitte des Ohrlappens, vom Grunde bis zur Spitze desselben, eine Schlagader, die ihre Zweige nach beiden Seiten aussendet, während der venöse Rückfluss von diesem Organtheile durch zwei an dessen Rändern verlaufende Venenstämmchen vermittelt wird. Nun bemerkte SCHIFF, dass die Arterie abwechselnde Zusammenziehungs- und Erschlaffungsbewegungen darbietet, die der Systole und Diastole des Herzens nicht entsprechen. Schaut man durch den Ohrlappen gegen das Licht, und zwar bei Vermeidung allen Druckes auf die Gefässe, so sieht man von Zeit zu Zeit das Lumen der Arterie enger werden und gar völlig verschwinden, worauf sich das Gefäss wieder und rasch erweitert und Blut in seine Gefässe sendet, so dass auch die Venen anschwellen und grösser werden. Diese Hyperämie des äusseren Ohres dauert einige Secunden und verliert sich allmählich, wobei die Venen auf ein geringeres Caliber zurückkehren. SCHIFF sah solche Bewegungen mit unregelmässigem Rhythmus meist vier oder fünf Mal in der Minute auf einander folgen, mitunter bis auf elf in der Minute ansteigen, selten bis auf zwei sinken, und er gab der betreffenden Arterie den Namen eines accessorischen Herzens.

Es ist hier nicht der Ort, uns auf eine Discussion über einen Namen einzulassen, welcher der Schlagader des äusseren Ohres eine ihr vielleicht gar nicht zukommende Verrichtung beimisst. Vielmehr nehmen wir die Thatsache, wie sie von Allen bestätigt worden ist, einfach hin, wollen aber sehen, ob es nicht durch neue Untersuchungen gelingt, für die Erscheinung eine Deutung ausfindig zu machen, die sie den obigen am Menschen betrachteten Vorgängen an die Seite stellt oder gar mit denselben identificirt, indem sie die Gefässbewegungen des Kaninchenohres jenes Scheines exceptioneller Bedeutung, unter dem sie sich bisher dargeboten haben, entkleidet.

Bei der Wiederholung der Versuche meiner Vorgänger habe ich gewisse Cautelen treffen müssen, die bisher den Physiologen haben überflüssig scheinen mögen. Bisher hatte man die Beobachtungen einfach in der Weise angestellt, dass man das Kaninchen auf einen Tisch setzte und dessen Ohr mit den Fingern hielt. Statt dessen suchte ich, um dem Thiere alle Gemüthsbewegung zu ersparen, sein Ohr in der Weise zu beobachten, dass es dessen gar nicht gewahr würde. Zu diesem Behufe liess ich mir einen Käfig bereiten, der einen Fensterraum völlig ausfüllte, und dessen eine, dem Inneren des Zimmers zuzukehrende Wand solid war, damit die Kaninchen nicht hindurch sehen könnten. In dieser Wand aber waren einige Öffnungen angebracht, wodurch ich ungesehen die Kaninchen im Inneren des Käfigs beobachten konnte. Bei dieser einfachen Vorrichtung konnte ich nach Belieben die Thiere unter ihren gewöhnlichen Lebensverhältnissen erhaschen und beobachten, ohne ihre Gemüthsruhe zu stören, ohne bei ihnen den geringsten Verdacht zu erregen, dass man sie belauschen könne. Kaum brauche ich zu bemerken, dass ich auf diese Vorsichtsmassregeln verfiel, nachdem ich die im IV. Capitel beschriebenen Beobachtungen gemacht hatte, aus welchen es sich ergab, dass im Zustande der Gefässe, unter bisher fast gänzlich unbeachteten äusseren Einflüssen, sehr bedeutende Änderungen zu Stande kommen.

Die in dieser Weise angestellten Beobachtungen entsprachen völlig meinen Erwartungen. Die periodischen Zusammenziehungen und Erweiterungen der Ohrgefässe, oder mit anderen Worten die Systole und Diastole des „accessorischen Herzens", hören bei der Gemüthsruhe des Thieres fast vollständig auf. Die Arterie kann sehr lange, oft Stunden hindurch, ohne die geringste Contraction zu erfahren, erweitert bleiben. Besonders ist dies der Fall, wenn sich die Thiere einer tiefen Ruhe hingeben. (Im Schlafe vermochte ich sie nie zu erhaschen.)

Doch ist der Zustand absoluter Ruhe nicht immer von einer Erweiterung der Gefässe begleitet. Es kommt vor, dass man in demselben Käfige zwei Thiere beobachtet, bei deren einem die Ohren lange Zeit hindurch blass bleiben, während bei dem anderen unter ganz gleichen äusseren Bedingungen eine starke Zusammenziehung der Arterien zu Stande kommt.

Im Allgemeinen sind die Ohren der Kaninchen an den kühlen Herbstmorgen blässer als in den betreffenden Nachmittagsstunden. Manche Individuen sind mehr zur Dilatation, andere mehr zur Zusammenziehung der Ohrgefässe geneigt. Ich wählte zwar vorzüglich junge und pigmentlose Thiere (Albinos); doch auch an alten oder grauen Kaninchen ist das gleiche Verhalten leicht zu bestätigen.

Wenn man an einem in absoluter Ruhe befindlichen Kaninchen die Bewegungen der Ohrgefässe beobachtet, gelingt es fast immer nachzuweisen, dass die Veranlassung der Contraction in einem Gemüthseindruck oder in einem äusseren Einflusse begründet sei. Öfters kommt es vor, dass bei Kaninchen, nachdem sie eine Zeit lang regelmässig geathmet haben und dabei rothe Ohren behielten, eine Änderung im Respirationstypus erfolgt: das Thier hebt den Kopf und schaut umher oder spürt, und da tritt eine Contraction der Gefässe ein und werden die Ohren blass. Wenn Alles ruhig bleibt, so erweitern sich nach einigen Secunden die Gefässe wieder. Erfolgt ein Geräusch, so ziehen sie sich wieder zusammen. — Ein Schrei, ein Pfiff, Hundegebell, das Glockengeläute einer benachbarten Kirche, ein Sonnenstrahl, der in den Käfig dringt — Alles das bewirkt Zusammenziehung der Gefässe, wenn das Thier ruhig und seine Ohrgefässe erweitert sind.

In diesem Zustande der Ruhe und Stille kann man wahrnehmen, dass sich im Verhalten der Ohrgefässe der Ablauf der psychischen Functionen des Thieres abspiegelt und dass Nichts in seinem Inneren oder in seiner Umgebung geschehen kann, ohne dass das Thier darauf mit seinen Gefässen reagire.

Derartige Kaninchen-Exemplare mit ausgezeichneter Empfindlichkeit des Gefässsystems werden sehr oft angetroffen, und ich selbst besass deren mehrere, die durch ihr auffälliges Reagiren auf jeden äusseren Eindruck nicht nur mir allein, sondern auch mehreren meiner Freunde ein höchst interessantes und lehrreiches Schauspiel dargeboten haben.

Andere Exemplare zeigen, ohne dass ich den Grund dafür anzugeben vermöge, fast permanent zusammengezogene Ohrgefässe und daher kühle, anämische Ohren.[1]

Einen ungemein schroffen Gegensatz bot in dieser Hinsicht ein Kaninchenpaar (Väterchen und Mütterchen) seinen drei Jungen gegenüber dar. Während diese letzteren auf alle äusseren Reize durch die Contraction ihrer Ohrgefässe reagirten, sonst aber anhaltend hyperämische Ohren zeigten, behielten die Eltern immer anämische und kalte Ohren.

Nachdem ich diese Erscheinungen bei wochenlang fortgesetzten Beobachtungen an einer ziemlichen Anzahl von Kaninchen (zehn oder zwölf) und zu wiederholten Malen wahrgenommen, glaube ich, es als festgestellt betrachten zu können: dass die Bewegungen der Blutgefässe im äusseren Ohre der Kaninchen mit den Sinnes- und Gefühlseindrücken und dem jeweiligen Geisteszustande dieser Thiere zusammenhängen.

§. 29.

Die Veränderungen im Zustande der Blutgefässe sind nicht die einzige objectiv wahrnehmbare Erscheinung, wodurch sich bei Kaninchen die Schwankungen des Geisteszustandes äussern. Beobachtet man aufmerksam eines dieser Thiere im Zustande der Gemüthsruhe, so bemerkt man häufig, dass die Zusammenziehung der Schlagadern von Änderungen im Rhythmus und in der Tiefe der Athembewegungen begleitet sind. Mit dieser Erscheinung habe ich mich so sehr vertraut gemacht, dass ich nur die Bewegungen der Nase des Kaninchens anzuschauen brauchte, um zu wissen, wann sich eine Contraction der Ohrgefässe einstellte.

Nachdem ein Kaninchen über mehr als eine Halbestunde oder auch nur eine Viertelstunde lang keine Veränderung im Zustande der Ohr-

[1] Vielleicht liegt das an einem starken Misstrauen, das diese Thiere in fortwährender Besorgniss hält?

gefässe dargeboten hatte, öffnete ich den Käfig von oben her, fasste das Thier an der Haut des Rückens oder des Nackens und setzte es auf den Tisch. Gegen das Licht gesehen, erschien das Ohr im ersten Augenblicke fasst immer blass, anämisch. Kurz nachher erweiterte sich die Arterie nebst ihren Zweigen. Die Hyperämie des äusseren Ohres war so lebhaft, dass sie mir nicht geringer schien als diejenige, die sich später bei demselben Thiere nach Durchschneidung des Halstheils des Sympathicus einstellte. Die Schätzung mit dem blossen Auge genügte, um sich zu überzeugen, dass hier eine wahre Auseinanderzerrung der Gefässwände, eine „Superdilatation“ der Gefässe, wie sich die Herren Dastre und Morat ausdrücken,[1] vorliege. Auf diese lebhafte Hyperämie des Ohres folgt zunächst ein Zustand von Blässe, und dann eine abermalige Röthung, und so weiter abwechselnd, so dass Blässe und Hyperämie mitunter gar zehn Mal in der Minute auf einander folgen können, in der Regel aber unter den angegebenen Umständen nur vier oder fünf Abwechslungen in der Minute stattfinden.

Das Thier — und das begreift sich bei der Furchtsamkeit des Kaninchens, die bei uns in Italien ebenso sprüchwörtlich ist, wie anderwärts die seines Familiengenossen, des Hasen — ist ganz erschrocken. Im Vergleich zu dem früheren Verhalten, das es uns im Zustande tiefer Gemüthsruhe darbot, sind jetzt sein Blick, seine Haltung, seine Athemfolge und der Zustand seiner äusseren Ohrgefässe sehr verändert. Doch bei vielen, ja, bei den meisten Kaninchen gelingt es auch jetzt noch, durch Reizung eine Contraction der Gefässe zu veranlassen. Während sich die Gefässe erweitern oder schon erweitert haben und man voraussetzen darf, dass sie noch einige Secunden in diesem Zustande verbleiben sollen, braucht man nur ein Geräusch hervorzubringen, das Thier zu berühren oder auf den Tisch zu klopfen, um sofort das Ohr erblassen zu sehen. Mitunter jedoch, aber nur bei wenigen Kaninchen, die wirklich eine Ausnahme machen, sieht man, besonders nach heftigen Gemüthsbewegungen, keine Contraction der Gefässe auf Sinneseindrücke, auch wenn diese recht stark sind, erfolgen, wohl aber noch und sehr schnell auf Schmerz-

---

[1] Dastre et Morat: *Recherches sur l'excitation du sympathique cervical.* Comptes rendus de la Société de Biologie, 1870. — Der Schwerpunkt dieser unter Anwendung des graphischen Verfahrens ausgeführten Arbeit liegt in der Feststellung der Thatsache, dass eine starke und anhaltende Reizung eine Supradilatation der Gefässe hervorruft. Die gelähmten Gefässe sind aber nach einer kurzen Contractionsperiode einer noch stärkeren Erweiterung fähig, wenn der electrische Reiz stark und der Nerv empfindlich ist. — Ferner haben Dastre und Morat gezeigt, dass die Supradilatation nicht auf der Gegenwart von dilatatorisch wirkenden Nerven im Halstheile des Grenzstranges, sondern auf Ermüdung und Erschöpfung des nervo-musculären Terminalapparates beruht.

eindrücke, in welcher Weise und in welchem Körpertheile solche auch veranlasst werden mögen. In einigen sehr seltenen Fällen endlich vermögen auch die Eindrücke dieser letzten Art keine Contraction der erweiterten Ohrgefässe hervorzurufen: die Gefässe erscheinen gleichsam gelähmt.

Beobachtet man die geschilderten Bewegungen aufmerksam, so wird man, glaube ich, ohne Weiteres die Annahme gelten lassen, dass die Contraction auf einem activen Vorgange beruhe. Denn im Augenblicke, wo sich die Arterie verengt und blass wird, bemerkt man oft in ihrem Verlaufe einzelne Punkte, wo ihr Durchmesser grösser ist, und andere, wo er kleiner erscheint. Dasselbe wiederholt sich auch an den Venen, welche zuweilen hier und dort Verengerungen, Einschnürungen und Erweiterungen, die sich übrigens bald verlieren, aufweisen.

Von grossem Interesse war es, zu ermitteln, in welcher Beziehung diese Bewegungen der Gefässe zu den Variationen des allgemeinen Blutdruckes stehen und wodurch die Zusammenziehungen und Erweiterungen der Gefässe selbst bedingt werden.

§. 30.

Die Erweiterung der Arterie des äusseren Ohres beim Kaninchen ist so stark, dass man dieses Gefäss unter dem Finger pulsiren fühlen kann. Da man daher mit dem blossen Tastgefühl, ohne das Auge zu Hülfe zu ziehen, die Bewegungen dieser Arterie wahrnehmen konnte, so lag der Wunsch nahe, auf irgend eine Weise diese localen Variationen des Pulses registriren und mit den entsprechenden, bei Kaninchen sehr leicht registrirbaren, Variationen des Carotidenpulses vergleichen zu können.

Die ersten Versuche mit einem sehr leichten Hebel, der auf der Ohrarterie nächst dem Grunde der Ohrmuschel und in deren unterstem Theile ruhte, fielen ganz glücklich aus.

Fig. 42.

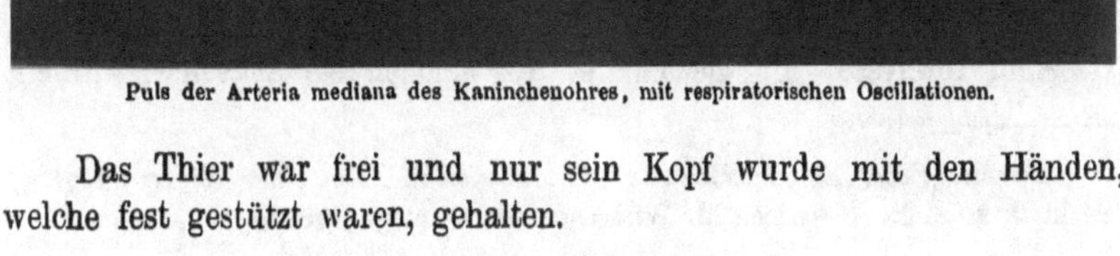

Puls der Arteria mediana des Kaninchenohres, mit respiratorischen Oscillationen.

Das Thier war frei und nur sein Kopf wurde mit den Händen, welche fest gestützt waren, gehalten.

Das Pulsbild, Fig. 42, das nach diesem Verfahren entworfen wurde, stellt den Puls der Arteria mediana, im Augenblicke wo das Ohr des Kaninchens stark hyperämisch ist, dar. Kurz zuvor war der Puls dieser Arterie fast bis zum Verschwinden klein geworden; plötzlich sehen wir darauf, wo das Zeichen α steht, das Ohr sich röthen und den Puls stärker werden und die in Fig. 42 dargestellte Form annehmen. Etwa 30 Secunden nach dem Zeichen α wird der Puls allmählich kleiner und verschwindet unter Hinterlassung einer leicht und unregelmässig welligen Linie, an welcher keine Spur mehr vom Herzrhythmus zu erkennen ist. Die respiratorischen Oscillationen sind in der Fig. 42 sehr deutlich ausgesprochen; und ich versicherte mich, dass sie wirklich den Athembewegungen des Thieres entsprachen, wodurch der Verdacht weggeräumt ist, ob sie nicht von den Bewegungen der Person, die das Kaninchen am Kopfe hielt, abhingen.

Die Versuche, die ich an drei Kaninchen unternahm, um gleichzeitig den Blutdruck in der Carotis und den im äusseren Ohre zu verzeichnen, lieferten kein befriedigendes Resultat. Dasselbe Thier, von dem ich die vorige Aufzeichnung erhalten hatte, bewahrte, als ich es auf den Czermak'schen Tisch setzte, über mehr als eine halbe Stunde so stark anämische Ohren und eine so anhaltende Contraction der Gefässe, dass ich keine Pulscurve zu gewinnen vermochte.

Bei diesem, so wie bei anderen Thieren traf ich alle möglichen Anstalten, um den Schmerz zu vermeiden, indem ich besonders darauf achtete, dass kein Tropfen kohlensaurer Natronlösung in die Halswunde geräthe und dass jeder aufregende Einfluss beseitigt würde; doch trotz alledem hörte die Beängstigung der Thiere nicht auf und zeigten die Erweiterung und die Verengerung der Gefässe nie so beträchtliche Abwechslungen, dass sie sich zur graphischen Darstellung eigneten. Ich glaube, dass solches bei gehöriger Ausdauer schliesslich gelingen würde; doch war mir im Ganzen an der Sache zu wenig gelegen, als dass ich weiter meine Zeit darauf verschwenden sollte.

Ich beschränkte mich bei diesen Thieren darauf, die Beziehungen zwischen der wechselnden Breite der Ohrgefässe und dem Blutdrucke in der Carotis zu prüfen.

Diese Beobachtungen waren nicht neu; denn schon früher sind ganz ähnliche und in gleicher Weise von Lovén[1] angestellt worden. Doch waren die meinigen für die uns hier beschäftigende Frage insofern von grösserem Interesse, als die Thiere, an welchen sie angestellt wurden,

---

[1] Lovén: *Ueber die Erweiterung von Arterien in Folge einer Nervenerregung* Bericht d. k. sächs. Gesellsch. d. Wissensch. zu Leipzig. 1866. p. 85.

nicht mit Curare vergiftet worden waren. Ein Assistent verzeichnete auf dem Cylinder und zwar neben der Carotiscurve den Zustand der Ohrgefässe, den ich ihm vordictirte, während ich das äussere Ohr des Thieres gegen das Licht anschaute.

Es ergab sich aus diesen meinen Beobachtungen, dass die Contractions- und Erschlaffungsbewegungen der Ohrgefässe oft keine Beziehung zeigen zu den gleichzeitigen Schwankungen des Blutdruckes in der Carotis, wiewohl es allerdings häufiger vorkommt, dass mit einer Contraction der Ohrarterie eine Zunahme und mit der Erweiterung der Ohrarterie eine Abnahme des Blutdruckes in der Carotis zusammentreffe.

Dass aber beim Kaninchen nicht immer eine Abnahme des Blutdruckes in der Carotis mit der Erweiterung der Ohrarterie Hand in Hand gehe, hat schon Lovén[1] gezeigt.

Da die Energie der Herzschläge (wie aus den hier nicht mitgetheilten Curven ersichtlich war), keine Steigerung erfahren hatte, so konnte man eine allgemeine Erweiterung des Gefässsystems nicht annehmen; es musste daher der Schluss gezogen werden, dass während sich die Arterien in einer Provinz des Gefässsystems erweiterten, sie sich in anderen, zur Erhaltung des Gleichgewichtes, zusammenzogen.

Nach dieser Vorstellung, die bereits von Lovén und von Sadler (unter Ludwig's Leitung) angedeutet worden ist, müssen wir uns das Gefässsystem als in fortwährender Bewegung begriffen denken. Die abwechselnden Zusammenziehungen und Erweiterungen des arteriellen und venösen Gefässbaumes haben die Erhaltung eines constanten Blutdruckes zum Endergebniss. Demnach giebt uns das Manometer nur ein Maass für die Resultante dieser Bewegung der Gefässe, und wenn wir einen klaren Begriff von den Erscheinungen des Blutumlaufes in einem Organe haben wollen, müssen wir gleichzeitig zu den plethysmographischen Messungen, d. h. zur Bestimmung der Volumsänderungen dieses Organs unsere Zuflucht nehmen.

[1] A. a. O. S. 89.

IX.

Einfluss der Athembewegungen auf den Blutkreislauf im Gehirne und in den Lungen.

§. 31.

Eine regelmässige und oberflächliche Respiration hat so geringen Einfluss auf die Bewegungen des Gehirns, dass sie sich beinahe dem Auge entzieht. Nur wenn man aufmerksam die sphygmographische Curve des Gehirns betrachtet, erkennt man, dass die Pulsationen während des Einathmens niedriger und während der Exspiration höher werden.

Fig. 43.

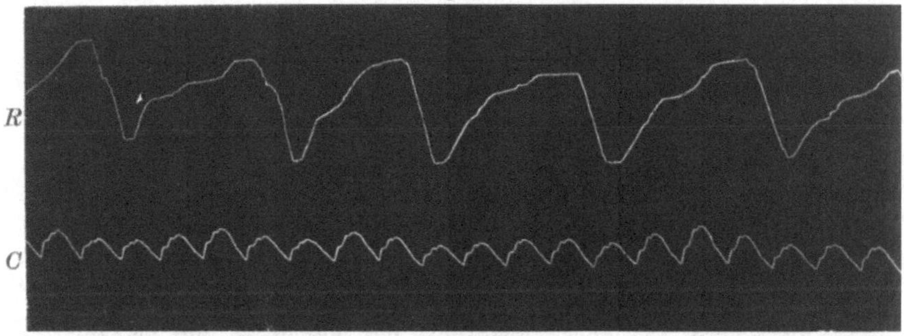

Bertino. — Einfluss der normalen Athmung *R* auf den Hirnpuls *C*.
Die Respirationscurve ist in dieser so wie in den weiter folgenden drei Figuren verkehrt: sie sinkt bei der Inspiration und steigt bei der Exspiration.

In der beistehenden Aufzeichnung stellt die Curve *R* die mittelst des Marey'schen Pneumographen registirten Athembewegungen, die darunter befindliche Curve *C* den Hirnpuls dar. Bertino verhielt sich vollkommen ruhig.

Kurz nachher, bei einem Winke den ich ihm gebe, drückt er sich die Nasenlöcher mit den Fingern zu und bleibt eine Minute hindurch mit geschlossenem Munde und angehaltenem Athem. Wir werden später die successiven Umwandlungen in Erwägung ziehen, die der Puls und das Volumen des Gehirns in Folge einer solchen Unterbrechung der Athembewegungen erleiden; fürs Erste gehen wir sofort zu der Aufzeichnung über, welche 15″ nach hergestellter Respiration aufgenommen wurde (Fig. 44). In diesem Abschnitte haben schon die tiefen Inspirationen, die auf eine Unterbrechung des Athmens folgen, aufgehört; auch die Pulsationen fangen kleiner zu werden an. Die Athembewegungen sind etwas frequenter als unter normalen Bedingungen. In diesem Falle sehen wir, dass jeder Inspiration eine Senkung der Gesammtcurve ent-

Fig. 44.

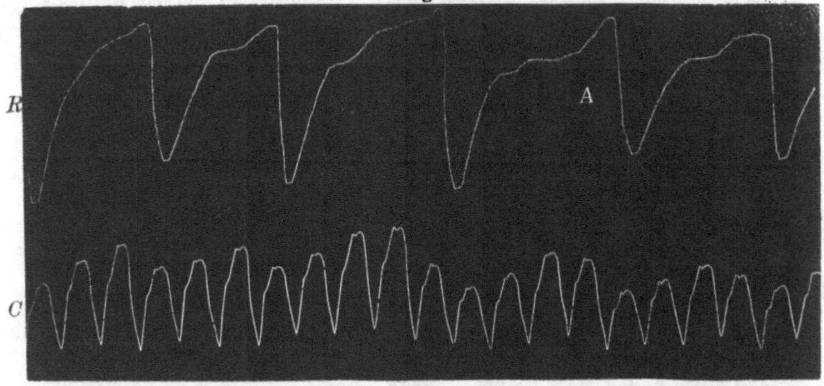

Bertino. — Einfluss der im Verhältniss zur Norm etwas tieferen Respiration *R* auf den Hirnpuls *C*.

spricht und jedem Exspirium eine Hebung derselben. Wenn das Exspirium etwas länger als gewöhnlich dauert, dann beginnt schon vor dessen Ende das Sinken der Curve, welches bei dem successiven Inspirium stärker wird.

Die Änderung des Pulses ist um so erheblicher, je tiefer die Inspiration, wie man es in folgender Aufzeichnung Fig. 45, sieht.

Fig. 45.

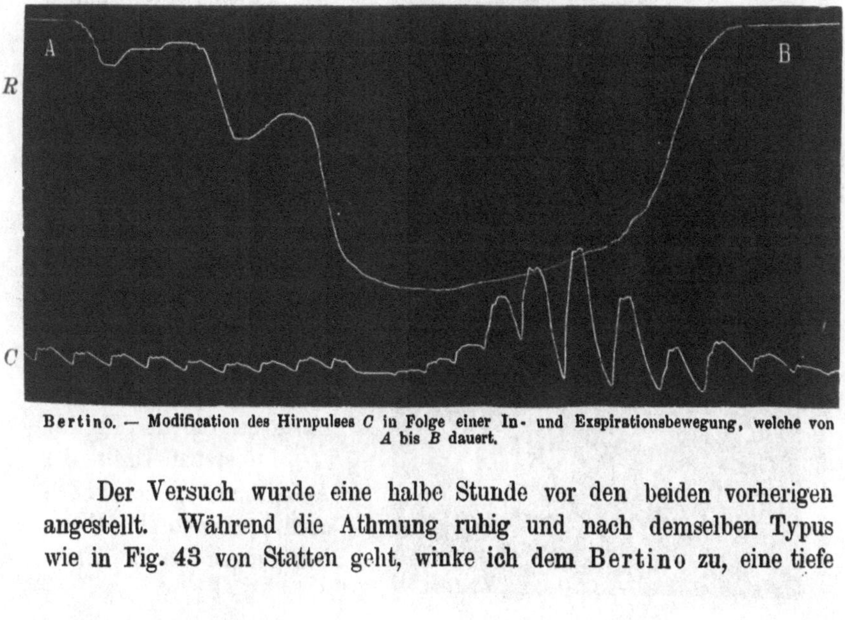

Bertino. — Modification des Hirnpulses *C* in Folge einer In- und Exspirationsbewegung, welche von *A* bis *B* dauert.

Der Versuch wurde eine halbe Stunde vor den beiden vorherigen angestellt. Während die Athmung ruhig und nach demselben Typus wie in Fig. 43 von Statten geht, winke ich dem Bertino zu, eine tiefe

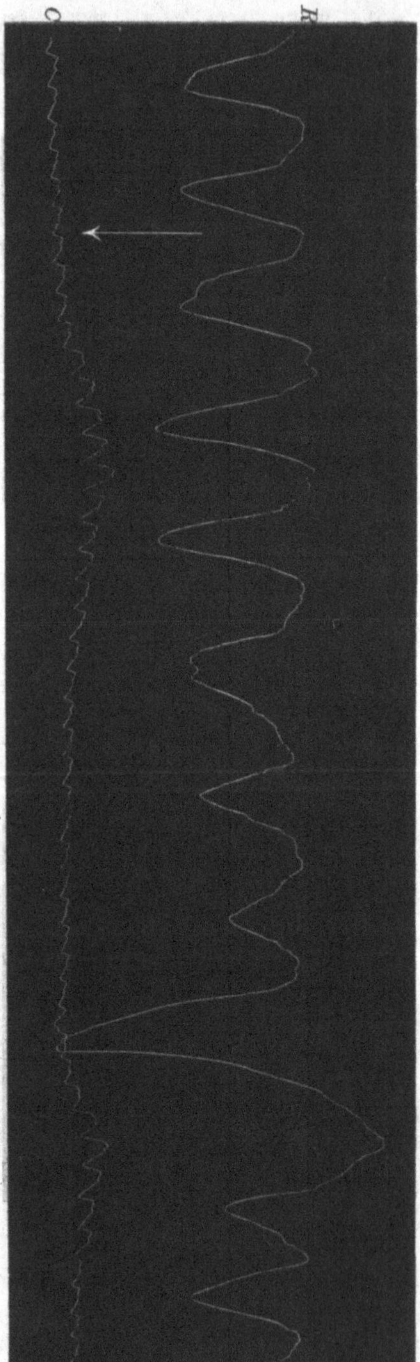

Fig. 46.

Bertino. — Modification des Hirnpulses und — Volumens während einer geistigen Operation ↓ und einer unwillkürlich erfolgten tiefen In- und Expirationbewegung

Inspiration zu machen. Ich hatte ihm schon vorher erklärt, wie er den Thorax langsam erweitern und zusammenpressen sollte. Wir sehen, dass am Ende der Inspiration die Hirnpulsationen fast verschwunden sind und dass sie im Beginne der Exspiration sehr gross werden. Ich werde bald zeigen, dass diese Änderung in der Höhe der Pulsationen aus den Schwankungen des Blutkreislaufes in den Lungen, wodurch das in den letzteren während der Inspiration angehäufte Blut der nachfolgenden Exspiration wieder in den allgemeinen Kreislauf zurückkehrt, erklärlich ist.

Ich habe schon höher oben an einer Aufzeichnung dargethan, dass die Volumszunahme des Gehirns bei verstärkter Geistesthätigkeit nicht auf einer Modification der Athembewegungen beruht. Jetzt will ich ein anderes Beispiel anführen, wo man hinter einander zwei Änderungen des Hirnpulses sieht, die eine von verstärkter Geistesthätigkeit, die andere von einer tiefen Inspiration herrührend (Fig. 46).

Im ersten Theile der Aufzeichnung, bis zum Zeichen ↓, bieten die Athembewegungen leichte Unregelmässigkeiten dar, ohne einen Einfluss auf den Hirnpuls zu üben. Wo ich den Bertino auffordere, 6 mit 45 zu multipliciren, bleiben die Athembewegungen, im Vergleich zu den früher beobachteten Variationen, so gut wie unverändert: dessen ungeachtet nehmen Pulshöhe und Hirnvolumen zu. Wenn Bertino während der geistigen Arbeit unwillkürlich eine tiefere Inspiration macht, so erfahren Pulshöhe und Hirnvolumen eine abermalige Zunahme. Hiermit wird bestätigt, dass die sonstige Volumszunahme des Gehirns während der geistigen Arbeit nicht von einer Modification der Athembewegungen abhängt; und auch umgekehrt wird hierdurch dargethan, dass das Anschwellen des Gehirns bei tiefen Inspirationenen nicht etwa von einer zur Einleitung solcher Athemzüge erforderlichen psychischen Leistung abhängig ist. Im vorliegenden Falle nämlich war Bertino der Veränderung, die im Rhythmus seiner Athemzüge vor sich gegangen war, durchaus unbewusst, wie ich mich dessen gleich nach beendigter Multiplication versicherte.

Zwischen der ersten Hebung des Gehirns und dieser zweiten, die durch eine Perturbation der Athemfolge herbeigeführt wurde, liegt der wesentliche Unterschied, dass erstere mit einer Volumsabnahme des Vorderarmes zusammenfiel, während bei einer tiefen Inspiration Hirn sowohl als Vorderarm eine Volumsvermehrung erfahren. Zum Belege hierfür kann folgende Beobachtung dienen (Fig. 47), wobei ich an Bertino gleichzeitig Hirn- und Vorderarmpuls registrirte.

Fig. 47.

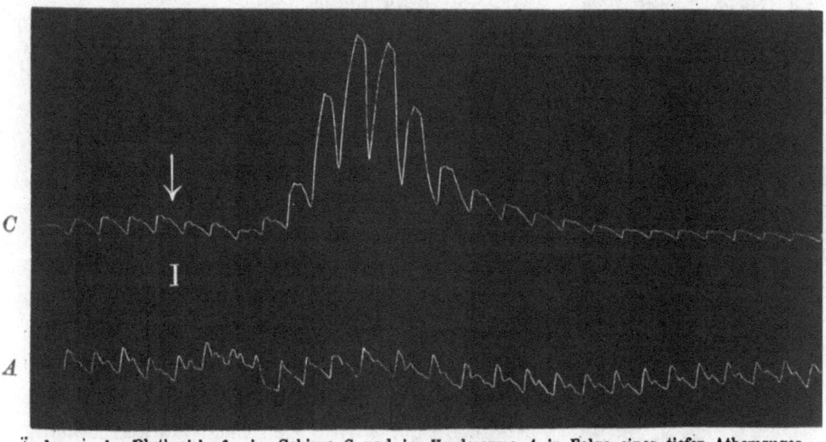

Änderung des Blutkreislaufes im Gehirne *C* und im Vorderarme *A* in Folge eines tiefen Athemzuges der in *I* ↓ anfing.

Nachdem ich etwa eine Minute vorher dem Bertino gesagt hatte, dass, sobald ich ihm mit der Hand einen Wink gebe, er ganz ruhig eine

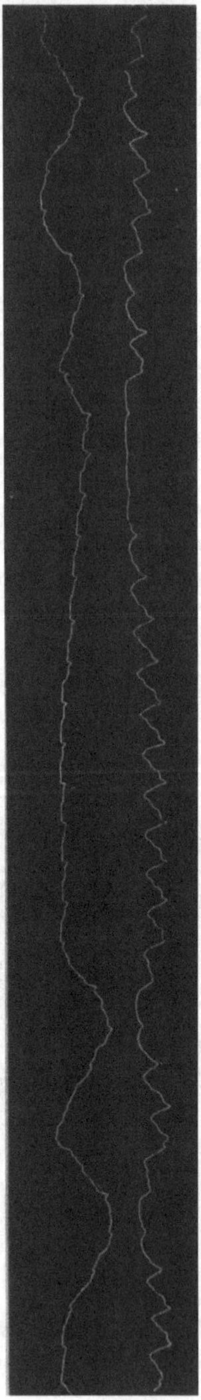

Fig. 48.

Eugenia M. — *J* — negativer Puls der Jugularvene. *R* — die gleichzeitig mittelst des Marey'schen Cardiographen geschriebenen Respirationsbewegungen. Während der Inspiration steigt die Curve *R* in die Höhe.

tiefe Inspiration und gleich darauf eine eben so tiefe Exspiration ausführen soll, mache ich auf dem Drehcylinder das Zeichen ↓. In dem Augenblicke, wo die Federn, welche den Hirn- und Vorderarmpuls schreiben, an diesem Zeichen angelangt sind, winke ich dem Bertino zu, die tiefere Inspiration zu beginnen. Vergleichen wir die Zeilen *C* und *A* der Fig. 47, so sehen wir, dass das Volumen und die Pulshöhe sowohl im Gehirne als im Vorderarme während der Inspiration sanken und während der Exspiration stark zunahmen.

Eine Erscheinung, die Niemandem entgehen konnte, der aufmerksam die bisher angeführten Aufzeichnungen betrachtet hat, ist die grössere Höhe der Hirnpulsationen im Vergleiche zu denen des Vorderarmes. Wo gleiche Ursachen auf beide Körpertheile einwirken, da findet man jedesmal die stärkste Alteration des Pulses am Gehirne. Diese Thatsache dürfte, wie mir scheint, mit dem grösseren Gefässreichthum dieses Organs und vielleicht auch mit der grösseren Nachgiebigkeit der Wandungen seiner Gefässe zusammenhängen.

§. 32.

Nachdem wir uns eine vorgängige Vorstellung von den Änderungen, die der Blutlauf im Gehirne unter dem Einflusse der Athembewegungen erleidet, verschafft haben, wollen wir jetzt auf eine genauere Analyse dieser Erscheinungen eingehen. Dabei muss ich mit Bedauern im Voraus erklären, dass die Ermittlung der einzelnen Momente, die in den beobachteten Variationen als Factoren fungiren, eine schwere Aufgabe sein wird, wie schon daraus erhellt, dass zwischen den Physiologen, die sich speciell mit derartigen Forschungen abgegeben haben, grosse Meinungsverschiedenheiten in der Auffassung dieser Momente bestehen.

Um die von uns am menschlichen Gehirne beobachteten Erscheinung richtig zu deuten, müssen auch die in anderen Körpertheilen unter dem Einflusse der Respiration vor sich gehenden Änderungen der Kreislaufsverhältnisse mit in Betracht gezogen werden. Nach Erschöpfen der Erörterung dieses Theiles der plethysmographischen Beobachtungen werden wir die Methoden und Schlussfolgerungen einiger in neuester Zeit über diesen Gegenstand veröffentlichter Arbeiten einer experimentellen Kritik unterwerfen.

Indessen wollen wir mit den mechanischen Ursachen als den einfachsten anfangen und uns klar zu machen suchen, in welcher Weise die Variationen des Druckes in der Brust- und der Bauchhöhle auf die Circulationsverhältnisse im Gehirne, in den oberen und unteren Extremitäten und in den Lungen modificirend einwirken können.

Was den venösen Abfluss anlangt, so ist nur wenig daran hinzuzufügen oder zu streichen, was darüber ALBRECHT v. HALLER in seinen klassischen *Elementa physiologiae* gesagt hat: „Magni trunci venosi capitis, „abdominis, brachii eiusmodi motu agitantur, in vivis animalibus, ut per ex- „spirationem sanguine aut retento, aut a corde refluo turgescant, per inspira- „tionem remisso ad cor sanguine eodem depleantur: hinc per inspirationem, „recedente de cerebri magnis vasis sanguine, cerebrum subsidet, idem- „que eo sanguine per exspirationem retento, et reduce, intumescit „et mole crescit.“ [1] Diese Erscheinungen, die HALLER bei ausgiebigen Athembewegungen wahrgenommen hatte, können heutzutage, mit Hülfe der graphischen Methode, auch bei normalem Athmen dargethan werden. Zum Belege möge folgende mittelst der gepaarten MAREY'schen Registrirtrommeln an meiner Schwester erhaltene Pulscurve der Jugularvene dienen. (Fig. 49.) Meine Schwester lag auf ihrem Bette und athmete ruhig. Ein am Thorax applicirter MAREY'scher Cardiograph verzeichnete gleichzeitig die Athembewegungen. Wir sehen, dass bei jeder Inspiration das Niveau der Jugularvene einsinkt, weil dann das Blut leichter nach der Brusthöhle hin abfliesst. Nach den zwei normalen Inspirationen, die man im Anfange der Fig. 48 sieht, sage ich meiner Schwester, einen Augenblick den Athem anzuhalten. Sie hält denselben am Ende der Inspiration an. In diesem Augenblicke verschwindet der Jugularvenenpuls, um gleich darauf wieder zu erscheinen und während der nachfolgenden langsamen Exspiration stärker zu werden. — Der Kürze wegen will ich mich hier auf keine eingehenderen Betrachtungen über die Bedeutung des Jugularvenenpulses einlassen, nachdem ich be-

[1] HALLER: *Elementa physiologiae.* Tom. II. Lib. VI. sect. IV. §. IX.

reits in einer früheren Schrift[1] dargethan, dass es eine im Verhältniss zum Pulse der aus dem Thorax austretenden Arterien negative Pulsform ist.

Dieselbe Depression, welche sich während der Inspiration an den Jugularvenen meiner Schwester kund giebt, ist auch an den Venen des Vorderarmes zu erkennen. An Dr. C. Tacconis schreibe ich den Vorderarmpuls mittelst des Hydrosphygmographen, wobei ich mich eines so breiten elastischen Ärmels bediene, dass wir vor dem Versuche zweifelten, ob er das Wasser im cylindrischen Glasbehälter abzusperren im Stande sein würde. Um solches zu erreichen und von dieser Seite das Gelingen des Versuches zu sichern, treffen wir alle erforderlichen Cautelen. Es wird nämlich die Haut der Armes in der Höhe des Ellbogens tüchtig mit Fett bestrichen und wird sodann der Verschluss noch dadurch verstärkt, dass der Ärmel mittelst einer über denselben geführten Cirkelbinde kräftiger an die Haut angedrückt wird, damit nicht etwa, während der nothwendigen Manipulationen zur Austreibung der Luft aus dem Glasbehälter und zur Anfüllung desselben mit lauem Wasser, letzteres unter dem Ärmel hindurch entweichen könne. — Nach Entfernung der elastischen Binde nehmen wir wahr, dass der Puls verschwindet. Dr. Tacconis war nüchtern und sein Puls sehr schwach. Wir appliciren zwei Cirkeltouren der elastischen Binde über den Gummi-Ärmel, und der Puls kommt wieder zu Vorschein. Bei dieser Gelegenheit habe ich eine Alteration des Pulses bemerkt, die für die uns jetzt beschäftigende Frage von noch viel grösserem Interesse ist. Wenn nämlich die Compression der Vorderarmvenen minim ist, dann erfolgt bei jeder Inspiration eine Volumsverminderung der Extremität; wird dagegen die Compression der Venen

Fig. 49.

1

2

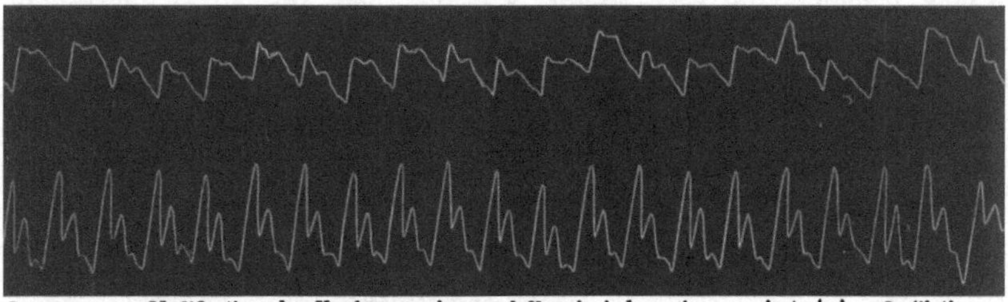

Garzena. — Modification des Vorderarmpulses und Verschwinden seiner respiratorischen Oscillationen in Folge der Zunahme des äusseren Druckes auf die Oberfläche des Vorderarmes.

stärker und dadurch der venöse Abfluss erschwert, so hört der Einfluss der Athembewegungen auf den Vorderarmpuls auf.

Desgleichen hatte ich an Herrn Garzena bei ruhiger Athemfolge

[1] Mosso: *Die Diagnostik des Pulses.* Leipzig, 1879.

starke respiratorische Oscillationen des Vorderarmvolumens beobachtet (Fig. 49); als ich aber hernach einen Druck von 20 cm Wasser auf die ganze Oberfläche des Vorderarmes einwirken liess, so sah ich die respiratorischen Schwingungen aufhören oder ganz unmerklich werden. Um einen solchen Druck auszuüben, brachte ich am cylindrischen Glasbehälter des Hydrosphygmographen, und zwar an dessen vorderer Öffnung, ein verticales Glasrohr von 25 mm Durchmesser an und füllte dasselbe bis zur Höhe von 20 cm mit Wasser. — Sobald der Druck aufhört, treten die respiratorischen Oscillationen wieder zu Tage.

Auf Grund dieser Versuche dürfte es wohl erlaubt sein, einen mechanischen Einfluss des Athmungsgeschäftes auf das Volumen des Vorderarmes anzunehmen und den Satz aufzustellen, dass bei jeder Inspiration das venöse Blut leichter nach der Brusthöhle hinabfliesst und dadurch eine Volumsabnahme des Vorderarmes bedingt.

§. 33.

Fig. 50.

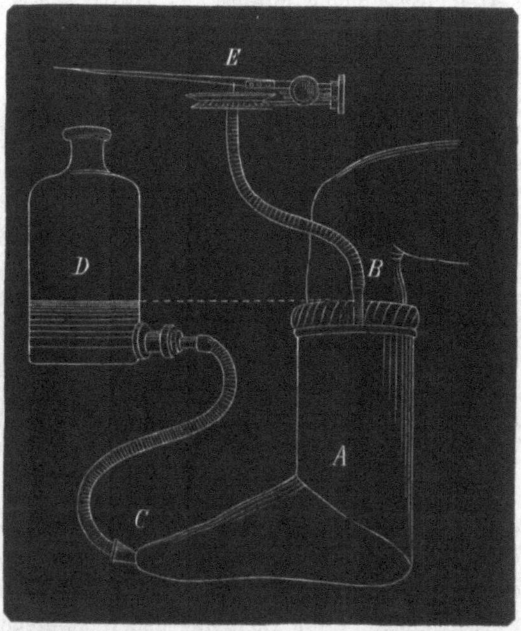

Hydrosphygmograph zur Registrirung des Pulses des Unterschenkels.

Ganz umgekehrt verhält es sich mit den unteren Extremitäten: hier gibt es eine Zunahme des Volumens während der Inspiration und eine Abnahme desselben im Anfange der Exspiration.

Dieses abweichende Verhalten der unteren Extremitäten im Gegensatze zu den oberen lässt sich leicht darthun, wenn wir in derselben Weise, wie es für einen Vorderarm geschah, auch an einem Beine (neben gleichzeitigem Verzeichnen der Athembewegungen des Rumpfes) die Registrirung der Volumsoscillationen vornehmen. Zu diesem Behufe habe ich den Hydrosphygmographen in der Weise modificirt, dass ich den cylindrischen Glasbehälter durch einen Blechstiefel ersetzte, der nach Einführung des Beines mit Wasser angefüllt wird (s. Fig. 50). Der Apparat wird in der

Höhe der Wade mittelst eines elastischen Gummiärmels oder noch besser mittelst Glaserkitt wasserdicht verschlossen: so gelingt es leichter seitlich an demselben ein Glasrohr *B* von etwa 1 cm Durchmesser anzubringen, durch dessen Vermittlung wir die dem Beinpulse und den sonstigen Volumsänderungen des Beines entsprechenden Schwankungen des Wasserspiegels wahrnehmen und verzeichnen können, indem wir das Rohr mit einem Registrirapparate in Verbindung setzen. Blechstiefel und Rohr *B* werden von der Öffnung *C* aus mit Wasser angefüllt. Letztere ist mit der auf einem Schraubengestelle heb- und senkbaren Flasche *D* in Verbindung, damit man den Wasserstand im Rohre *B* nach Belieben reguliren könne. — Als Registrirapparat dient uns die Marey'sche Hebeltrommel *E*.

Folgende Aufzeichnungen (Fig. 51 u. 52) wurden an Herrn Caudana, während derselbe eine sitzende Stellung einnahm, erhalten. Gleichzeitig mit der Verzeichnung der Volumsoscillationen der unteren Extremität wurden die Athembewegungen mittelst des Marey'schen Cardiographen registrirt. — Die Respirationscurve *R* sinkt bei der Exspiration und steigt bei der Inspiration.

Fig. 51.

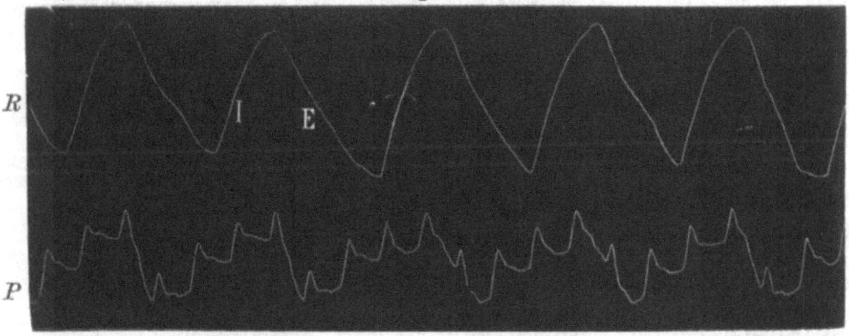

Caudana. — *P* — Volumensänderungen des Unterschenkels während der normalen Respiration *R*.

Die characteristischste Erscheinung, die uns an dieser Aufzeichnung auffällt, ist die rasche Volumsabnahme im Anfange der Exspiration. Gleich darauf und während die Exspiration noch fortdauert, besonders aber gegen das Ende derselben fängt das Volumen des Beines wieder an zuzunehmen. Diese Zunahme dauert während der ganzen Inspiration fort; am Ende derselben erreicht die Curve ihren Höhepunkt, um dann plötzlich im Beginne der Exspiration zu sinken.

Ich sage dem Herrn Caudana, er soll tiefere und frequentere Athemzüge ausführen. Dieselbe Erscheinung dauert fort (s. Fig. 52). Im Augenblicke, wo die Exspiration beginnt, erleidet das Bein eine rasche Volumensabnahme.

Der Antagonismus zwischen den plethysmographischen Curven des Beines und des Vorderarmes ist demnach vollkommen. Der Kürze wegen

Fig. 52.

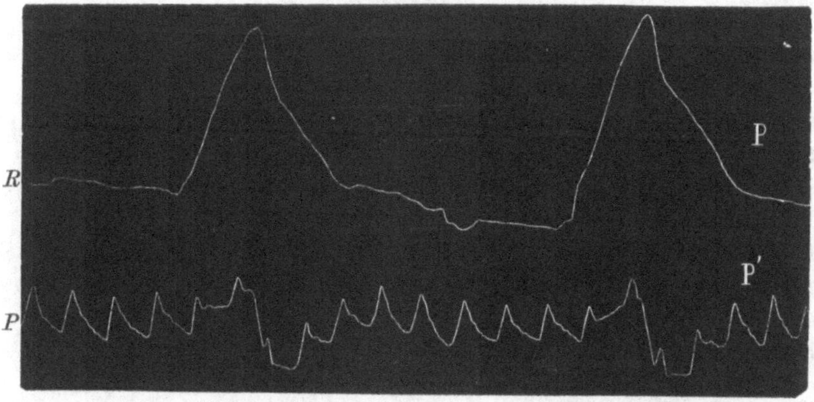

Caudana. — Einfluss verstärkter Athemzüge *R* auf das Volumen des Unterschenkels *P*.

will ich mich nicht näher auf die mechanischen Gründe dieses Gegensatzes einlassen. Doch bei der Berücksichtigung, dass während der Inspiration das Zwerchfell heruntersteigt und in Folge dessen der Druck in der Bauchhöhle zunimmt, liess sich schon a priori erschliessen, dass während der Inspiration im gesammten hypodiaphragmatischen Theile des Venensystems eine Druckzunahme stattfinden müsse. Solches wurde auch in der That durch die Beobachtungen vieler Physiologen und noch neulich durch die des Prof. Luciani bestätigt,[1] doch Niemand, meines Wissens, hat den Einfluss zu beleuchten gesucht, den dieses antagonistische Verhalten des venösen Abflusses in der Brust- und der Bauchhöhle auf den gesammten Blutkreislauf ausüben muss.

Da diese Variationen in entgegengesetzter Richtung wirken, so heben sich ihre Wirkungen gegenseitig auf, und es folgt aus ihrem Antagonismus, dass das rechte Herz eine gleiche Blutmenge während der In- und der Exspiration erhält; nur überwiegt während der ersteren der Zufluss venösen Blutes durch die obere Hohlvene (also aus den epidiaphragmatischen Körpertheilen), während der Exspiration dagegen der Zufluss aus den hypodiaphragmatischen Provinzen des Körpers.

---

[1] Luciani: *Delle oscillazioni della pressione intratoracica e intraddominale.* Archivio delle scienze mediche. 1877, fasc. 2° e 3°.

§. 34.

Durch die Versuche, die ich 1875[1] veröffentlicht habe, zeigte ich, dass das Volumen des Vorderarmes in Folge einer tiefen Inspiration um etwa 6 Cubikcentimeter, und nach einer Reihe tiefer Inspirationen gar um 8 bis 10 Cubikcentimeter abnehmen kann.

Nachdem ich die betreffenden Forschungen durch die Untersuchung der Änderungen ergänzt habe, welche der Hirnpuls und das Hirnvolumen unter dem Einflusse tiefer Inspirationen erfahren, darf ich jetzt etwas Näheres über die Ursachen dieser Erscheinung vorbringen.

Zunächst will ich einen Versuch anführen, den ich an Prof. Fileti angestellt und wobei ich unter gleichzeitiger Anwendung des Plethysmographen und des Hydrosphygmographen an demselben Vorderarm die Änderungen registirirt habe, die sowohl das Volumen dieser Extremität als deren Puls bei einer tiefen Inspiration erfahren (Taf. V, Aufzeichn. 20).

In $\alpha\downarrow$ bitte ich ihn, eine tiefe Inspiration zu machen. Die plethysmographische Curve V steigt sofort herunter. Das Maximum der plethysmographisch verzeichneten Volumensabnahme betrug 8 ccm. Die Federn, welche gleichzeitig die Curven A und V der Aufzeichnung 20 (Taf. V) schrieben, standen nicht genau in derselben Senkrechten, wie dies die Orientirungspunkte PP andeuten. In der Zeile A sieht man, trotz der durch den Plethysmographen geleisteten Compensation, die starke Volumenabnahme, die der Vorderarm in Folge der tiefen Inspiration erfährt, angedeutet. Die respiratorischen Oscillationen, die vorher kaum merklich waren, sind nach α viel deutlicher geworden. Das Volumen des Vorderarmes erlangt erst nach etwa einer halben Minute den früheren Werth wieder.

Am Gehirne hat eine gleich tiefe Inspiration einen viel grösseren Einfluss auf die Form des Pulses. Um nicht zu viele Beispiele anzuführen, übergehe ich die Aufzeichnungen, welche eine Ischämie des Gehirnes andeuten, wenn eine Reihe ungewöhnlich tiefer Inspirationen gemacht wird, und ich führe nur eine an Bertino genommene Aufzeichnung auf, wo man sieht, dass eine einzige tiefe Inspiration genügt, eine sehr starke nachträgliche Verminderung der Pulshöhe zu veranlassen (Fig. 56, zweite Hälfte).

Bertino blieb ruhig und unbeweglich. Der Hirnpuls stark und tricuspidal, wie man am Anfange der Figur sieht. In I macht er auf meinen Wink eine tiefe und rasche Inspiration. Während derselben

[1] Mosso: *Sopra un nuovo metodo per scrivere i movimenti dei vasi sanguigni nell' uomo.* P. 33.

nimmt das Gehirn rasch an Volumen ab: die Frequenz der Herzschläge nimmt zu; bei der vierten Pulsation ist der Puls beinahe verschwunden. Bei der nachfolgenden Exspiration *E* schwillt das Gehirn rasch an: der Puls wird überaus hoch. Nach beendigter Exspiration erfolgt eine zweite Abnahme des Hirnvolumens, langsamer aber tiefer und anhaltender als die vorherige. Der Puls ist sehr klein und catacrot. — Bei anderen Versuchen, die ich an Bertino und Catharina X anstellte, sah ich nach einer Reihe tiefer Inspirationen fast vollständig den Hirnpuls sich verlieren.

§. 35.

Bevor noch meine Beobachtungen am Gehirne dargethan hatten, dass auf jede ungewohnte tiefe Inspiration eine starke Volumverminderung des Gehirns und demnach ein bedeutender Grad von Ischämie in diesem Organe folgt, war es schon längst bekannt, dass viele Personen nicht im Stande sind, längere Zeit hindurch das Feuer anzu-

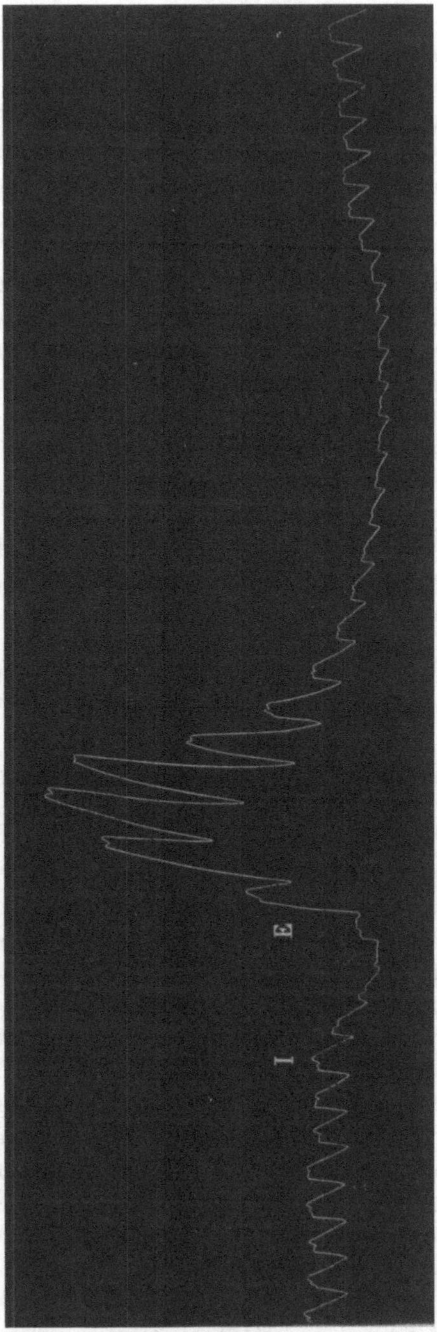

Fig. 53.

Bertino. — Änderung des Blutkreislaufes im Gehirne in Folge eines tiefen Athemzuges *I E*.

blasen, ohne schwindelig zu werden; und ich könnte das Beispiel einer mir bekannten Person anführen, bei welcher zwei tiefe Inspirationen genügen, um leichten Schwindel zu verursachen.

Nun kommt es darauf an, die Art und Weise, in welcher die Hirnanämie zu Stande kommt, zu ermitteln. Zu diesem Behufe wollen wir erst die Aenderungen in Betracht ziehen, welche die Circulationsverhältnisse in den Lungen unter dem Einflusse der Athembewegungen erfahren. In einer früheren Abhandlung[1], und zwar in einem Capitel, wo ich die Bewegungen der Blutgefässe in ihrer Beziehung zu der Respiration besprach, hatte ich mich folgender Weise ausgedrückt: „Gesetzt es sei erwiesen, dass wenn man an exstirpirten Lungen künstlich „eine tiefe Inspiration bewerkstelligt, die Lungencapillaren sich ausdehnen „und der Durchgang des Blutes durch das Lungengewebe erleichtert werde: „so halte ich dafür, dass die der Inspiration entsprechende Turgescenz der „Lungengefässe während der nachfolgenden Exspiration nicht völlig ver„schwinden könne, sondern dass es einen Blutrückstand geben müsse, „der die Lungen strotzend erhalten und sich nur langsam, in dem Maasse „als die Gefässe allmählich auf ihr ursprüngliches Volumen zurückkehren, „verlieren wird.“ — Ich fügte hinzu, ich hätte bereits ein Verfahren er„sonnen, um die Frage definitiv zu lösen.

Dieses Verfahren besteht darin, dass man an frisch exstirpirten Lungen, bei künstlich in denselben unterhaltenem Blutkreislauf und ebenfalls künstlich bewerkstelligter Athmung, auf beiden Respirationsphasen die Differenzen zwischen den in die Lungen eintretenden und den aus ihnen gleichzeitig ausfliessenden Blutmengen graphisch bestimmt.

Der wesentlichste Theil des Apparates, der mir zu diesen Versuchen gedient hat, besteht in einem Behälter (*G*, Fig. 54) worin der Luftdruck constant bleiben muss.

Das Versuchsthier lässt man verbluten. Darauf exstirpirt man die Lungen und bringt sie sofort in den Behälter *A*. Mittels der MARIOTTE'schen Flasche *N*, die mit defibrinirtem Blute gefüllt wird, leitet man in denselben die künstliche Circulation ein. Ich übergehe die Beschreibung der minder wesentlichen Theile des Apparates und aller Manipulationen, die Jedem selbstverständlich sind, der nur einigermassen praktisch mit derartigen Versuchen, wo es sich um künstliche Circulation in den Lungen handelt, vertraut ist; auch ist dieser Gegenstand bereits ausführlich von mehreren Autoren, deren ich bald zu erwähnen Gelegenheit finden werde, abgehandelt worden. Ich will nur bemerken, dass der Deckel von mattem Glase, durch welchen die Canülen *B*, *C*, *D* luftdicht durchgesteckt

[1] Mosso: am letzt a. O.

sind, einfach nach Bestreichung mit Fett auf den Rand der Glocke *A* aufgelegt wurde. Um ihn sicherer zu befestigen bediente ich mich einer

Fig. 54.

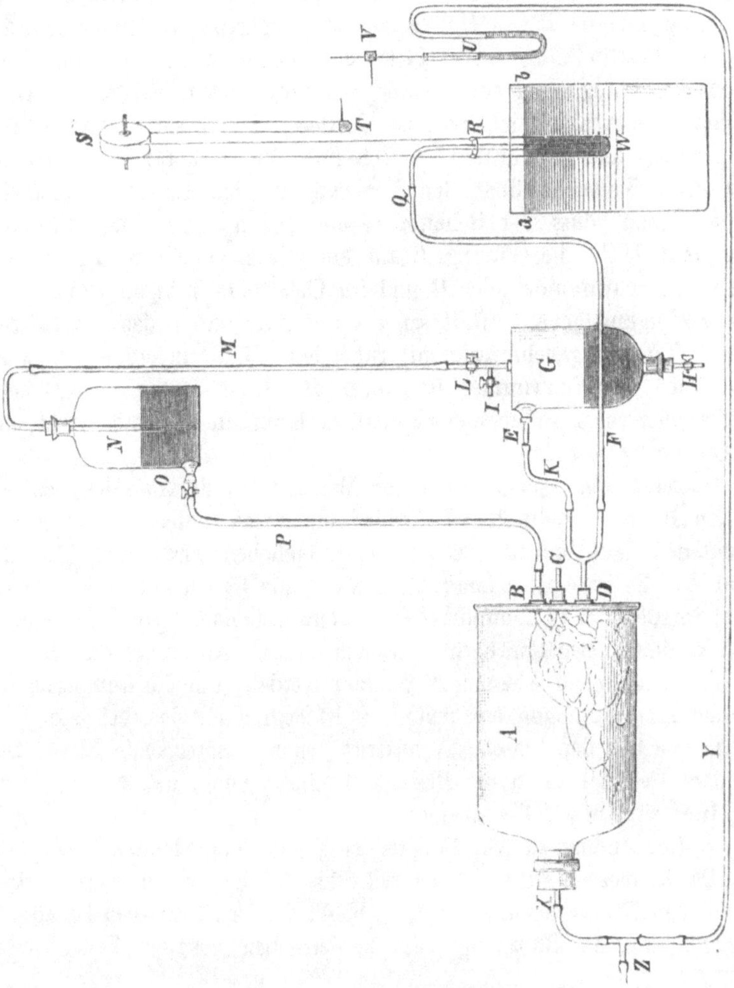

Apparat zur Bestimmung der Differenz zwischen der während der Athembewegungen in die Lungen einströmenden und aus denselben ausfliessenden Blutmenge.

6 cm breiten elastischen Gummibinde, die ich in mehreren Touren um den Rand der Glocke und des Glasdeckels herumführte. Diese Art von Verschluss ist viel expeditiver, als alle früher zu diesem Zwecke angewandten Mittel, und reicht für die bei dergleichen Versuchen in Betracht kommenden positiven und negativen Drücke völlig aus.

Das aus den Lungenvenen austretende Blut kann, wenn es in *D* angelangt ist, durch zwei dicke Röhren von gleicher Länge weiter gehen: nämlich durch das Rohr *F Q*, welches in den schwimmenden Cylinder *R* der als Plethysmograph fungirenden Gefässes *W* führt, und durch das Rohr *KE*, das in den Behälter *G* mündet. Die Oeffnungen *C*, *D*, *E* befinden sich sämmtlich in gleicher Höhe mit dem Flüssigkeitsspiegel des Schwimmcylinders *R*. — Um Raum zu ersparen, wiederhole ich hier nicht die Beschreibung meines Plethysmographen und der Art und Weise, wie er die Bewegungen einer Flüssigkeit unter einem constanten Drucke graphisch verzeichnet; ich verweise deswegen den Leser auf meine diesbezüglichen früheren Schriften.[1] — Ich füge nur noch für Diejenigen, die etwa diese Versuche über den Kreislauf in den Lungen wiederholen wollen, hinzu, dass der Behälter *G* auf einem Schraubengestelle ruht, damit man leicht die Öffnung *E* auf ein Niveau mit dem Flüssigkeitsspiegel im Schwimmcylinder *R* und im Gefässe *W* bringen kann.[2] Dass diese Bedingung genau erfüllt sei, erkennt man daran, dass das Röhrensystem *EKFQ* gleichmässig mit ruhendem Blute angefüllt ist, wobei dann auch der Schwimmer *R* (worin das Rohr *FQ* eintaucht) keine Oscillationen zeigt, so lange der künstliche Kreislauf nicht eingeleitet, also die Canüle *D* geschlossen ist.

Nachdem der Apparat in dieser Weise angeordnet worden, schliesse ich den Hahn *I*, wodurch die Verbindung zwischen der im Behälter *G* enthaltenen Luft und der Aussenluft aufgehoben wird, und öffne den Hahn *L*. Es ist einleuchtend, dass wenn aus irgend einem Grunde der Druck im Behälter *G* abnimmt, das im schwimmenden Cylinder enthaltene Blut in diesen Behälter herüberströmen muss. Nun mag der Hahn *O* der Mariotte'schen Flasche *N* geöffnet werden, um die künstliche Circulation in den Lungen einzuleiten; es ist begreiflich, dass bei jeder Blutmenge, die aus der Flasche *N* austritt, eine entsprechende Menge Luft aus dem Behälter *G* in die Flasche *N* einströmen muss.

Hier sind drei Fälle möglich:

1. Der Zufluss zu den Lungen ist gleich dem Abflusse.

Da in diesem Falle ebenso viel Blut in die Lungenarterie eintritt, als aus den Lungenvenen austritt, so bleibt der Druck in dem Behälter *G* constant, weil die Blutmenge, die in denselben aus den Venen fliesst,

---

[1] S. S. 45.

[2] In vorliegender Zeichnung ist der Schwimmcylinder *R* bis zum Niveau *ab* der im Gefässe *W* befindlichen Flüssigkeit (Gemisch von Weingeist und Wasser) mit Blut angefüllt. Eine solche Anordnung finde ich bequem; sie ist aber nicht eben nothwendig, da es zur Genauigkeit des Versuches genügt, dass das Blutniveau im Schwimmcylinder, während dieser sich mit Blut füllt oder leert und daher sinkt oder steigt, constant bleibe, und dass die Offnung *E* eben auf die Höhe dieses Blutspiegels gebracht werde. Ist auch diese zweite Bedingung erfüllt, so bleibt auch der Schwimmcylinder *R* selbst unbeweglich, so lange die Canüle *D* geschlossen bleibt.

eben genau die Luftmenge ersetzt, die aus ihm austritt und in die Flasche *N* herüberströmt, um darin an die Stelle des in die Lungen eingedrungenen Blutquantums zu treten. Der schwimmende Cylinder bleibt unbeweglich.

2. Der Zufluss zu den Lungen überwiegt den Abfluss.

Sobald (wie wir es bei der Inspiration werden erfolgen sehen) mehr Blut in die Lungen eindringt als daraus gleichzeitig durch die Lungenvene ausfliesst, so wird sich im Behälter *G* ein negativer Druck einzustellen streben. Indem das in denselben einfliessende Lungenvenenblut nicht ausreicht, den Raum auszufüllen, der darin durch den reichlicheren Übertritt von Blut aus der Flasche *N* in die Lungen und durch das entsprechend reichlichere Herüberströmen von Luft von *G* zu *N* geschafft wird, so wird das im Rohre *FQ* enthaltene Blut nach dem Behälter *G* hin angezogen und giebt der Schwimmcylinder so viel Blut an jenen Behälter ab, als erforderlich, um in demselben den Druck gleich Null zu erhalten. Die durch die Schreibfeder *T* gezeichnete Curve verzeichnet in Cubikcentimetern die Blutmenge, die in den Lungen angehäuft geblieben ist.

3. Der Abfluss von den Lungen ist stärker als der Zufluss. (Diesen Fall werden wir bei der Exspiration sich ereignen sehen.)

Wenn aus den Lungen mehr Blut ausströmt, als gleichzeitig denselben durch die Lungenarterie zugeführt wird, so findet das Lungenvenenblut, wenn es in *D* angelangt ist, in den Röhren zwei gleich weite und gleichen Widerstand darbietende Wege vor sich offen. Doch am Ende eines dieser beiden Wege befindet sich der Schwimmcylinder *R*, worin der Druck immer = 0 bleibt, während der andere zu dem geschlossenen Behälter *G* führt, wohin das Blut nicht anders als unter Compression der darin enthaltenen Luft eindringen könnte. Man begreift, dass unter solchen Umständen das sämmtliche überschüssige Blut in den Schwimmcylinder *R* sich ergiessen wird, und wird die durch die Feder *T* auf dem rotirenden Cylinder gezeichnete Curve auch die Geschwindigkeit des Abflusses dieser überschüssigen Blutmenge aus den Lungenvenen angeben.

Die Ausdehnung der Lungen wird wie gewöhnlich mittelst zweier Glasgefässe zu Stande gebracht, die in der Nähe des Bodens eine Öffnung besitzen und in gleicher Höhe aufgestellt werden. Das in dem oberen Gefässe enthaltene Wasser bewirkt, indem es durch ein Gummirohr in das untere herübertritt, durch Vermittelung des Rohres *ZX* eine Verdünnung der Luft im Behälter *A*. Der Werth des negativen Druckes wird mittelst eines Quecksilber-Manometers *VU*, das mit dem Rohre *YZ* in Verbindung steht, auf dem rotirenden Cylinder verzeichnet. Während sich die Lungen erweitern, dringt die Luft frei durch die nach aussen offene Trachealcanüle *C* in die Bronchien ein.

§. 36.

Nun will ich in Kürze den Verlauf eines Versuches schildern. Ich tödte einen grossen Hund, um so viel Blut zu erhalten, als erforderlich, um die MARIOTTE'sche Flasche zu füllen und den Apparat in Ordnung zu setzen. Sodann nehme ich einen anderen Hund von mittlerer Grösse, tödte ihn durch Verbluten und exstirpire bei ihm die Lungen, die ich sofort in den Behälter *A* einschliesse. Nach Herstellung der

Fig. 55.

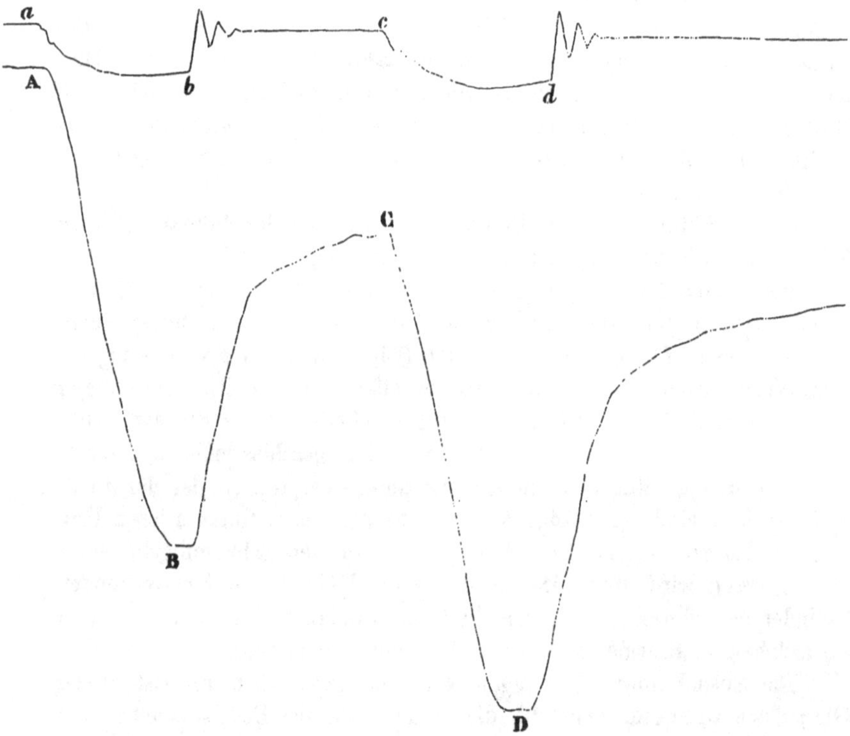

Bestimmung der in den Lungen in Folge der Inspiration sich anhäufenden Blutmenge.

Communicationen *C* und *D* öffne ich den Hahn *O*. Der Druck, unter welchem das Blut in die Lungen eindringt, beträgt 50 cm. Ich warte mehr als eine Minute, dass die künstliche Circulation recht im Gange sei; sodann erzeuge ich im Behälter *A* einen negativen Druck, dessen Werth durch Vermittelung des Quecksilber-Manometers auf dem berussten Papiere des Drehcylinders verzeichnet wird, *a b* (Fig. 55). Während sich die Lungen erweitern, steigt die Schreibfeder des Plethysmographen herunter und beschreibt die Linie *AB*, weil der Schwimmcylinder *R* (Fig. 54) sich leert und das darin enthalten gewesene Blut in das Gefäss *G* herüberströmt, um die Blutmenge zu ersetzen, die während der Inspiration *ab* in die Lungen eingedrungen und aus denselben nicht ausgetreten ist. Die Linie *AB* verzeichnet dem zufolge die in den Lungen angehäufte Blutmenge; und da der Schwimmcylinder genau calibrirt ist, so ergiebt sich, wenn wir den Höhenabstand des Punktes *A* vom Niveau des Punktes *B* messen, dass zu Ende der Inspiration eine Anhäufung von 42 ccm überschüssigen Blutes in den Lungen vorliegt. — Sodann erfolgt in *bc* (Fig. 55) die Exspiration, indem ich durch das Oeffnen des Rohres *Z* (Fig. 54) den Druck im Behälter *A* auf 0 bringe, und in Folge dessen die Lungen collabiren. Das Blut fliesst aus den Lungen nicht mit derselben Geschwindigkeit, mit der es sich darin angehäuft hatte, heraus. Man sieht, dass die Entleerung schwerer ist: anfangs geht sie zwar geschwind von Statten und steigt daher die Curve *BC* steil heran; später aber weicht letztere von ihrem ursprünglichen Laufe mehr nach rechts ab und strebt eine horizontale Richtung anzunehmen, während in den Lungen noch ein Überschuss von 15 ccm Blut zurückbleibt. — Es wird eine neue Inspiration *cd*, gleich der früheren, ausgeführt, und es sammelt sich in den Lungen wieder ein Überschuss von 40 ccm Blut an, *CD*. Bei der Exspiration *de* befreien sich die Lungen wieder nicht sogleich und nicht vollständig von diesem Überschusse. Auch wenn wir die Exspiration protrahiren, verbleibt noch immer ein Überschuss von 16 ccm Blut, von dem sich die Lungengefässe noch nicht befreit haben (Curvenstrecke *DE*).

Dieser Versuch beweist, dass in den Lungen dasselbe stattfindet, was Jedermann an der Haut der Extremitäten und an allen übrigen Körpertheilen wohlbekannt ist: dass nämlich, wenn die Gefässe unter einem negativen Drucke sich erweitert haben, sie sich mit Blut überfüllen und nach aufgehörter Aspiration nicht sofort zu ihrem früheren Zustande zurückkommen, sondern einiger Zeit zu ihrer Entleerung bedürfen.

Wenn man auch annehmen wollte, dass in den exstirpirten Lungen die Blutüberfüllung hochgradiger sein könne als in den Lungen eines lebenden Thieres, so bliebe nichtsdestoweniger die Thatsache gesichert, dass in Folge tiefer Inspirationen eine gewisse Menge Blut sich in den Lungen aufspeichert, die bei den nachfolgenden Exspirationen nicht augenblicklich, sondern mit einigem Zögern dem allgemeinen Kreislaufe zurückgegeben wird. — Eben um den complicirenden Umstand einer raschen Änderung in der Elasticität der Gefässwandungen auszuschliessen, hatte ich alle Massregeln getroffen, um den Versuch möglichst bald nach dem

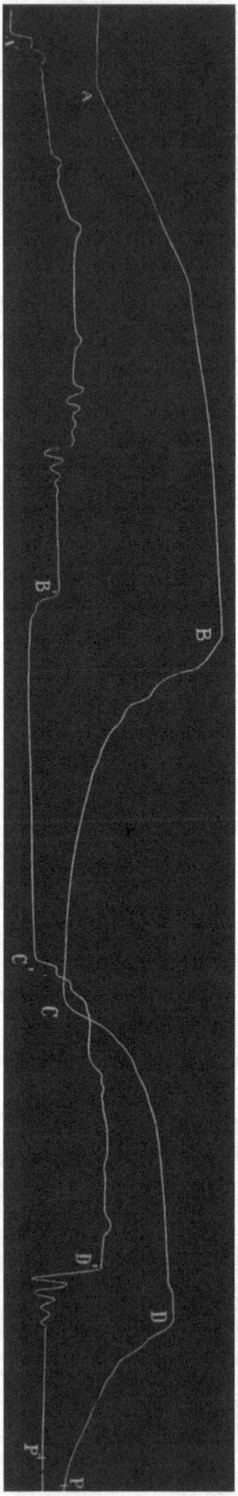

Fig. 56.

Bestimmung des Einflusses, welchen die durch Lufteinblasen in die Respirationswege bewerkstelligte künstliche Athmung auf den Blutkreislauf in den Lungen ausübt.

Tode des Thieres ausführen zu können, und es für geboten gehalten, das Experiment nicht mehr als 2 oder 3 mal an derselben Lunge zu wiederholen.

Nachdem ich die Thatsache dieser Blutanhäufung während der Inspiration an den Lungen dreier Thiere bestätigt, unternahm ich, mit demselben Apparate die Änderungen zu messen, welche der Lungenkreislauf erleidet, wenn man die künstliche Respiration mittelst eines mit der Trachea in Verbindung gesetzten Blasebalges bewerkstelligt.

Da es bei diesen Versuchen überflüssig gewesen wäre, die Lungen in den Behälter *A* (Fig. 54) zu bringen, zog ich es vor, den Thorax breit zu öffnen, eine Canüle in den rechten Ventrikel und eine andere in den linken Vorhof einzuführen und dann sofort die künstliche Circulation einzuleiten. Ich brauche kaum zu bemerken, dass ich auch bei diesem Versuche, wie bei den früheren, vorher einen grossen Hund geopfert, die Mariotte'sche Flasche mit dessen Blute angefüllt und den Registrirapparat in Ordnung gesetzt hatte, damit das Ganze ohne Verzögerung in Function treten könnte.

Der in Rede stehende Versuch (Fig. 56) wurde an einem Hunde von mittlerer Grösse angestellt. Der Thorax wurde breit geöffnet, die Lungen an ihrer Stelle belassen. Die Erhöhung des Luftdruckes in der Trachea wurde einfach durch Anblasen mit dem Munde bewerkstelligt und das Maass dieser Druckerhöhung mittelst eines Quecksilbermanometers auf dem rotirenden Cylinder verzeichnet (Curve *A' B' C' D'*). Der Blutdruck betrug 40 cm.

Der Verlauf der durch die Feder des

Plethysmographen gezeichneten Curve $ABCD$ (Fig. 57) lehrt, dass beim Einblasen von Luft in die Trachea das Blut aus den Lungen verdrängt wird, und beim Aufhören des Druckes in den Bronchien die Gefässe sich wieder erweitern. Man beachte vor Allem, dass die Federn nicht genau übereinanderstanden, wie es die Orientirungspunkte PP (rechts) anzeigen. — In A' nimmt der Druck in den Bronchien zu, wie das Ansteigen der Manometercurve $A'B'$ zu erkennen giebt. Unmittelbar darauf sehen wir, dass die plethysmographische Curve AB allmählich in die Höhe geht; d. h. es tritt aus den Lungen mehr Blut aus als in die MARIOTTE'sche Flasche einströmt. Der Überschuss fliesst in den Schwimmcylinder R herüber, der in Folge dessen in die Tiefe sinkt.

Von Interesse ist der Umstand, dass hier das Caliber der Lungengefässe während der Exspiration grösser wird als zuvor, so dass in die Lungen nicht bloss die gleiche Blutmenge zurückkehrt, wie die während der Inspiration verdrängte, sondern noch ein Plus an Blut eindringt und in den Lungengefässen angehäuft wird.

Die nächstliegende Vermuthung, auf die man hier verfällt, wäre die, dass es sich einfach um eine Änderung des Gefässtonus handle; doch ziehe ich es vor, mich vorläufig eines Urtheils in dieser Frage zu enthalten, bis ich nicht weitere Versuche darüber zum Abschluss gebracht habe.

Es wird eine zweite Einblasung vorgenommen, und stellen sich wieder dieselben Erscheinungen ein.

Zwischen der natürlichen und der künstlichen Respiration haben wir hier, in Bezug auf die Menge des Blutrückstandes in den Lungen, einen vollkommenen Gegensatz: denn wir sahen, dass wenn sich die Lungen, wie bei der natürlichen Athmung, unter einem negativen Drucke (d. h. durch Herabsetzung des äusseren Druckes auf ihre vom Brustfell überzogene Oberfläche unter den Werth des von innen her durch die Luftwege wirkenden freien atmosphärischen Druckes) erweitern, sich in ihnen Blut anhäuft, während umgekehrt ihr Blutgehalt abnimmt, wenn ihre Erweiterung durch Steigerung des von innen her wirkenden Luftdruckes in den Respirationswegen zu Stande gebracht wird.

§. 37.

Bisher haben wir nur die Differenz zwischen der in die Lungen eindringenden und der aus ihnen ausfliessenden Blutmenge in Betracht gezogen; die grössere oder geringere Geschwindigkeit, mit der das Blut in ihnen während der verschiedenen Respirationsphasen strömt, wurde nicht weiter berücksichtigt. An unserem Apparate konnte diese Geschwindigkeit nur nach Augenmaass, nach dem rascheren oder langsameren Ausflusse des Blutes aus dem Behälter *G* (worin sich der Druck constant erhält) bemessen werden.

Indessen hielten wir es für nothwendig, einige graphische Bestimmugen in dieser Richtung vorzunehmen, nicht bloss weil solche bisher in der Physiologie fehlten, sondern namentlich weil sie für die Kritik unserer Versuche sowohl, als derer anderer Forscher von grossem Belange sind.

Wo die künstliche Inspiration durch negativen Druck auf die Pleura-Oberfläche der Lungen vermittelt wurde, da sind, in Bezug auf den Blutkreislauf in den letzteren, die drei Hauptabschnitte des Gefässsystems, die Venen, die Haargefässe und die Arterien, die sämmtlich einer Erweiterung unterliegen können, gesondert in Betracht zu ziehen. Der durch diese Erweiterung geschaffte Raum wurde in zweifacher Weise

Fig. 57.

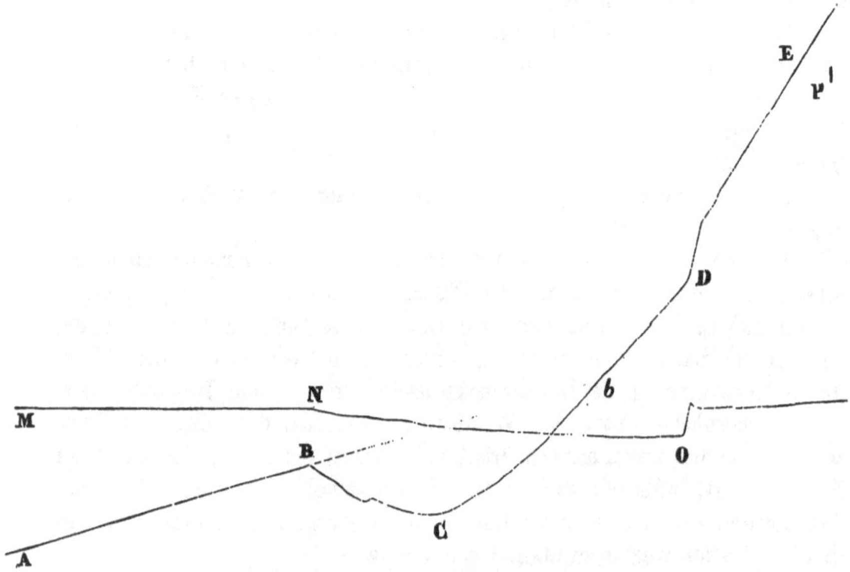

Curve *A B C b D E* stellt die Geschwindigkeit dar, mit welcher bei der künstlichen Athmung das Blut während einer Inspiratiousbewegung (Strecke *N O* in der Manometercurve *M N O P*) aus den Lungenvenen ausfliesst.

ausgefüllt: einmal durch den reichlichen Blutzufluss aus der Mariotte'schen Flasche, zweitens durch den Rückfluss des Blutes von den Lungenvenen aus. Da beide Factoren zur Herabsetzung des Druckes in dem Behälter *G* Veranlassung gegeben haben, so brauchen wir, um den ersten Factor zu bestimmen, nur den venösen Rückfluss zu messen.

Diese Bestimmung unternahm ich in der Weise, dass ich das Blut aus den Lungenvenen nur in den Schwimmcylinder des Plethysmographen herübergehen liess. Eine solche Einrichtung des Apparates erlaubt den Blutdruck in den Lungenvenen constant und zwar gleich Null zu erhalten, während man zugleich den Vortheil hat, den Rückfluss des Blutes nach den Lungen hin in dem Augenblicke zu messen und zu schreiben, wo sich letztere unter dem negativen Drucke auf ihre Pleura-Oberfläche ausdehnen.

Die Curve *ABCDE* (Fig. 57) stellt den Verlauf eines Versuches dar. Jeder Centimeter der Coordinaten entspricht einem Werthe von wenig mehr als 2 ccm Blut. Der in der Figur gegebene Abschnitt der Curve umfasst einen Zeitraum von 30 Secunden. Die Strecke *AB* giebt die Geschwindigkeit an, mit welcher das Blut während des Collapsus der Lungen ausfliesst. Die Curve *MNOP* wurde gleichzeitig mittelst des Quecksilber-Manometers geschrieben. Unmittelbar darauf erfolgt ein Rückfluss des Blutes gegen die Lungen hin. Nachdem die Geschwindigkeitscurve in *C* ihren Höhepunkt erreicht hat, sinkt sie mit grösserer Geschwindigkeit als sie angestiegen war. In der That, wenn wir die Linie *AB* verlängern, schneidet sie die Linie *CD* in *T*: das bedeutet, dass der Durchgang des Blutes durch die Lungen reichlicher geworden ist.

Im Augenblicke der Exspiration erfolgt eine rasche Zunahme wegen der Entleerung der Venen, und darauf fährt der Abfluss noch rascher als früher fort, wahrscheinlich weil sich die Lungen von der in den Capillaren angehäuften Blutmenge befreit haben werden.

Doch ist der Mechanismus des Blutkreislaufes keineswegs so einfach als wir bisher geschildert haben. Die künstlichen Circulationsversuche bei Anwendung einer Mariotte'schen Flasche, während die Lungen in einem die Brusthöhle vertretenden Recipienten eingeschlossen sind, ahmen nicht genau den natürlichen Lungenkreislauf des lebenden Thieres nach, sofern die Lungenvenen ausserhalb der künstlichen Brusthöhle münden und das venöse Blut unter dem gewöhnlichen atmosphärischen Drucke ausfliesst.

Ich werde im nächsten Capitel darthun, dass man auf diesen Einwurf ein ungebührliches Gewicht gelegt hat, da der negative Druck, der sich in dem Lungenhohlraume während der Inspiration einstellt, sofern die Luftwege durchgängig, so geringfügig ist, dass man von ihm absehen darf. Um die Kritik des obigen Einwurfes überzeugender zu machen, werde ich im nächsten Capitel die Ergebnisse meines Versuches über künstliche Circulation in den Lungen, bei direct in die künstliche Brusthöhle sich ergiessendem Lungenblute, mittheilen. Und wir werden sehen, dass auch in diesem Falle, wo alle normalen Bedingungen pünktlich nachgeahmt werden, das Blut während der durch negativen Druck auf die Pleura-Oberfläche der Lungen erzeugten Inspiration mit beschleunigter Geschwindigkeit durch die Lungen strömt, obgleich das Lungenvenenblut unter entsprechendem negativem Drucke zum linken Vorhof gelangt.

—

X.

Experimentalkritik der über den Lungenkreislauf

von Quincke und Pfeiffer, von Funke und Latschenberger und von Bowditch und Garland angestellten Untersuchungen.

§. 38.

Quincke und Pfeiffer[1] haben durch ihre künstlichen Circulationsversuche an exstirpirten Lungen dargethan, dass der Einfluss auf den Blutkreislauf in den Lungen sich ganz entgegengesetzt gestaltet, je nachdem die Ausdehnung der letzteren durch negativen Druck auf der Pleuraseite, oder durch positiven Druck von den Luftwegen aus erzeugt wird; im ersteren Falle wird der Blutumlauf begünstigt, im zweiten erschwert. Mit dieser Angabe stimmen die Ergebnisse unserer Versuche überein, die wir am Ende des vorigen Capitels angeführt haben. Indem die genannten Autoren obige Thatsache auf die natürlichen Circulationsverhältnisse anzuwenden suchen, machen sie folgende Betrachtungen: „Im Körper wird die Ausdehnung der Lungen allerdings bewirkt durch „eine Verminderung des in der Pleurahöhle herrschenden Druckes, während der Luftdruck in Trachea und Bronchien bei In- und Exspiration „(annähernd) derselbe bleibt; gleichzeitig und in demselben Maasse wie der „pleurale Druck, vermindert sich aber auch der auf der äusseren Fläche „des Herzens und der grossen Pulmonalgefässe lastende Druck; arbeitet „daher das Herz, wie wir für diese Betrachtung zunächst supponiren wollen, „bei In- und Exspirationsstellung mit derselben Energie, so wird der Druck,

---

[1] Quincke und Pfeiffer: *Über den Blutstrom in den Lungen.* Archiv für Anatomie und Physiologie. 1871, S. 98.

„welcher in den Ästen der Arteria und Vena pulmonalis herrscht, be-„zogen auf den Atmosphärendruck in der Inspirationsstellung, ein ge-„ringerer sein als während vollkommener Exspiration; es wird daher der-„jenige Theil des Lungengefässsystems, der dem Atmosphärendruck aus-„gesetzt ist, in der Inspiration weniger ausgedehnt werden, als in der „Exspiration.“

Um diese Anordnung der Lungengefässe und des Herzens in der Brusthöhle im Verhältniss zum atmosphärischen Drucke schematisch darzustellen, entwerfen sie folgende Zeichnung. Die punktirte Linie bedeutet ein elastisches Rohr, wodurch eine Flüssigkeit strömt. Dasselbe verläuft frei durch den Raum *R* und verschliesst luftdicht einen benachbarten ähnlichen Raum *R'*. Die Räume *R*, *R'* stellen zwei geschlossene Höhlungen dar, welche nur durch zwei oben angebrachte Öffnungen mit der Aussenluft communiciren. Das Druckgefäss und der untere Behälter, in welchen sich die durch das elastische Rohr strömende Flüssigkeit ergiesst, befinden sich in dem Raume *R*, welcher die Brusthöhle, worin die Lungengefässe und das Herz eingeschlossen sind, vorstellt.

Fig. 58.

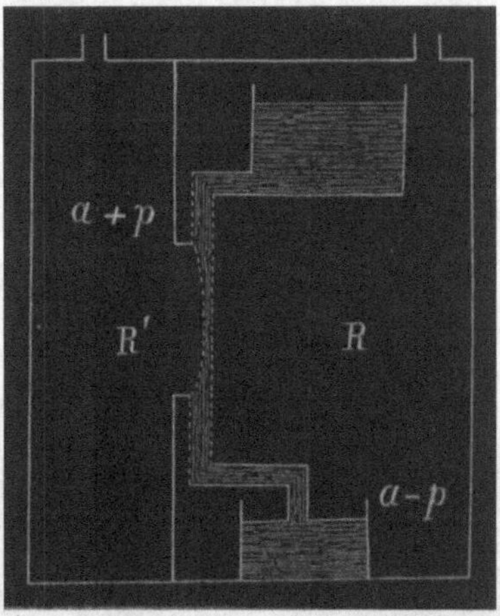

QUINCKE und PFEIFFER's ideeller Apparat zur Nachahmung der Circulations-Verhältnisse in den Lungen.

„Bei dieser Anordnung,“ sagen die Verfasser, „wird man in Bezug „auf den Blutstrom durch das ela-„stische Rohr genau dieselben Ver-„änderungen erreichen, ob man in dem „rechts gelegenen Raum den Druck „unter den der Atmosphäre ernie-„drigt, oder ob man ihn statt dessen im linken Raum um ebensoviel „erhöht.“[1]

Daraus folgern die Verfasser weiter, dass bei der natürlichen Respiration der Blutumlauf durch die Lungen dieselben Erscheinungen darbieten wird, die sie bei der künstlichen Respiration beobachtet haben, wenn dieselbe durch Erhöhung des Luftdruckes in den Luftwegen mittelst eines Blasebalges bewerkstelligt wurde.

Schon aus der blossen Betrachtung der Fig. 58 schien mir die Sache viel verwickelter als QUINCKE und PFEIFFER glaubten. Bei dem Ver-

---

[1] A. a. O. S. 101.

dachte, sie hätten den sehr wichtigen Umstand nicht berücksichtigt, dass die Flüssigkeit im elastischen Rohre in Strömung begriffen ist, schickte ich der wirklichen Ausführung des von diesen Autoren nur gedachten Experimentes folgenden Vorversuch voran. Die Sache ist an und für sich eines eingehenderen Studiums würdig, und es wird mich sehr freuen, wenn dieses Beispiel einer experimentalen Kritik hinreichend darthun wird, wie gefährlich es ist, sich auf blosse Speculation zu verlassen, wo bei Problemen über Blutkreislauf elastische Häute oder Röhren in Betracht kommen. Es sind dies Factoren, die eine so bunte Verwickelung mit sich bringen und uns so weit von den genauer erforschten hydraulischen Problemen entfernen, dass es hier Niemandem erlaubt sein dürfte, auf rein speculativem Wege, ohne Zuhilfenahme des directen Versuches, ein Urtheil zu wagen.

Fig. 59.

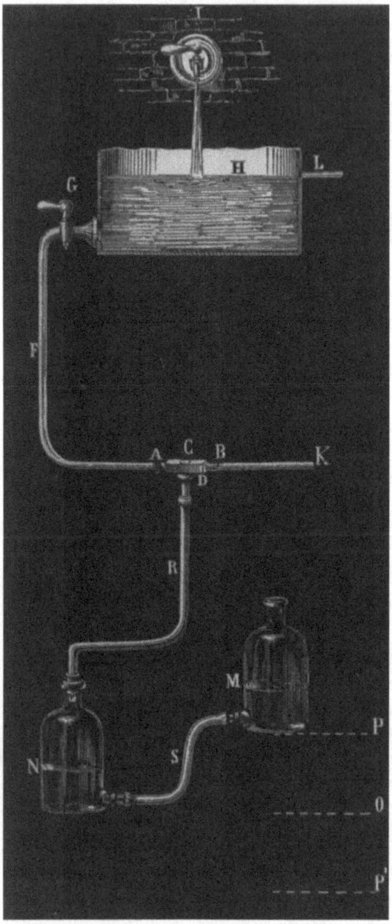

Kritik des Quincke-Pfeiffer'schen ideellen Versuches. Apparat zu einem Vorversuche über das Verhalten der Verschlussmembran des Raumes *R'* (Fig. 58), wenn die des Raumes *R* einem positiven oder negativen Drucke ausgesetzt wird.

Vor Allem wollte ich sehen, was mit der den Raum *R* (Fig. 58) schliessenden elastischen Membran geschieht, wenn die andere, den Raum *R'* schliessende Membran einem positiven oder negativen Drucke unterworfen wird, und dies zwar während die Flüssigkeit im Strömen begriffen ist.

Zur Nachahmung der vorstehenden schematischen Abbildung von Quincke und Pfeiffer (Fig. 58) construirte ich einen kleinen messingenen Kasten *A B C D* (Fig. 59) von rechtwinkelig-prismatischer Form, 50 mm lang, 25 mm breit, 20 mm hoch, und mit zwei einander gegenüberstehenden Fenstern (in *C* und in *D*) versehen, deren jedes mit einer sehr dünnen elastischen Gummimembran verschlossen wurde. An dem Kästchen waren ferner zwei gegenüberstehende und als Hälse fungirende hohle Aufsätze (*A* und *B*) angebracht, in deren jeden eine Glasröhre von 12 mm Lichtungsdurchmesser und 50 cm Länge (*AF* und *BK*) eingeschoben wurde. Die Röhre *FA* wurde rechtwinkelig geknickt und durch ein kurzes und starres Gummirohrstück mit dem Hahne *G* des Behälters *B* verbunden. Letzterer war zur Bewahrung eines constanten Wasserspiegls *H* mit einer seitlichen Ausflussöffnung *L* versehen, durch welche das im Überschusse aus der Wasserleitung *I* zufliessende Wasser abfloss. Das Rohr *GFAK* hatte seine Ausflussmündung in *K*.

Um einen bald positiven bald negativen Druck auf die Membran *D* auszuüben brachte ich daselbst eine metallische Kuppel von etwas grösserem Basaldurchmesser als das entsprechende Fenster an und befestigte sie luftdicht unten am kleinen Kasten, wie bei *D* zu sehen ist. Diese Kuppel entspricht dem Raume *R'* der Fig. 58. Um den Druck sicher und constant um *P* zu vermehren oder vermindern zu können, bediente ich mich zweier communicirender Flaschen *N* und *M*, deren letztere vom Niveau *O* nach oben oder nach unten in *P* und *P'* verlegt werden konnte.

Wir setzen in der Röhre *FABK* durch Öffnen des Hahnes *G* die Flüssigkeit in Bewegung und bringen an der Membran *C* einen Schreibehebel zur Registrirung ihrer Schwingungen an. So lange der äussere Druck auf die beiden elastischen Membranen dem atmosphärischen Drucke *A* gleich bleibt, wird auf dem berussten Papiere des Rollcylinders eine wagrechte gerade Linie geschrieben. Im Zeitpunkte *A*, Fig. 60, übe ich auf die Membran *D* einen positiven Druck $+p = 18$ Centimeter Wasser aus, indem ich die Flasche *M* von *O* in *P* versetze. Die Membran führt eine Schwingung aus, während welcher die Schreibfeder die Curve *ABCD* aufzeichnet, auf welche wieder eine horizontale Strecke in gleichem Niveau mit der früheren folgt. Die Betrachtung der erhaltenen Curve lehrt, dass es eine Hebung *B* der Membran, dann eine Senkung *C* derselben unter das ursprüngliche Niveau gab, sodann eine zweite viel kleinere Schwingung *D*. Die ganze Erscheinung, d. h. die beiden Schwingungen von *A* bis *D*, nahmen etwa 1 Secunde in Anspruch. — Im Zeitpunkte *E* stelle ich die Flasche *M* in *O* zurück, wodurch der ursprüngliche (atmosphärische) Druck *a* hergestellt wird. Wir sehen dann wieder zwei Schwingungen an der Membran *C* erfolgen, aber in umgekehrter Richtung: die Membran senkt sich zuerst nach *F*, hebt sich sodann und überschreitet das Niveau *G*, worauf sie zuletzt noch eine zweite Schwingung *H* ausführt.

Wenn wir die Resultate dieses kleinen Versuches auf das Quincke-Pfeiffer'sche Schema Fig. 58 übertragen, so heisst es: wenn die Flüssigkeit im elastischen Rohre in Strömung begriffen ist oder überhaupt nur einen Ausweg hat, dann bewirkt ein im Raume *R'* erzeugter Druck nur eine momentane Schwingung der Verschlussmembran *D* des anderen Raumes *R*, nicht eine anhaltende Anspannung derselben, wie man vielleicht auf den ersten Blick erwarten sollte. Eine solche erleidet nur die Membran *C* des Raumes *R'*, und die anhaltende Anspannung derselben äussert sich eben dadurch, dass, wenn der Druck in *R'* auf den Werth *A* zurücksinkt, die Rückkehr der Membran *D* zu ihrem Gleichgewichte sofort durch Aspiration eine neuerliche aber umgekehrte Schwingung *EFG* der Membran *C* veranlasst.

Fig. 60.

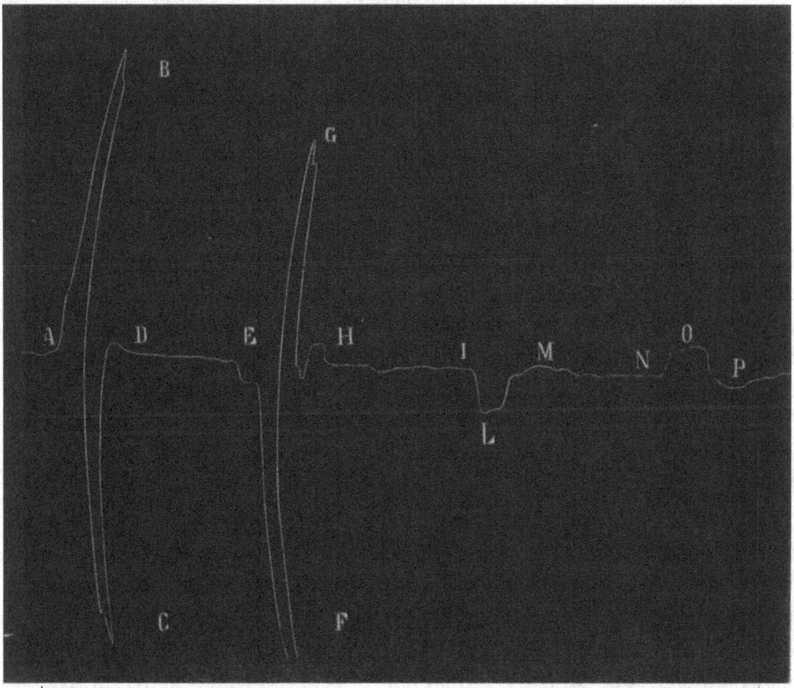

Kritik des Quincke-Pfeiffer'schen ideellen Versuches. Schwingungscurve der Verschlussmembran des Raumes *R'* (Fig. 58) bei positivem Drucke auf die des Raumes *R*.

Nun mache ich den umgekehrten Versuch. Im Punkte *I* übe ich auf die Membran *D* einen negativen Druck $-p$ aus, indem ich die Flasche *M* vom Normalniveau *O* nach unten in *P'* versetze. Die Wirkung ist zu meiner Überraschung sehr gering: die Curve beschreibt die Schwingung *ILM* und verläuft dann wieder horizontal. — Im Punkte *N* stelle ich die Flasche *M* in *O* zurück, und es erfolgt eine umgekehrte und sehr schwache Schwingung *NOP*.

In der Befürchtung, dass die Differenz nicht etwa von einem Fehler des Apparates abhinge, schloss ich gleichzeitig die Mündung K und den Hahn G, und während so das Wasser im Apparate in Ruhe stand, fand ich, dass die Drücke $a+p$ und $a-p$ eine anhaltende Anspannung der Membran C (bei $a+p$ nach oben, bei $a-p$ nach unten) bewirkten, in beiden Fällen viel stärker als die Hebung AB, geschweige denn als die Senkung ILM in Fig. 60; ja, die anhaltende Senkung der Curve beim negativen Drucke $a-p$ war ungefähr ebenso stark als deren anhaltende Hebung beim positiven Drucke.

Wir verzichten darauf, den Grund der verschiedenen Amplitude, womit die Membran C beim positiven und beim negativen Drucke auf D in momentane Schwingung versetzt wurde, zu besprechen, und kehren zur Analyse des Quincke-Pfeiffer'schen Versuches zurück.

§. 39.

Um genau die Bedingungen des ideellen Versuches von Quincke und Pfeiffer einzuhalten, habe ich einen besonderen Apparat (Fig. 63) construirt.

Der wesentliche Theil dieses Apparates, der einzige, der einige Aufmerksamkeit erheischt, ist das elastische Rohr, das zwischen die beiden Behälter eingeschaltet ist, in welchen der Luftdruck nach Belieben variabel sein soll (Fig. 61 und 62; vgl. auch Fig. 63 $ABCD$). Ich habe hier einigermassen die Anordnung der elastischen Membranen ändern zu

Fig. 61.

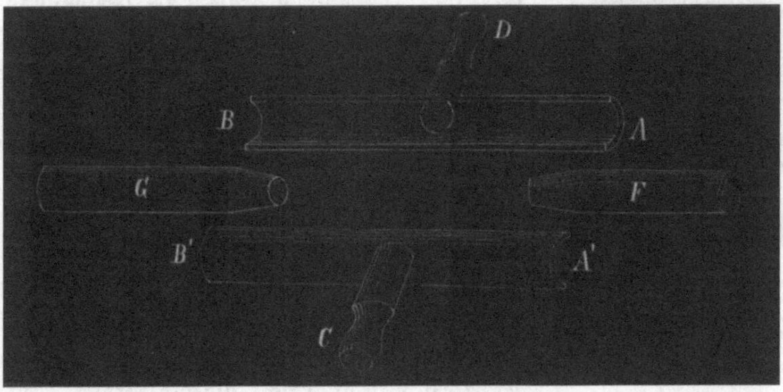

Kritik des Quincke-Pfeiffer'schen ideellen Versuches. Vorrichtung zur Aufnahme des elastischen Rohres.

müssen geglaubt und näherte sie etwas mehr aneinander, als im Apparate, der in Fig. 59 dargestellt ist, um dem Einwande zu begegnen, dass das Rohr an der Stelle, wo die elastischen Membranen angebracht sind, eine Erweiterung erfährt. Um diesen Theil des Apparates zu construiren, nahm ich daher ein messingenes Rohr von 13 mm Durchmesser und 100 mm Länge. Ich durchschnitt es der Länge nach in zwei gleiche Theile, *BA* und *B'A'* Fig. 61, und bohrte in die Mitte jeder Hälfte ein Loch, durch welches ich ein ungefähr 4 cm langes messingenes Rohr (*DC'*) steckte. Sodann wurden die beiden Hälften derart abgeschliffen, dass sie sich luftdicht an einander anschmiegten. Ferner schnitt ich aus einer dünnen Kautschukplatte zwei Stücke von ungefähr 100 mm Länge und 15 mm Breite, legte sie flach an einander und fasste sie zwischen die beiden Längshälften des Messingrohres, die ich durch mehrfache Touren eines um dieselben in ihrer ganzen Länge gewickelten Metalldrahtes fest an die zwischenliegenden Gummiplatten andrückte.

Diese zwei Platten stellen die Wandungen des elastischen Rohres dar, welches zwischen die beiden Hohlräume des QUINCKE-PFEIFFER'schen ideellen Apparates eingeschaltet ist. Um dieses elastische Rohr an dessen Enden in zwei starre Röhren, eine obere und eine untere, die es mit dem oberen und dem unteren Gefässe verbinden, zu verlängern, nahm ich zwei Glasröhren von 11 mm Durchmesser, ertheilte ihnen durch Ausziehen über der Lampenflamme eine leicht conische Gestalt, wie es die beiden Stücke *F* und *G* der Fig. 61 vorstellen, und schob sie zwischen die beiden elastischen Membranen.

Fig. 62.

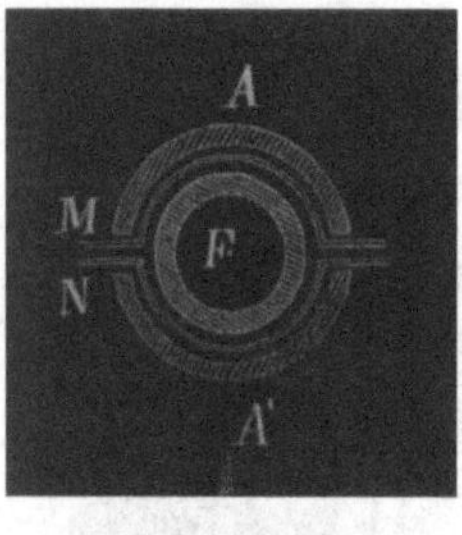

Querschnitt der das elastische Rohr zusammensetzenden Gummiplatten *M, N*, sammt Glasrohr *F* und Metallkapsel *A A'*, entsprechend dem rechten Ende der in Fig. 61 dargestellten Vorrichtung.

Fig. 62 stellt im Querschnitte das rechte Endstück der in Fig. 61 angedeuteten Vorrichtung dar. *A* und *A'* sollen die beiden Längshälften des messingenen Rohres, noch nicht fest an einander gedrückt, vorstellen; *M* und *N* die beiden elastischen Membranen, *F* das Glasrohr.

Da die Dicke des letzteren ungefähr 1 mm betrug, so wurde dadurch das Messingrohr an beiden Enden genau verstopft. Um sicherer zu sein, dass das Wasser zwischen beiden Gummiplatten strömen würde, ohne an deren Berührungsrändern nach aussen zu dringen, brachte ich einen Siegellack-Kragen an und überzog das gesammte Rohr mit dickem Firniss. — Das Ganze war nun luftdicht zusammengefügt, so dass sowohl der Spalt zwischen den beiden elastischen Membranen (der sich beim Durchgange der Flüssigkeit zur Lichtung eines elastischen Rohres zu verwandeln hatte), als die beiden Seitenkammern hermetisch nach aussen hin abgeschlossen waren.

Figur 63 zeigt die Anordnung der übrigen Theile des Apparates. An dem Rohre *A* brachte ich ein Quecksilber-Manometer an, und das Glasrohr *E O* verlängerte ich bis an den Boden der Mariotte'schen Flasche *G*, die durch einen Hahn *O* (dessen innere Oeffnung von gleichem Durchmesser ist wie das Rohr *E*) verschlossen werden kann. Von dem Theile *B* ab verlängerte ich das Rohr *H* bis in den Behälter *I* hinein, an welchem ein Stöpsel mit zwei Öffnungen angebracht ist: durch die eine ist die Verlängerung des Rohres *H* durchgesteckt, während durch die andere das Rohr *R* austritt.

Fig. 63.

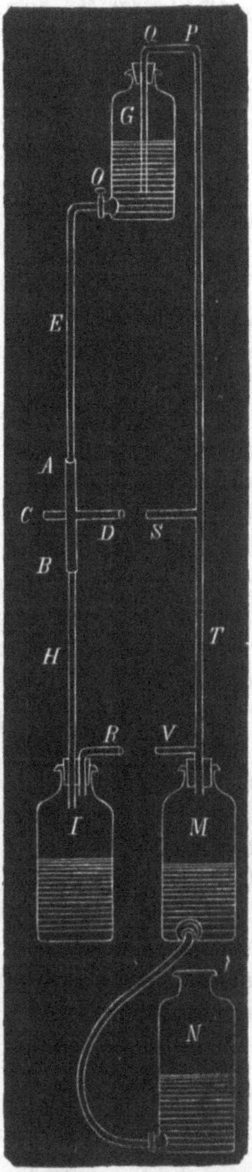

Kritik des Quincke-Pfeiffer'schen ideellen Versuches. Anordnung des gesammten Apparates, der mir zur reellen Ausführung dieses Versuches gedient hat.

Um bei der Ausführung des von Quincke und Pfeiffer gedachten Versuches den Luftdruck in der einen Seitenkammer des Messingrohres von a (atmosphärischer Druck) auf $a+p$ (wie dies in Fig. 58 links angedeutet ist) zu erhöhen, genügte der eben beschriebene Theil des Apparates. Um dagegen den Druck in der einen Kammer von a auf $a-p$ (wie in dem Quincke-Pfeiffer'schen Schema Fig. 58 rechts angedeutet) herabsetzen zu können, musste eine anderweitige Nebenvorrichtung getroffen werden, durch welche es möglich wird, gleichzeitig das Mariotte'sche Gefäss, eine Wand des elastischen Rohres und das zur Aufnahme des ausfliessenden Wassers dienende Gefäss *I* unter den Druck $a-p$ zu versetzen. Wie aus der beistehenden Figur ersichtlich, gelingt das leicht, wenn man die Öffnungen *Q*, *D* und *R* mit einem Glasrohr *PST* verbindet, worin man mittelst der zwei Gefässe *M*, *N* einen negativen Druck erzeugt.

Bei jedem Versuche fülle ich die Mariotte'sche Flasche bis zum Streifen, den ich in deren Hals mit Diamant gerizt habe. Diese Flasche fasst 930 ccm. Mittelst einer Uhr, welche die Fünftel einer Secunde verzeichnet und die man durch einfachen Druck auf einen

Knopf gehen lässt oder anhält, messe ich die Zeit, binnen welcher die Flasche sich entleert, bis die erste Luftblase durch den Hahn *O* geht. — Die Länge des Rohres von *O* bis *C* beträgt 35 cm.

§. 40.

Bei der experimentellen Prüfung der theoretischen Auseinandersetzung Quincke und Pfeiffer's erhalte ich die in den folgenden Tabellen verzeichneten Resultate.

In der ersten Colonne, unter der Überschrift Normal, ist in Fünfteln von Secunden die Zeit angegeben, binnen welcher sich das Gefäss entleerte, während die Öffnungen *PCD* und *R* offen blieben, oder in anderen Worten, während der ganze Apparat unter dem atmosphärischen Drucke stand. — In der zweiten Colonne, welche die Überschrift $a+p$ führt, findet man die Zeiten, binnen welchen das Gefäss *F* sich entleerte, während die in der Kammer *C* mit der äusseren Wandungsoberfläche des elastischen Rohres in Berührung befindliche Luft unter dem Drucke einer 23 cm hohen Wassersäule stand. Um diese Drucksteigerung $+p = 23$ cm Wasser zu erhalten, genügt es, das Rohr *V* in die Öffnung *C* einzufügen und das Gefäss *N* zu heben, bis der Wasserspiegel in diesem Gefässe um 23 cm höher steht als in *M*. — Die Öffnung *D* steht mit der äusseren Luft in Verbindung. — In der letzten Colonne, $a-p$, steht das ganze System unter dem negativen Drucke von 23 cm Wasser: d. h. die Gefässe *M* und *N* sind mittelst des Rohres *PT* und seiner Seitenstücke *V* und *S* mit dem Rohre *R* und den Öffnungen *D* und *Q* in Verbindung gesetzt. Der Unterschied zwischen dem Wasserstande in *M* und dem in *N* beträgt ebenfalls 23 cm, aber das Gefäss *N* ist dieses Mal das untere. — Die Öffnung *C* communicirt frei mit der Aussenluft.

Der Theil *A* der folgenden Tabelle enthält die Resultate einer Versuchsreihe, wobei zwei etwas derbe und 1 mm dicke elastische Membranen zur Bildung des elastischen Rohres verwendet wurden. Bei der zweiten Versuchsreihe *B* bediente ich mich sonst desselben Apparates, aber die elastischen Membranen waren dünner und dehnbarer.

A			*B*		
Normal.	$a+p$	$a-p$	Normal.	$a+p$	$a-p$
0,275	1,080	1,260	1,025	1,165	2,004
0,277	1,070	1,261	1,030	1,161	2,008
0,266	1,063	1,279	1,034	1,170	1,296

Die Prämissen, auf welche QUINCKE und PFEIFFER ihre Schlussfolgerungen gründen, bewährten sich also nicht durch den Versuch. Die eben angeführten Zahlen zeigen uns, dass, wenn man in dem rechtsseitigen Behälter (Fig. 58) den atmosphärischen Druck a auf $a-p$ herabsetzt (d. h. den sogenannten negativen Druck $-p$ erzeugt), in der Zeiteinheit weniger Flüssigkeit durch das Rohr strömt, als wenn man den Druck im linksseitigen Behälter auf $a+p$ steigert.

Die Verschiedenheit in den Mengen der in der Zeiteinheit ausfliessenden, also auch überhaupt durch das Rohr strömenden Flüssigkeit kann nur von einer Ungleichheit der Widerstände herrühren, da ja die Triebkraft (d. h. der die Strömung bedingende Druck) und der Querschnitt der Ausflussöffnung dieselben bleiben im Falle $a+p$ wie im Falle $a-p$, und zwar in beiden Fällen dieselben wie im Falle a. Die Ungleichheit der Widerstände aber kann nur durch eine Änderung der Grösse und Form des Querschnittes im elastischen Theile des Rohres bedingt worden sein, da dies die einzige Änderung ist, die überhaupt in den Verhältnissen des Gesammtrohres durch den positiven oder negativen Druck auf die eine oder die andere Wand seines elastischen Theiles hervorgebracht werden konnte. — Ich habe nicht sehen können, wie sich die das elastische Rohr bildenden Membranen in den beiden Fällen $a+p$ und $a-p$ anordnen, halte es aber aus obigem Grunde für gewiss, dass der Querschnitt sich ändern musste.

Ich habe successive an den Öffnungen C und D (Fig. 63) eine MAREY'sche Registrirtrommel angebracht, um die Schwingungen der elastischen Membranen im Falle $a+p$ und im Falle $a-p$ graphisch darzustellen. Es fand sich nun, dass in letzterem Falle ($a-p$) die Schwingungen langsamer und stärker ausfielen, was übrigens schon für das Ohr hörbar war.

Einen wichtigen Begriff brachten QUINCKE und PFEIFFER in ihrer Arbeit zur Geltung, indem sie auf speculativem Wege zeigten, dass bei der künstlichen Circulation in den Lungen, wenn letztere unter negativem Drucke erweitert werden, die durchströmende Blutmenge, je nachdem die Lungenvenen dem atmosphärischen oder aber demselben negativen Drucke, der die Erweiterung der Lungen bewirkt, unterworfen sind, verschieden sein muss, und zwar grösser in ersterem Falle.

Diesen Satz gelang es mir durch einen mittelst des oben beschriebenen Apparates angestellten Versuch zu bestätigen. Wenn wir nämlich in D (Fig. 63) einen negativen Druck $a-p$ erzeugen, d. h. eine Wand des elastischen Rohres unter den negativen Druck $a - 23$ cm Wasser $= a-p$ setzen, während das übrige System unter dem atmosphärischen Drucke (a) bleibt, so findet man, dass eine gleiche Menge Flüssigkeit in kürzerer

Zeit durchgeht als in allen früher betrachteten Fällen. Man ersieht dieses aus folgender Tabelle *C*, welche eine Fortsetzung der Tabelle *B* darstellt.

C

Normal.	$a+p$	$a-p$	Negativer Druck $a-p$ nur in *D*.
1,025	1,165	2,004	0,300
1,030	1,161	2,008	0,298
1,034	1,160	1,296	0,295

Die Zunahme der durchströmenden Flüssigkeit ist leicht begreiflich, wenn man bedenkt, dass, wenn nur ein Theil eines elastischen Rohres unter negativem Drucke steht, der Querschnitt desselben grösser werden muss.

Nun fragt es sich, in wie weit die Ergebnisse derartiger Versuche auf die natürlichen Kreislaufsverhältnisse in den Lungen anwendbar sein mögen. — Meinestheils halte ich dafür, dass die Verhältnisse hier viel verwickelter seien, als QUINCKE und PFEIFFER in ihrer schematischen Figur annahmen, da die Blutgefässe der Lungenalveolen sich bei den Athembewegungen nicht nur ausdehnen und zusammenziehen, sondern auch abwechselnd entfalten und zusammenlegen, wie wir dies im folgenden Paragraphen bei der kritischen Besprechung der Untersuchungen zweier anderer Forscher sehen werden.

§. 41.

FUNKE und LATSCHENBERGER[1] haben zwei Abhandlungen veröffentlicht, um darzuthun, dass zur Deutung der bei dem Lungenblutkreislaufe wahrnehmbaren Erscheinungen ein neuer Factor herangezogen werden müsse.

Ihre Untersuchungen fussen auf folgender Betrachtung:

Bei jeder Erweiterung der Lungen, sie werde durch Herabsetzung des Druckes auf die Pleura-Oberfläche derselben oder durch Steigerung des Druckes in den Luftwegen erzeugt, muss in Folge der Flächenzunahme der Alveolen eine Streckung des betreffenden Capillarnetzes zu Stande kommen und folglich eine Verlängerung und V e r e n g e r u n g der einzelnen Capillargefässe.

Diese Vorstellung ist keineswegs neu, denn schon POISEUILLE hatte

---

[1] FUNKE und LATSCHENBERGER: *Über die Ursachen der respiratorischen Blutdruckschwankungen im Aortensystem.* PFLÜGER's Archiv 1877, p. 405.

dieselbe 1855 in seinen *Recherches sur la respiration*[1] entwickelt, worin er durch Versuche an Thieren nachwies, dass „die Insufflation den Durchgang der Flüssigkeiten durch die Lungencapillaren verzögert".

Die Deutung POISEUILLE's, so wie später FUNKE's und LATSCHENBERGER's in Betreff der Verzögerung, welche der Blutumlauf durch die Lungen in Folge einer Druckerhöhung in den Luftwegen erfährt, beruht auf der Annahme, dass die Blutgefässe in den Lungenalveolen so angeordnet seien, wie die grossen Kreise an der Oberfläche einer Kugel. Wenn das richtig wäre, so könnte auch ihre Deutung zutreffen. Doch lehren die Injectionspräparate, dass die Gefässe in schlängeligen Windungen an der Oberfläche der Lungenalveolen verlaufen. Wenn wir die Lungen durch negativen Druck auf ihre Pleura-Oberfläche erweitern, so entfalten sich diese Windungen und es können sich in Folge dessen dem Blutdurchtritte neue Bahnen erschliessen, die früher weniger oder gar nicht zugänglich waren. So glauben wir die Beförderung erklären zu müssen, welche der Lungenkreislauf während der normalen Inspiration erfährt. Wenn dagegen Luft in die Luftwege eingeblasen wird, so wird der Blutlauf nicht etwa desswegen gehemmt, dass ihre Capillaren zu sehr gedehnt würden, sondern weil wir auf ihre Oberfläche, von dem Hohlraume der Alveolen aus, einen positiven Druck ausüben, welcher nothwendig den Durchgang des Blutes erschweren muss.

FUNKE und LATSCHENBERGER haben offenbar nicht gebührlich den Widerspruch erwogen, in welchem ihre Theorie zu dem Ergebnisse der von QUINCKE und PFEIFFER angestellten Versuche stand (wobei nicht ausser Acht zu lassen ist, dass diese Versuche unter Bedingungen ausgeführt worden waren, die sich den normalen Verhältnissen möglichst analog gestalteten). Denn wir begegnen am Schlusse der ersten FUNCKE-LATSCHENBERGER'schen Arbeit, gleich nach der Beschreibung des Versuches von künstlicher Respiration durch Lufteinblasen in die Trachea bei geöffnetem Thorax, folgendem Satze: „Wir tragen auch nicht das leiseste „Bedenken, unsere Erklärung auch auf die respiratorischen Blutdruck„schwankungen bei natürlicher Athmung zu übertragen."[2] Diese Zuver-

[1] Le fond de chaque vésicule, ainsi que les parois latérales, contiennent dans leur épaisseur un réseau de capillaires sanguins très-abondants, qui obéissent à l'ampliation ou au retrait de la cavité de la vésicule, de telle sorte que l'aire de la vésicule augmentant dans l'inspiration, les capillaires s'allongent et leur diamètre est en même temps diminué. Au contraire, dans l'expiration, en égard au retrait de la vésicule, sa surface diminuant, le diamètre des capillaires augmente et leur longueur diminue. POISEUILLE: *Recherches sur la respiration.* Comptes rendus, 1855, tome 41, p. 1073.

[2] A. a. O p. 428.

sicht der Verfasser können wir durchaus nicht theilen, sondern müssen vielmehr betonen, dass dieselben in keiner Weise die Richtigkeit ihres Rückschlusses auf die natürlichen Respirationsverhältnisse erwiesen haben.

Der Mangel aller Analogie zwischen ihren, durch Lufteinblasen in die Trachea bewerkstelligten, künstlichen Respirationsversuchen und der normalen Athmung war so augenscheinlich, dass die Verfasser ein Jahr später ihren Abschluss widerrufen mussten. Sie veröffentlichten eine zweite Abhandlung [1], um, wie sie sagten, den directen experimentellen Nachweis für die Anwendbarkeit ihrer Theorie auf die natürliche Athmung, d. h. auf die Ausdehnung der Lungen durch negativen Druck auf ihre Pleura-Oberfläche, zu liefern. Ein solcher Nachweis, fügten sie hinzu, schien ihnen nothwendig geworden, seitdem Beobachtungen vorlagen, welche an einen Gegensatz zwischen den Circulationsverhältnissen bei der künstlichen und der natürlichen Respiration glauben liessen. Quincke und Pfeiffer, heisst es weiter, hätten bereits gesucht, durch genaue speculative Beweisführung darzuthun, dass eine derartige Verschiedenheit der Kreislaufsverhältnisse in den Lungen nur dann bestehe, wenn Anfangs- und Endpunkt des künstlichen Blutstromes ausserhalb der Pleurahöhle und unter dem atmosphärischen Drucke sich befinden; dass aber hingegen der Durchgang des Blutes durch die Lungen auch bei der Ausdehnung derselben durch negativen Druck auf ihre Pleura-Oberfläche erschwert sein müsse, wenn sämmtliche Bahnen des Lungen-Blutstromes, wie es bei dem lebenden Thiere der Fall ist, im Brustkasten eingeschlossen sind.

Da sich nun Quincke und Pfeiffer eben nur auf diese speculative Demonstration beschränkt und keinen experimentellen Beleg für ihre theoretischen Ausführungen beigebracht hatten, so unternahmen Funke und Latschenberger das *experimentum crucis*, bei welchem, wie sie sagen, die normalen Bedingungen aufrecht erhalten bleiben sollen, und beschreiben eine Vorrichtung, wo Anfangs- und Endpunkt des künstlichen Kreislaufes, d. h. das Druckgefäss und der das ausfliessende Lungenvenenblut aufnehmende Behälter, mit der künstlichen Pleurahöhle in Verbindung stehen.

Doch thatsächlich wurden hierdurch die theoretischen Voraussetzungen Quincke's und Pfeiffer's keineswegs experimentell verwirklicht, da der von Funke und Latschenberger construirte Apparat gar nicht seiner Bestimmung entsprach und ihre Versuche bei Weitem nicht mit der genügenden Genauigkeit ausgeführt wurden, um den erhaltenen Resultaten einen positiven Werth zu verleihen.

Beistehende Abbildung, die wir der Arbeit Funke's und Latschen-

[1] Pflüger's Archiv. 1878, S. 547.

BERGER's entnehmen, stellt ihren Apparat dar. Der Brustkorb ist durch das Gefäss *A* vertreten. Der die Triebkraft des Blutes erzeugende Druck wird durch das Gewicht der Blutsäule im Gefässe *G* erzeugt, von wo aus das Blut durch das Rohr *F* der Lungenarterie zuströmt. Das Lungenvenenblut geht nach seinem Austritte aus den Lungen *H L* durch das gekrümmte Rohr *E*, das hier vertical gezeichnet ist, aber bei dem Versuche in horizontale Lage gebracht wird, um auf den verschiedenen Phasen der Respiration die Geschwindigkeit des Blutstromes in den Lungen bestimmen zu können. Dieses Rohr, sowie das für den Luftzufluss zum Gefässe *A* bestimmte, stehen mittelst der Öffnungen 6 und 4 mit der künstlichen Brusthöhle *A* in Verbindung.

Fig. 64.

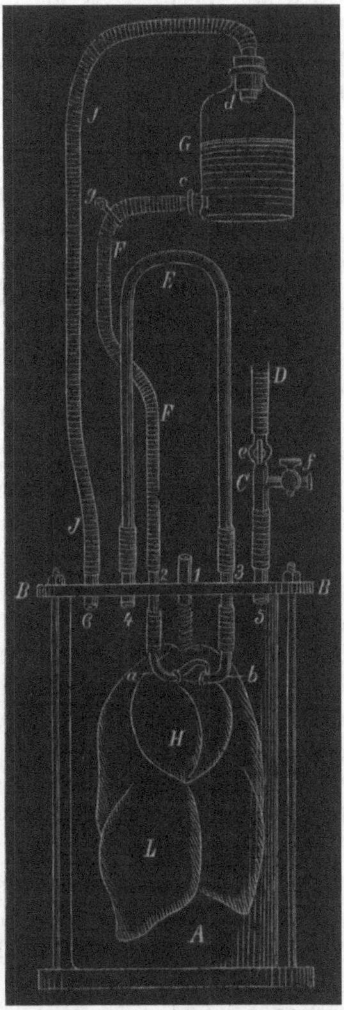

Apparat von FUNKE und LATSCHENBERGER zu Versuchen über künstliche Circulation in den Lungen.

Die Inspiration wird mittelst einer in *D* angebrachten BUNSEN'schen Wasserpumpe bewerkstelligt. Nach Schliessung des Hahnes *f*, welcher die Verbindung mit der Aussenluft vermittelt, wird die Luft im Behälter *A* verdünnt, und die Lungen dehnen sich aus. Sodann öffnet man wieder den Hahn *f*, und die Lungen collabiren. — Die Verfasser sagen kein Wort von dem Werthe des manometrischen Druckes; doch da sie sich zur Verdünnung der Luft einer BUNSEN'schen Pumpe bedienten, so müssen wir glauben, der negative Druck sei so erheblich gewesen, dass hierdurch jedes Resultat illusorisch gemacht wurde.

Um sich von den natürlichen Bedingungen, wie es FUNKE und LATSCHENBERGER wollten, möglichst wenig zu entfernen, hätten sie vor Allem das normale Verhältniss zwischen dem Blutdrucke im rechten Herzen und dem negativen Drucke auf der Pleura-Oberfläche einhalten sollen.

§. 42.

Ich bin meinestheils überzeugt, dass der Grund der gegenwärtig auf diesem Gebiete in der Physiologie herrschenden Confusion eben darin liegt, dass viele Autoren den während der Inspiration in der Pleurahöhle sich einstellenden negativen Druck zu hoch angeschlagen haben. In diesen Studien gab es, wenn ich mich so ausdrücken darf, eine Periode des Verfalles, und wir müssen auf die klassische Arbeit von DONDERS [1] über den Mechanismus der Respiration und Circulation zurückgreifen, um für die uns beschäftigende Streitfrage einen festen Anhaltspunkt zu finden.

DONDERS brachte am Cadaver ein Manometer an der Trachea an und fand darin bei der Eröffnung des Brustkastens einen Druckzuwachs von 30 bis 70 mm Wasser. Das erklärt sich daraus, dass bei geschlossenem Thorax, wegen des in der Pleurahöhle bestehenden negativen Druckes, die elastischen Fasern der Lungen über ihre Gleichgewichtslage hinaus ausgedehnt waren. Wird der Thorax geöffnet und kommen daher die Lungen unter den atmosphärischen Druck, so ziehen sich die elastischen Fasern um so Vieles zusammen, als sie vorher wegen des negativen Druckes ausgedehnt gewesen waren; durch die auf solche Weise erfolgende Verengerung der Lungen-Alveolen und Bronchiolen wird der Luftdruck in den Luftwegen um eben so vieles erhöht, als der arithmetische Werth des früheren negativen Druckes in der Pleurahöhle betrug, welcher letztere daher am Cadaver auf 30 bis 70 mm Wasser anzuschlagen ist. Nach der Berechnung von DONDERS müsste dem entsprechend beim lebenden Menschen bei Eröffnung des Brustkastens der Druck in der Trachea um 100 mm Wasser oder $7^1/_2$ mm Quecksilber anwachsen, und wäre folglich dieses das Kraftmaass, welches erforderlich ist, um die Lungen bis zur Ausfüllung der Brusthöhle, und zwar bei der Weite, welche dieselbe am Ende einer Exspiration besitzt, auszudehnen. Mit anderen Worten ist dies der Werth des negativen Druckes in der Pleurahöhle am Ende der Exspiration.

Wie interessant aber auch diese erste Bestimmung der vitalen Resistenz der Lungen, so kommt es doch bei unserer Frage nicht auf diesen constanten Werth des negativen Druckes, wie er beim Lebenden am Schlusse der Exspiration besteht, an.

Wir sollten vielmehr erfahren, welcher Druck dazu gehört, die

[1] DONDERS: *Beiträge zum Mechanismus der Respiration und Circulation im gesunden und kranken Zustande.* Zeitschr. f. rat. Med. Bd. III. 1853. S. 287.

Lungen von dem eben betrachteten Ausdehnungsgrade an bis zu dem Umfange zu dilatiren, den sie auf der Höhe einer normalen Inspiration erreichen.

Kramer und Donders haben am Menschen und anderen Thieren den Druck gemessen, unter welchem die Luft während der natürlichen Inspiration durch Nase und Trachea einströmt. Kramer applicirte ein Manometer seitlich an der Trachea eines Pferdes und sah während der Inspiration die Quecksilbersäule des Manometers um etwa 1 mm sinken, während der Exspiration um 2 oder 3 mm steigen. — Aus den Donders'schen Bestimmungen ergiebt sich, dass in den Lungen des Menschen die Differenzen zwischen dem exspiratorischen und dem inspiratorischen Luftdrucke zwischen 1 und 3 mm Quecksilber schwanken. Die Wege, durch welche die Luft in die Lungen einströmt, sind so weit und die Widerstände, die dabei zu überwinden sind, so gering, dass sich während der Inspiration sehr bald das Gleichgewicht zwischen dem Luftdrucke in den Lungenalveolen und dem äusseren atmosphärischen Drucke herstellen muss.

Es scheint mir daher, dass bei frei durchgängigen Luftwegen der arythmetische Werth des negativen Luftdruckes in der Pleurahöhle schwerlich über 2 mm Quecksilber hinausgehen kann. — Die directe Bestimmung dieses Druckes bietet Schwierigkeiten dar, die meines Wissens bisher nicht überwunden worden sind. Doch besitzen wir positive Data, um ihren muthmasslichen Werth unter normalen Bedingungen (und auf solche kommt es uns hier vor Allem an) schätzen zu können. Da wir nämlich wissen, dass zur Ausdehnung der Lungen von ihrem Umfange bei vollendeter Exspiration bis zu dem, welchen sie auf der Höhe der gewöhnlichen Inspiration erlangen, etwa 2 mm Quecksilberdruck gehören, und dass die Luft von aussen her in die Trachea unter einem Drucke von etwa 1 mm Quecksilber eindringt, dass aber auf der Höhe der Inspiration der Luftdruck in den Lungen = 0 (d. h. gleich dem atmosphärischen Drucke) sein muss, so müssen wir daraus schliessen, dass der negative Druck in der Höhlung der Lungenalveolen während der Inspiration beinahe vershwindend klein ist im Vergleich zu dem Blutdrucke im rechten Herzen.

Diese Betrachtungen werden hoffentlich zur Genüge darthun, dass es von Seiten Quincke's und Pfeiffer's, sowie Funke's und Latschenberger's, eine starke Übertreibung war, wenn sie den inspiratorischen negativen Druck so hoch anschlugen, und dass derselbe vielmehr als verschwindend klein anzusehen ist. Das Irrige ihrer Vorstellung wird aus der Analyse der Ergebnisse ihrer Versuche, auf die wir gleich kommen sollen, ganz einleuchtend werden.

Wie wir S. 148 erwähnten, setzten QUINCKE und PFEIFFER voraus, dass das rechte Herz mit gleicher Energie während der beiden Phasen der Respiration arbeite. Diese wesentliche Bedingung blieb bei den Versuchen FUNKE's und LATSCHENBERGER's ganz unberücksichtigt. Betrachten wir in der That die Abbildung ihres Apparates (Fig. 64), so sehen wir, dass das Gefäss *G*, von welchem das defibrinirte Blut ausfliesst, durch die Röhren *F* und *I* mit dem Gefässe *A* communicirt. Hätten die genannten Forscher, wie ich es that, ein Manometer am Rohre *F* in der Öffnung 2 angebracht, so hätten sie bei der Eröffnung des Hahnes *f* gefunden, dass der Blutdruck in entsprechendem Maasse abnahm, als sich ein negativer Druck im Gefässe *A* einstellte. Wenn man sich einer BUNSEN'schen Pumpe (wenigstens in der gewöhnlichen Weise) bedient, so kann der negative Druck auf einmal so erheblich werden, dass sein arithmetischer Werth um Vieles den positiven Druck von 40 bis höchstens 50 cm Wasser, unter welchem das Blut in den Lungen circuliren muss, übersteigt: und in diesem Falle geräth der künstliche Kreislauf ins Stocken. Solches begegnete in der That FUNKE und LATSCHENBERGER, welche nach vollendeter Inspiration die Geschwindigkeit des Kreislaufes in den Lungen abnehmen sahen. Denn sie berichten wörtlich: „Wurde die Athmung auf dem Gipfel der Inspiration durch Schliessen von *e* sistirt, die Lunge also im erweiterten Zustande erhalten, so ging die während der Einathmung beobachtete Beschleunigung in Retardation über.“ [1]

Ein weiterer Mangel des Apparates von FUNKE und LATSCHENBERGER liegt in der Methode, welche sie zur Bestimmung der Geschwindigkeit des Blutkreislaufes in den Lungen wählten. Der Gedanke, eine horizontale Röhre anzubringen, welche nach einer Krümmung in das Gefäss *A* zurückkehrt, ist zwar eine gute Erfindung, kann aber von keinem grossen practischen Nutzen sein, da der Zeitraum, innerhalb dessen der Durchgang des Blutes beobachtet werden kann, zu kurz ist. Man braucht einfach einen Blick auf die Abbildung des Apparates zu werfen, um behaupten zu dürfen, dass FUNKE und LATSCHENBERGER unmöglich genaue Versuche anstellen konnten und dass sich ihre Beobachtungen nothwendig nur auf die den ersten Augenblick jeder Respirationsphase (In- und Exspirium) begleitenden Erscheinungen beschränken mussten.

Und in der That, als sie mit ihrer Vorrichtung die Experimente QUINCKE's und PFEIFFER's zu wiederholen versuchten, vermochten sie dasjenige nicht zu bestätigen, was Alle stets gefunden haben und hielten

---

[1] A. a. O. p. 553.

zufällige Erscheinungen, die im Anfange des Versuches beobachtet werden, für etwas Wesentliches.[1]

Hätten FUNKE und LATSCHENBERGER ihre Beobachtung etwas weiter treiben können, so wären sie gewiss nicht zu diesen widersprechenden Ergebnissen gelangt und hätten ebenfalls gefunden, dass während der Inspiration nach dem Rückflusse sofort ein reichlicherer Blutstrom durch die Lungen sich einstellt, und umgekehrt, während der Exspiration, nach einer momentanen Beschleunigung eine anhaltende Verlangsamung des Ausflusses erfolgt, wie man dies an der graphischen Aufzeichnung Fig. 57 sehen kann.

Auf Grund dieser Betrachtungen scheinen uns die Schlussfolgerungen FUNKE's und LATSCHENBERGER's in Betreff des Lungenkreislaufes unhaltbar und ziehen wir dieselben bei der ferneren Entwicklung unseres Themas nicht weiter in Betracht.

§. 43.

Viel interessanter ist die Arbeit von BOWDITCH und GARLAND[2], namentlich in ihrem zweiten Theile, wo die Verf. über Versuche berichten, welche, wiewohl unabhängig von denen FUNKE's und LATSCHENBERGER's unternommen, doch wesentlich eine Wiederholung derselben waren und mittelst eines vielfach analogen Apparates ausgeführt wurden. Die Verf. bedienten sich zwar der graphischen Methode, aber ihr Apparat bietet denselben Mangel dar, den wir bereits an dem von FUNKE und LATSCHENBERGER hervorgehoben haben. In dem Augenblick nämlich, wo in der künstlichen Pleurahöhle der negative Druck erzeugt wird, nimmt um ebenso Vieles der positive Druck in dem MARIOTTE'schen Gefässe ab, weil gleichzeitig die darin befindliche Luft verdünnt wird.

Der negative Druck, durch welchen sowohl FUNKE und LATSCHENBERGER als BOWDITCH und GARLAND die Inspiration bewerkstelligten, würde nur in dem Falle ohne Einfluss auf den Blutlauf in den Lungen

---

[1] „Wenn wir von den natürlichen Bedingungen insofern abweichen, als wir, „wie QUINCKE und PFEIFFER, Anfang und Ende der pulmonalen Strombahn unter „den Atmosphärendruck setzen, so trat allerdings das entgegengesetzte Resultat, „das sich als Folge der Druckdifferenz voraussagen lässt, ein: bei der Einathmung „wurde der Abfluss aus den Lungen retardirt, sogar in einen Rückstrom verwandelt, „bei der Ausathmung beschleunigt (a. a. O. p. 553).

[2] *The effect of the respiratory movements on the pulmonary circulation.* The Journal of Physiology. Vol. II, Nr. 2, 1879, S. 91.

geblieben sein, wenn die Röhren *J* und *F* (wir nehmen hier auf die Abbildung von Funke und Latschenberger Bezug) starr wären und das Blut sich direct in den Behälter *A* ergösse, ohne erst durch die Lungen zu gehen. Aber der Behälter, dessen sich die sämmtlichen obengenannten Forscher bei ihren Versuchen bedienten, ist nicht luftdicht geschlossen, und im Verlaufe der starren Röhren sind die Lungen eingeschaltet, welche mit der atmosphärischen Luft communiciren. Erzeugt man daher einen negativen Druck in *A*, so theilt sich derselbe dem oberen Theile des Mariotte'schen Gefässes mit und hält darin gleichsam das Blut zurück, während an der rechten Oeffnung die Aspiration fehlt, welche diesen Einfluss aufwiegen und den Ausfluss des Blutes constant im Gange erhalten sollte. Die Aspiration von den Pulmonarvenen her kann sich nicht direct bis auf das Arteriensystem erstrecken, weil dazwischen das ganze Capillarnetz liegt, das mit der atmosphärischen Luft in Berührung steht. Bei der in solcher Weise bewerkstelligten Inspiration muss daher nothwendig der Querschnitt der arteriellen Blutbahn eine Einschränkung erfahren. Hätten die genannten Forscher im Verlaufe des Rohres *F* ein Manometer angebracht, so hätten sie gefunden, dass im Augenblicke der Inspiration der positive Druck in einem dem Werthe des negativen Druckes an der Lungenoberfläche entsprechenden Maasse abnimmt.

Die erste von Quincke und Pfeiffer aufgestellte Bedingung, dass zur Ermittelung der Änderungen im Zustande der Lungengefässe während der In- und Exspiration es unentbehrlich sei, den Druck, unter welchem das Blut des rechten Herzens strömt, constant zu erhalten, wurde also weder von Funke und Latschenberger noch von Bowditch und Garland (welche sich sämmtlich einer Mariotte'schen Flasche bedienten) erfüllt. Der Fehler entsprang aus dem zu grossen Eifer, womit die genannten Autoren auf die Nachahmung der natürlichen Bedingungen bedacht waren. Weil eben in Wirklichkeit das Herz in der Brusthöhle eingeschlossen ist, so wollten sie aus diesem einzigen Grunde das Gefäss, worin das defibrinirte Blut enthalten ist, dem atmosphärischen Drucke entziehen und mit der künstlichen Brusthöhle in Verbindung setzen. Sie übersahen dabei, dass das Herz nur durch seine Contractionen, nicht durch das Gewicht des Blutes, letzteres in die Lungen treibt. Nun begreift man wohl, weshalb Bowditch und Garland bei Anwendung eines künstlichen Herzens, d. h. einer Mariotte'schen Flasche, worin der Blutdruck bei jeder Inspiration abnahm, wirklich gefunden haben, das swährend der Inspiration das Blut mit geringerer Geschwindigkeit durch die Lungen strömte.

§. 44.

Nach Feststellung der Thatsache, dass die schematischen Vorrichtungen Funke's und Latschenberger's, sowie Bowditch's und Garland's, zur Erforschung der an den Lungengefässen stattfindenden Veränderungen ungeeignet waren, weil der Druck darin nicht constant bleibt, musste ich, wie man leicht begreift, bald darauf sinnen, die Versuche dieser Forscher an einem Apparate zu wiederholen, wo der Blutdruck auf beiden Respirationsphasen stets unverändert bliebe. Obgleich ich die betreffende Versuchsreihe bereits längst ausgeführt hatte, bevor die Abhandlung von Bowditch und Garland (die im Juli 1879 erschien) gedruckt wurde, so sind doch meine Ergebnisse ohne irgend eine Abänderung sowohl für die Kritik des Funke-Latschenberger'schen als für die der Bowditsch-Garland'schen Arbeit verwendbar, welche beide zu gleichen Schlussfolgerungen geführt hatten.

Fig. 65.

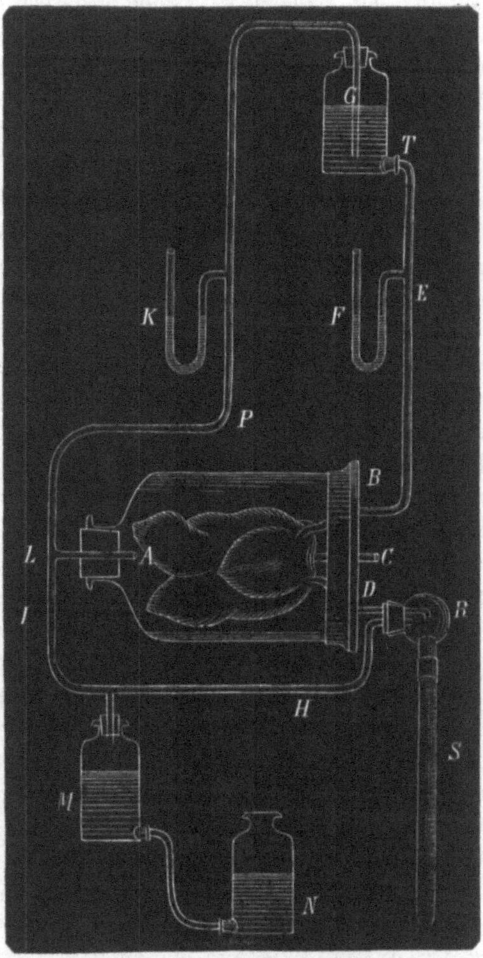

Mein Apparat zur Prüfung der Ergebnisse des Funke-Latschenberger'schen Versuches.

Der Apparat, dessen ich mich bediente, ist in Fig. 65 dargestellt. Unter Beachtung der auf S. 138 angegebenen Cautele bringe ich die Lungen eines Hundes in die Glocke *A*. Das defibrinirte Blut gelangt aus der Mariotte'schen Flasche *G* durch das Rohr *E* und die Canüle *B* in die Lungenarterie und tritt durch die Canüle *D* aus den Lungenvenen aus. Das Rohr dieser Canüle ist durch einen mit zwei Öffnungen versehenen elastischen Gummi-Stöpsel durchgesteckt. Durch die zweite Öffnung dieses Stöpsels hindurch geht ein Glasrohr zur Flasche *MN*, welche zur Erzeugung des negativen Druckes dient, und letzterer theilt sich durch das Rohr *H* dem Inneren des Gefässes *A* mit und bewirkt die Ausdehnung der Lungen. Derselbe negative Druck kann sich durch das Rohr *PO* bis zum oberen Theile der Flasche *G* fortpflanzen. Der Gummistöpsel, durch welchen die Venen-Canüle und das zum Gefässe *MN* führende Rohr gehen, wird in den dicken Hals eines kleinen Glaskolbens eingesteckt, welcher das Endstück einer 200 ccm fassenden graduirten Bürette bildet. Die Luftröhre communicirt durch die Canüle *C* direct mit der Aussenluft. — Dieser Apparat beruht auf demselben Princip, wie der oben beschriebene von Funke und Latschenberger, unterscheidet sich aber davon insofern, als bei meiner Vorrichtung der negative Druck nicht mittelst der Bunsen'schen Pumpe, sondern mittelst der Gefässe *M*, *N* erzeugt wird, und überdies zur Messung des Druckes zwei Manometer *K*, *F*, und zur Bestimmung der Geschwindigkeit des Ausflusses aus den Venen eine verticale Bürette angebracht ist. Die Zeit bestimme ich mittelst einer die Fünftel von Secunden angebenden Tertienuhr, welche durch Druck auf eine Feder in Gang gesetzt und angehalten wird. — Auch bei diesen Versuchen hielt ich es für zweckmässig, erst einen Hund zu opfern, um mir die nöthige Menge Blut zu verschaffen; und dann erst tödtete ich einen anderen, um dessen Lungen zu exstirpiren und zur künstlichen Circulation zu verwenden.

Bei den folgenden Versuchen drücken die Zahlen die Geschwindigkeit des venösen Abflusses aus, und zwar als Zeit binnen welcher 70 ccm Blut durch die Lungen gehen, welches Maass auch bei den weiter folgenden Versuchen angenommen ist. — Selbstverständlich stellt sich in dem Augenblicke, wo das Gefäss *N* gesenkt wird, im ganzen Systeme ein negativer Druck ein. Da der Flüssigkeitsspiegel im Gefässe *M* um 23 cm höher steht als in *N*, so verzeichnet das Manometer *K* einen entsprechenden negativen Druck. Der positive Druck, welchen das Manometer *F*, so lange der ganze Apparat unter dem atmosphärischen Drucke stand, verzeichnete, nimmt um 17 mm ab, sobald sich im Systeme der negative Druck von — 23 cm eingestellt hat.

Versuch I.

Ich tödte einen grossen Jagdhund und bringe sofort seine Lungen in den Behälter *A*. — Der Druck, den ich als den normalen bezeichnen will, d. h. die Höhe der Blutsäule *BT* beträgt 33 cm. Ich öffne den Hahn *T* und lasse ungefähr 150 ccm Blut ausfliessen. Sodann mache ich zunächst 3 Bestimmungen, um die mittlere Geschwindigkeit des Blutstromes zu ermitteln, und finde, dass

70 ccm Blut innerhalb 0'090
„ „ „ „ 0'135
„ „ „ „ 0'145 ausfliessen.

Ich erzeuge im ganzen Systeme einen negativen Druck von 18 cm.

70 ccm Blut fliessen innerhalb 0'147 aus.

Ich verliere etwa 2 Minuten, weil ich mich bei einer Beobachtung versah, und muss von Neuem die Gefässe *M*, *N* zur Erzeugung eines negativen Druckes von — 18 cm im ganzen System vorbereiten.

70 ccm Blut fliessen nun innerhalb 0'160 aus.

Einen Vergleich mit dem normalen Drucke kann ich nicht sofort anstellen, weil ich vorher die Mariotte'sche Flasche mit Blut anfüllen muss.

Nach etwa 2 Minuten stelle ich abermals eine Beobachtung beim normalen Drucke von 33 cm an.

70 ccm fliessen innerhalb 1'155 aus.

Ich erzeuge im ganzen Systeme einen negativen Druck von 18 cm.

70 ccm fliessen innerhalb 1'165 aus.

Unmittelbar darauf stelle ich den Normal-Druck her.

70 ccm fliessen in 1'166 aus.

Ich erzeuge in der Trachea einen positiven Druck von 20 cm.

70 ccm fliessen in 2'281 aus.

Versuch II.

Die Lungen sind einem Hunde von mittlerer Grösse entnommen und werden unmittelbar nach dessen Tode exstirpirt und zum Versuche verwendet. Nachdem etwa 200 ccm Blut unter dem Normaldrucke von 33 cm ausgeflossen sind, bewirke ich mittelst der Flaschen *M*, *N* im ganzen Apparate einen negativen Druck von — 18 cm Wasser.

70 ccm Blut fliessen in 0'070
„ „ „ „ „ 0'075 aus.

Ich stelle den Normaldruck von 33 cm her.

70 ccm Blut fliessen in 0'075
„ „ „ „ „ 0'078 aus.

Negativer Druck von — 18 cm im ganzen Apparate:

70 ccm Blut fliessen in 0'085 aus.

Negativer Druck von — 18 cm im ganzen Apparate, mit Ausnahme der Mariotte'schen Flasche:

70 ccm Blut in 0'050.

Negativer Druck — 17 cm im ganzen Apparate.

70 ccm Blut ausgeflossen in 0'060
„ „ „ „ „ 0'060.

Negativer Druck — 19 cm im ganzen Apparate.

70 ccm ausgeflossen in 0'066.

Normaldruck:

70 ccm ausgeflossen in 0'064.

Negativer Druck von 19 cm im ganzen System ausser in der MARIOTTE'schen Flasche:

70 ccm ausgeflossen in 0'062.

Negativer Druck von — 17 cm im ganzen Apparat:

70 ccm ausgeflossen in 0'066.

Normaldruck

70 ccm ausgeflossen in 0'061.

Eine unüberwindliche Schwierigkeit, die bei der Übersicht dieser Versuchsergebnisse in die Augen springt, ist die immer wachsende Erschwerung des Blutumlaufes in den exstirpirten Lungen. Die Alterationen, welche in diesen Gebilden durch die künstliche Circulation hervorgebracht werden, schreiten so rasch fort, dass es unmöglich wird, an einem einzigen Thiere die ganze Versuchsreihe, die zur Lösung der uns beschäftigenden Frage nöthig ist, auszuführen. — Beschränkt man auch auf 3 die Zahl der normalen Beobachtungen bei normalem Drucke, die eine Vorstellung von dem Gange der Ausflusscurve zu liefern haben, so kann doch schon bei der vierten Beobachtung die Geschwindigkeit des Ausflusses, die fortwährend abnimmt, um die Hälfte kleiner geworden sein; und bald wird sie so gering, dass kein weiterer Vergleich möglich bleibt.

Bei alledem darf man jedoch mit Bestimmtheit aus obigen Beobachtungen schliessen, dass bei gleichbleibender Energie des künstlichen Herzens die Geschwindigkeit des Blutstromes durch die Lungen während der Inspiration auch dann zunimmt, wenn das Blut unter negativem Drucke aus den Lungen tritt und dem künstlichen linken Vorhof *R* zufliesst. — Die Erweiterung der Lungengefässe ist dabei so erheblich, dass wenn man auch den Druck in der MARIOTTE'schen Flasche, durch Verbindung ihres oberen Theiles mit der künstlichen Pleurahöhle, herabsetzt, die Ausflussgeschwindigkeit öfters gleich gross bleibt wie wenn das Lungenvenenblut unter dem athmosphärischen Drucke ausfliesst. Dieses Ergebniss lässt sich nur in der Weise erklären, dass bei der Inspiration eine Erweiterung der Lungengefässe stattfindet, welche die durch den herabgesetzten Druck bedingte Verlangsamung des Blutstromes aufwiegt.

Ziehen wir aus diesen Versuchen einen Rückschluss auf die natürlichen Circulationsverhältnisse, so halten wir fest, dass in den Lungen während der Inspiration die Widerstände für den Durchtritt des Blutes abnehmen.

§. 45.

Man ersieht also aus obigen Versuchen, dass auch bei Einhaltung der natürlichen Bedingungen in den Lungen während der Inspirationsbewegung eine Verminderung der dem Blutdurchtritte entgegenstehenden Widerstände stattfindet. So haben wir nach einer anderen Methode dasselbe bestätigt, was Dr. ARSONVAL 1877 in seiner Inaugural-Dissertation[1] ohne Exstirpation der Lungen darzuthun suchte. Bei einem vorher durch Verblutenlassen getödteten Hunde drückte er die Halsgefässe mittelst des CHASSAIGNAC'schen Ecraseurs zu, öffnete die Bauchhöhle schob die Gedärme zur Seite und führte in die untere Hohlvene ein grosses Glasrohr ein, das er bis zum rechten Vorhof vordringen liess, worauf er durch einen um den Venenschlauch zwischen Leber und Zwerchfell geschlungenen und festgeschnürten Faden das Glasrohr in seiner Lage fixirte. Sodann führte er ein anderes Rohr in die Aorta descendens bis zum Arcus aortae ein und fixirte es darin in ähnlicher Weise. Nach Einleitung des künstlichen Kreislaufes (mittelst einer MARIOTTE'schen Flasche) bewirkte er eine Inspirationsbewegung durch Herunterziehen des Zwerchfells. Die beobachteten Erscheinungen beschreibt Verfasser wie folgt:

„Le vide pleural augmente et je vois, un moment après, l'écoulement „par le tube aortique augmenter considérablement. Donc, en inspiration, „l'écoulement à travers le poumon est plus facile. Si j'imite alors les „mouvements respiratoires, je vois, au moment de l'abaissement du dia„phragme, le sang être appelé avec une grande vigueur et comme les val„vules ferment incomplètement, il est aspiré dans l'aorte et rétrograde „dans le tube. Le diaphragme étant fixé en inspiration, l'écoulement, „qui s'était d'abord arrêté pour permettre aux capillaires pulmonaires de „se remplir, recommence de plus belle: je lâche alors le diaphragme qui „remonte en exspiration, le vide thoracique diminue, les vaisseaux pulmo„naires diminuent eux mêmes de volume et le sang est projeté par l'aorte".[2]

Da die unstreitig geistreichen Beobachtungen Dr. ARSONVAL's doch so zu sagen *en bloc* angestellt worden waren, indem sie die einzelnen Factoren der Erscheinung nicht auseinander hielten, hatte ich es vorgezogen, zu einem anderen Verfahren zu greifen und namentlich die Lungen dabei zu exstirpiren, um jeden störenden Einfluss von Seiten der Vorhöfe, der Herzkammern und der grossen Gefässstämme, die bei dem ARSONVAL'schen Versuche mit betheiligt waren, auszuschliessen.

Ich hatte meine diesbezüglichen Versuche bereits beendigt, als ich auf einer Reise im Jahre 1879 das Vergnügen hatte, in Leyden den Dr. S. JAGER kennen zu lernen, von welchem einige Monate vorher

---

[1] Dr. ARSONVAL: *Recherches théoriques et experimentales sur le rôle de l'élasticité du poumon dans les phénomènes de circulation.* Thèse de Paris, 1877.

[2] A. a. O. p. 52.

unter der Leitung des Prof. Heynsius eine Inaugural-Dissertation über denselben Gegenstand erschienen war.[1] Ich sprach mit ihm von den Untersuchungen, die auch ich über den Blutkreislauf in den Lungen angestellt, und beschrieb ihm das Verfahren und die Apparate, deren ich mich dabei bedient hatte. Die Abhandlung von Dr. Jager lernte ich erst im vorigen November kennen, als eine deutsche Übersetzung hiervon im Pflüger'schen Archiv erschien,[2] und konnte ich daher zu dem damals bereits der Accademia dei Lincei zu Rom vorgelegten italienischen Manuscript meiner vorliegenden Arbeit eine Anmerkung darüber nachtragen. — Wiewohl daher unsere Untersuchungen ungefähr gleichzeitig und unabhängig von einander angestellt worden waren, so erkenne ich doch vollkommen die thatsächliche Priorität des Dr. Jager in der Veröffentlichung einer experimentellen Kritik über diesen sehr controversen Punkt der Physiologie, und freue mich, dass wir beide, obgleich auf verschiedenem Wege, zu gleichen Ergebnissen gelangt sind. Trotz dieser Übereinstimmung übrigens bewahren unser beider Arbeiten jede ihren eigenthümlichen Charakter, weil jeder von uns bei seinen Versuchen ein wesentlich verschiedenes Verfahren befolgt hatte.

Auch glaube ich, dass die noch so werthvolle Arbeit des Dr. Jager die Veröffentlichung meiner Untersuchungen nicht ganz überflüssig gemacht hat.

Während der Correctur dieser Blätter kommt mir noch eine Arbeit des Prof. Heger[3] in Brüssel zu, der ebenfalls, obgleich auf anderen Wegen, zu denselben Ergebnissen gelangt ist.

XI.

Einfluss der Athembewegungen auf den allgemeinen Blutdruck.

§. 46.

Nachdem wir die Änderungen betrachtet, die durch die Athembewegungen im kleinen Kreislaufe erzeugt werden, gehen wir zu der viel verwickelteren Frage der durch dasselbe Moment im grossen Kreislaufe hervorgebrachten Modificationen über.

[1] S. Jager: *Over de Bloedsbeweging in de longen.* Academisch proefschrift. Leiden, 1879.

[2] Id: *Über den Blutstrom in den Lungen.* Pflüger's Archiv, 1879, S. 426.

[3] Heger: *Recherches sur la circulation du sang dans les poumons.* Bruxelles, 1880.

Bei der Betretung dieses an werthvollen Arbeiten, aber auch an vielfachen Controversen so reichen Gebietes, muss ich die Bemerkung voranschicken, dass meine einschlägigen Beobachtungen, worüber ich im vorliegenden Capitel berichten will, nur am Menschen angestellt worden sind, dass ich sie aber zugleich durch Zusammenstellung mit den am Menschen sowohl als an Thieren gesammelten Beobachtungen einiger neuesten Forscher beleuchten will.

Bei der vorragenden Stelle, welche darunter die classischen Arbeiten Ludwig's und seiner Schüler einnehmen, erlaube ich mir zunächst folgende Worte Einbrodt's[1] anzuführen, die uns eine feste Vergleichsbasis für die in der Folge zu besprechenden, unter anderen Bedingungen und an verschiedenen Thieren beobachteten Thatsachen abgeben werden:

„Der Blutdruck erfährt während der Einathmung eine Zunahme, die „allmählich aber stetig erfolgt, d. h. jeder neue Herzschlag trifft eine „höhere Spannung als der vorhergehende. Diese Steigerung des Blut-„druckes fällt jedoch in ihrem Anfange nicht genau mit dem Eintritte der „Inspiration zusammen, sondern erfolgt erst während ihrer Dauer — mit „anderen Worten der höchste Punkt eines Pulscurvenstückes, das einer „ganzen Respirationsbewegung entspricht, fällt nicht auf die Zeit der In-„spiration.“

Um eine genauere Vorstellung von diesen Variationen zu geben, wähle ich unter meinen graphischen Aufzeichnungen eine, wo der Gang des Blutdruckes in der Carotis und der Athembewegungen eben diesem von Ludwig und Einbrodt aufgestellten Gesetze entspricht.

Die Puls- und zugleich Blutdruckcurve wurde an der Carotis eines Hundes erhalten. Ich bediente mich dazu einer Hebeltrommel, die mit einer resistenten Membran versehen und mit einer Lösung von kohlensaurem Natron angefüllt war. Um nach Belieben die Resistenz der elastischen Membran der Registrirtrommel zu reguliren, bringe ich eine Reihe von elastischen Ringen an, welche über die der elastischen Membran aufliegende Aluminiumplatte hinweggehend, die ganze Trommel umfassen, oder umwickle letztere mit einem elastischen Faden, so dass der Blutdruck nicht zu stark die Trommelmembran hervorwölben kann. Wenn der Blutdruck geringer und das Pulsbild zu niedrig wird, entferne ich einige der elastischen Ringe oder wickle so weit als nöthig den die Membran umschnürenden Faden ab, bis die gewünschte Höhe der Pulsationen erreicht ist.

Die Respirationscurve wurde mittelst des Marey'schen Pneumographen

---

[1] Einbrodt: *Über den Einfluss der Athembewegungen auf Herzschlag und Blutdruck.* Moleschott's Untersuchungen, Bd. VII, 1860, S. 314.

geschrieben; die Curve sinkt bei jeder Inspiration. Die Athembewegungen sind gross und regelmässig; die Inspiration viel geschwinder als die Exspiration.

Fig. 66.

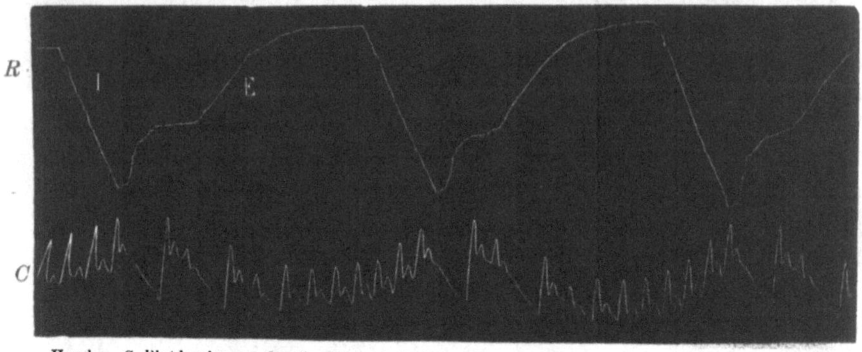

Hund. — C, Blutdruckcurve der Carotis, und R, Curve der Athembewegungen, gleichzeitig aufgenommen.

Wir sehen in der That, genau wie es LUDWIG und EINBRODT angeben, dass der Blutdruck während der Inspiration eine stetige Zunahme erfährt, so dass jeder neue Herzschlag „eine höhere Spannung trifft als der vorhergehende", und wir bestätigen zugleich, dass der höchste Punkt einer Pulscurvenstrecke, welche einer Athmungsevolution entspricht, nicht auf die Zeit einer Inspirationsphase fällt.

An dieser Aufzeichnung gehört zu den auffälligsten Erscheinungen die bei jeder Exspiration sich einstellende starke Frequenzabnahme des

Fig. 67.

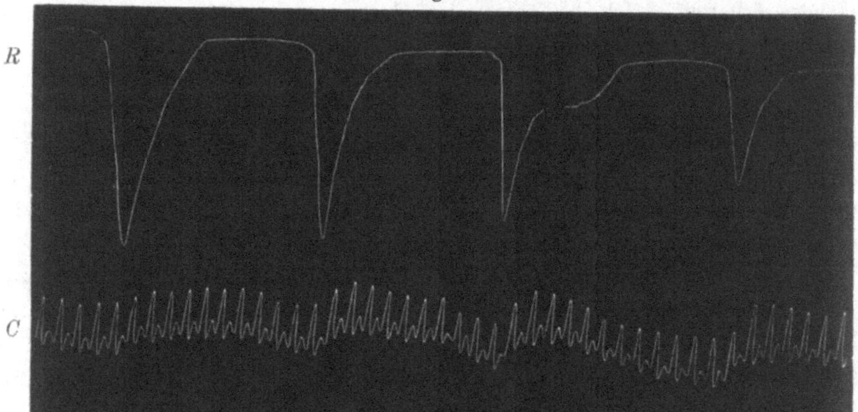

Desgleichen nach einer starken Blutentziehung.

Herzschlages, die ich etwa eine Viertelstunde hindurch beobachtet habe. Dieses entspricht vollkommen der Angabe von LUDWIG und EINBRODT, wonach die Frequenz der Herzschläge während der Inspiration steigt und während der Exspiration abnimmt.

Einer der ersten Kunstgriffe, die ich zur Analyse der gegenseitigen Beziehungen zwischen Blutdruck und Athembewegungen in Anwendung zog, bestand in der artificiellen Steigerung oder Herabsetzung des Blutdruckes, während das Thier der graphischen Beobachtung unterworfen war.

Ich entziehe dem Thiere aus der Carotis der anderen Seite eine ziemlich bedeutende Menge Blut. Da der Puls kleiner geworden ist, so vermindere ich etwas die Spannung der elastischen Membran der Hebeltrommel, indem ich den in mehrfachen Touren um die Membran und die Trommel geführten elastischen Gummifaden abwickele. — Nach dem Blutverluste ist das Verhältniss der Blutdruckcurve zur Respirationscurve ein umgekehrtes geworden im Vergleiche zum früheren: man sieht jetzt den Blutdruck während der Inspiration abnehmen, während der Exspiration anfangs steigen, später sinken. Freilich ist auch der Respirationstypus

Fig. 68.

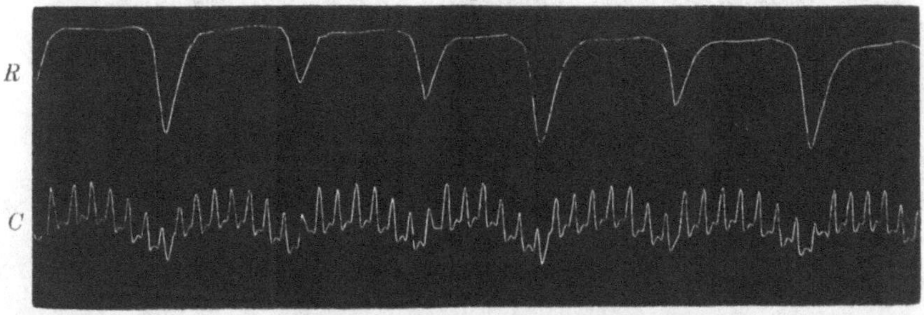

Desgleichen nach einer zweiten Blutentziehung.

etwas anders geworden. — Von Frequenzabnahme der Herzschläge während der Exspiration ist nichts mehr zu bemerken.

Ich mache eine zweite Blutentziehung. Die Athmung ist oberfläch

Fig. 69.

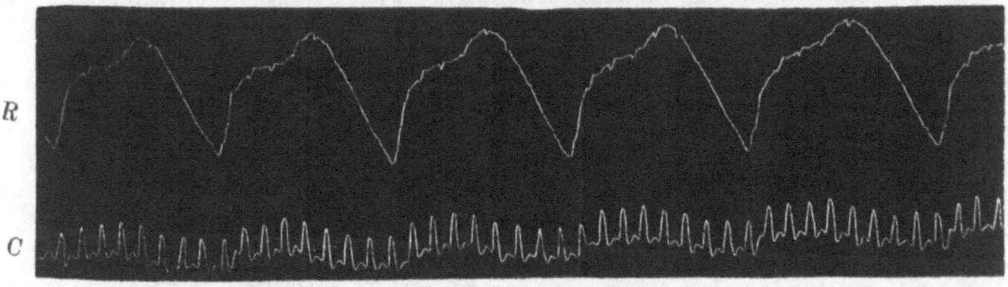

Desgleichen nach einer dritten und letzten (tödtlichen) Blutentziehung.

licher und etwas frequenter geworden; im Übrigen bestehen dieselben Erscheinungen fort.

Zum dritten und letzten Male wird noch eine Menge Blut aus der Carotis entzogen. Das Herz schlägt so stark, dass sich die Pulsationen der ganzen Brust- und Bauchwandung mittheilen. Dieselben werden daher auch an der pneumographischen Curve sichtbar, was vorher nicht der Fall war. Die Curvenwelle der Respiration ist kleiner und der normalen ähnlich geworden. — Nach einer Minute stirbt das Thier unter energischen und geräuschvollen Exspirationsbewegungen, welche vermuthlich durch kräftige Zusammenziehungen der Bauchmuskeln vermittelt werden.

Fig. 70.

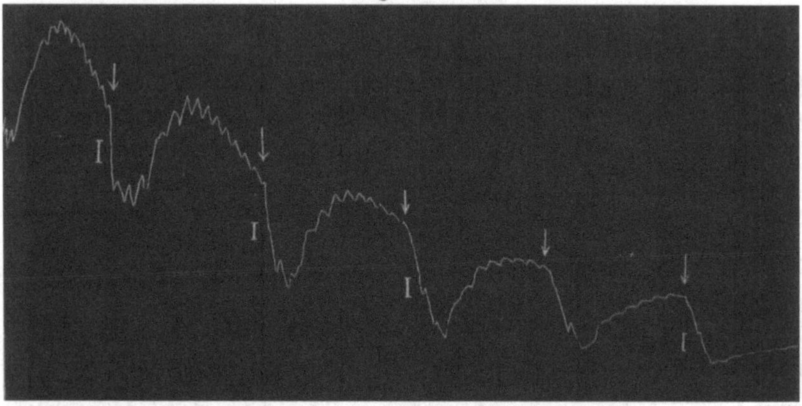

Inspiratorische Senkungen des Blutdruckes in der Carotis während einer starken Blutung. Die Punkte I ↓ entsprechen dem Anfange der einzelnen Inspirationen.

Bei anderen Hunden war die inspiratorische Abnahme des Blutdruckes beim Verbluten so stark, dass sie die Blutung aus der Carotis zum Stocken brachte. Von den an solchen Thieren parallel aufgenommenen Curven der Athmung und des Carotidenpulses stellt Fig. 70 ein Beispiel dar. Der Raumersparniss wegen lasse ich jedoch die Respirationscurve (deren Excursionen, der ausserordentlichen Tiefe der Athembewegungen entsprechend, ungemein gross waren) aus. Der Buchstabe *I* bezeichnet die Curvenstrecke, welche der Inspiration entspricht, und der obere Pfeil den Beginn derselben. Bei der nächsten Exspiration geht die Curve in die Höhe.

Nach Durchschneidung der Vagi können tiefe Inspirationen den Blutdruck auf Null herabsetzen und die graphische Äusserung des Carotispulses unmöglich machen, obgleich das Herz factisch zu pulsiren fortfährt.

Die Blutentziehungen sind ein wirksames Mittel, um an Thieren nach unseren Belieben den Rhythmus und die Form der Athembewegungen zu modificiren. Die grössere Tiefe der Athembewegungen in den beiden letzten Aufzeichnungen ist auch von nicht geringem Belange, um die mechanische Wirkung der Respiration klar darzuthun.

Fig. 71.

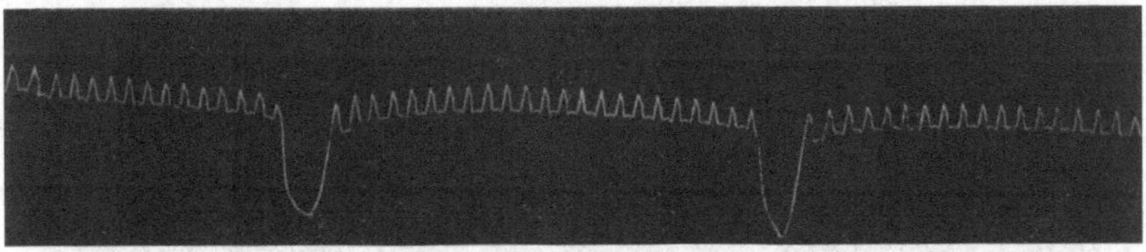

Hund nach Durchschneidung beider N. vagi. — Senkungen des Blutdruckes in der Carotis bei zwei tiefen Inspirationen.

Es handelt sich hier um ein rein mechanisches Causalmoment, welches als constanter Factor in alle Änderungen, die der Blutdruck unter dem Einflusse der Athembewegungen erfährt, eingeht und das bei unseren Versuchen durch die wiederholten Blutentziehungen immer evidenter geworden war.

Wenn sich der Thorax erweitert, dehnen sich die Lungengefässe unter dem negativen Drucke aus. Ist dabei die Herzthätigkeit energisch, so ist der Blutzufluss so geschwind, dass der verfügbar werdende Raum sofort ausgefüllt wird; bei schwacher Herzthätigkeit dagegen kann derselbe negative Druck eine Stockung des Blutes in den grossen Arterienstämmen der Lungen veranlassen, wiewohl das Herz nicht zu pulsiren aufgehört hat.

Wir haben hier also eine mechanische Wirkung vor uns, die wir jedesmal in Anschlag bringen müssen, auch wenn sie sich aus anderweitigen Gründen nicht kund giebt.

§. 47.

Der Carotidenpuls bietet beim Menschen dieselben Modificationen dar, welche von Ludwig und Einbrodt manometrisch an der Carotis des Hundes nachgewiesen worden waren.

Hier z. B. die an mir selbst gewonnene Pulscurve der Haut über den linksseitigen grossen Halsgefässen, nebst der gleichzeitig mittelst des Marey'schen Pneumographen an meinem Thorax erhaltenen Respirationscurve (Fig. 72). Die Ähnlichkeit mit der normalen Carotis- und Respirationscurve des Hundes ist vollkommen, und bewährt sich auch hier der Ludwig-Einbrodt'sche Satz: der Blutdruck erfährt während der Einathmung eine allmähliche und stetige Zunahme, so dass „jeder neue Herzschlag eine höhere Spannung trifft als der vorhergehende". — Unter dem Einflusse der Exspiration sinkt der Blutdruck, während zugleich die Zahl der Pulsationen (bei mir wenigstens im Falle einer prolongirten Exspiration) kleiner wird. — Nur darin weicht meine Aufzeichnung Fig. 72 von dem LUDWIG-EINBRODT'schen Lehrsatze ab, dass bei mir die Curve *C* genau mit dem Beginne der Inspiration zu steigen anfängt und am Ende derselben ihren Gipfelpunkt erreicht.

Derartige graphische Bilder sind in der Physiologie nicht neu, da schon KLEMENSIEWICZ 1876 ganz ähnliche veröffentlicht hat.[1] Doch was

Fig. 72.

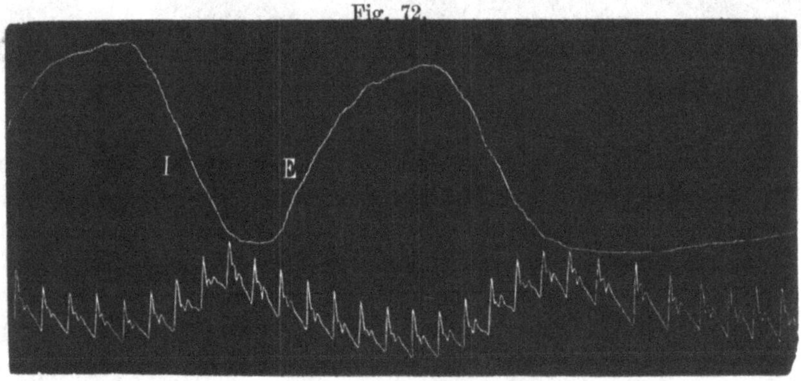

A. MOSSO. — *R* Athembewegungen des Thorax, mittelst des MAREY'schen Pneumographen geschrieben. — *C* Puls der Hautdecke über den grossen Halsgefässen, mittelst einer auf dieselbe applicirten MAREY'schen Trommel gleichzeitig aufgenommen.

dieser Forscher als der angestrengten Athmung eigen betrachtet, sieht man bei mir auch schon bei ruhigem Athmen.

Die Zunahme des Blutdruckes in der Carotis, wodurch die Wandungen derselben auseinander gedehnt werden und die Grundlinie der Pulscurve in die Höhe geht, würde sich noch deutlicher kundgeben, wenn die Trommel auf der Carotis allein ruhete. Die Volumverminderung, welche die Halsvenen während der Inspiration erfahren, wirkt in entgegengesetztem Sinne auf das graphische Bild und vermindert daher die effective Höhe der Curve.

In der That, wenn wir die Trommel in der Medianlinie über der Trachea und etwas oberhalb der Incisura jugularis sterni aufsetzen oder über die neben der Carotis herablaufenden Venen verschieben, so sehen wir sofort die Curve nach unten gehen und bemerken während der Inspiration eine Senkung statt einer Erhebung (s. Fig. 73, welche sich ganz umgekehrt verhält als die Zeile *C* Fig. 72).

Die über den Halsgefässen sichtbare inspiratorische Erhebung ist also

---

[1] KLEMENSIEWICZ: *Über den Einfluss der Athembewegungen auf die Form der Pulscurven beim Menschen.* Wiener Akademie 1877. Bd. I., XXIV, S. 487.

nur der Ausdruck der Differenz zwischen der wirklichen Erweiterung der Carotis durch Drucksteigerung und dem Collapsus der Nachbarvenen.

Fig. 73.

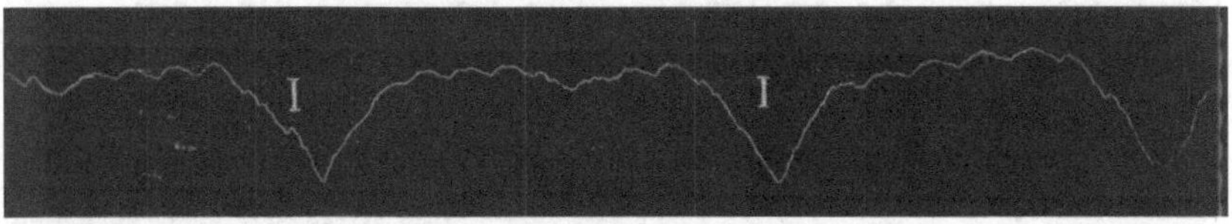

Eine Pulscurve, die bei der Application einer Marey'schen Trommel in der Medianlinie des Halses, dicht über der Fossa jugularis sterni erhalten wurde.

Dasselbe bewährt sich auch für den Vorderarm. Denn einerseits muss während der Inspiration der erleichterte Abfluss des Blutes nach dem Thorax hin die Entleerung nicht nur der Jugularvenen und anderer dem Herzen näher gelegener Venenstämme, sondern auch der Venen der oberen Extremitäten fördern. Dieses Moment strebt in gleicher Weise an den oberen Gliedmassen eine inspiratorische Volumsabnahme zu bewirken, wie es am Halse bestrebt ist, eine inspiratorische Senkung der Hautdecke über den grossen Gefässen hervorzubringen.

Andererseits zieht die respiratorische, und zwar gewöhnlich inspiratorische Steigerung des Blutdruckes im Aortensysteme ebenso gut eine entsprechende Erweiterung der Arteriae subclaviae und ihrer Äste nach sich, wie sie eine entsprechende Erweiterung der Caroditen veranlasst. Dieses andere Moment (das selbstverständlich auf eine respiratorische Beförderung des arteriellen Zuflusses hinausläuft) muss umgekehrt an den oberen Extremitäten eine meist inspiratorische Volumszunahme, sowie am Halse eine meist inspiratorische Hebung der Haut über den grossen Gefässen zu bewirken streben. Es gibt demnach auch an den oberen Gliedmassen, wie am Halse, einen Antagonismus zwischen der inspiratorischen Beschleunigung des venösen Abflusses und der des arteriellen Zuflusses; und die Vorderarmcurve, wie wir sie hydrosphygmographisch erhalten, ist nur der Ausdruck der Differenz zwischen beiden Momenten. — Der überwiegende Einfluss gibt natürlich den Ausschlag, und schon danach wäre es begreiflich, dass am Vorderarme während der Inspiration bald eine Zunahme, bald eine Abnahme des Volumens, bald auch das Fehlen jeglicher respiratorischer Volumsschwankungen sich ereignen könne.

Doch der Antagonismus zwischen der Erweiterung der vom Aortenbogen abstammenden Arterien und dem Collapsus der zur oberen Hohlvene gehenden Venen ist nur dann vollkommen, wenn beide Erscheinungen zeitlich genau mit einander congruiren, was durchaus nicht überall und nicht immer der Fall zu sein braucht, sondern eher als eine zufällige Ausnahme von der Regel anzusehen ist. Denn der Collapsus der genannten Venen muss, als unmittelbarer Effect der vom Thorax ausgeübten Aspiration, ziemlich genau mit dem Inspirationsacte zusammenfallen. Dagegen hängt bekanntlich die der respiratorischen Erweiterung der Arterien zu Grunde liegende Drucksteigerung im Aortensysteme grösstentheils von gewissen durch die Exspiration gesetzten Bedingungen ab. Als eine solche ist vor Allem der Umstand zu nennen, dass während der Exspiration das vorher in den Lungen angehäufte Blut wieder dem grossen Kreislaufe zurückgegeben wird; sodann der directe Druckzuwachs, den die Aorta von dem exspiratorisch gesteigerten intrathoracischen Drucke erfährt; endlich auch noch vielleicht der Umstand, dass das rechte Herz, (wie meine Untersuchungen gezeigt haben), während der Exspiration vorzugsweise aus der *Vena cava inferior*, während der Inspiration dagegen vorwiegend aus der *V. cava superior* das Blut bezieht, die untere Hohlvene aber ein viel geräumigeres Kreislaufgebiet vertritt und demgemäss einen $1^1/_2$ bis 2 mal grösseren Querschnitt besitzt als die obere, weshalb (unter der Voraussetzung, dass die uns unbekannte Stromgeschwindigkeit in der unteren Hohlvene nicht etwa in gleichem Maase geringer sei als in der oberen) dem rechten Herzen während der Exspiration mehr Blut zufliessen dürfte als während der Inspiration. Nur eine, angeblich durch Erregung des vasomotorischen Centrums bedingte Contraction der Arterien, soll nach Traube, Ludwig etc. während des Inspirationsactes, und zwar gegen Ende desselben, auf die Drucksteigerung im Aortensysteme hinauswirken. Von den übrigen genannten Factoren würde sich der Druckzuwachs durch directe Einwirkung des gesteigerten intrathoracischen Druckes auf die Aorta schon sofort während der Exspiration geltend machen; das etwaige Übergewicht der in die Exspiration fallenden Blutzufuhr zum rechten Herzen aus der *V. cava inferior* kann nur nach Durchgang des betreffenden Blutüberschusses durch die Lungen zur Geltung kommen; auch die exspiratorische Entlastung des kleinen Kreislaufes kann nur nachträglich den arteriellen Blutdruck beeinflussen. Fragt es sich nun, in welchem Zeitpunkte überhaupt, unter der collectiven Einwirkung dieser sämmtlichen Momente, die respiratorische Drucksteigerung im Aortensysteme beginnen müsse, so lässt sich zwar darüber a priori nichts genaueres aussagen, und sind wir in dieser Hinsicht lediglich auf die Erfahrung angewiesen, wonach dieser Zeitpunkt thatsächlich in die Inspirationsphase zu fallen pflegt; doch ist es, eben in Anbetracht der oben erwähnten Causalmomente, schon von vornherein einleuchtend, dass er jedenfalls mit dem Beginne der Inspiration als solchen nichts zu schaffen hat, und daher in keiner Weise zeitlich an denselben geknüpft sein kann. Freilich lehrt Fig. 72, dass der Beginn der Drucksteigerung auch nicht nothwendig immer erst nach dem Anfange der Inspiration (wie EINBRODT angibt) stattzufinden braucht, sondern gelegentlich auch mit demselben zusammenfällt. Doch nicht nur ist einerseits das von EINBRODT angegebene Verhalten als das häufigste anzusehen, sondern müssen wir andererseits betonen, dass, je nach Umständen, der Beginn der Drucksteigerung im Aortensysteme, im Vergleich zu seinem gewöhnlicheren Verhalten, ebensowohl verfrüht als verspätet sein kann, während der inspiratorische Collapsus in den Wurzeln der oberen Hohlvene wohl stets in seinem Beginne an den Anfang der Inspiration gebunden bleibt. Dieser Umstand einerseits, so wie andererseits die etwa wechselnden quantitativen Beziehungen zwischen der inspiratorischen Beschleunigung des venösen Abflusses im Wurzelgebiete der oberen Hohlvene und der (zum Theil wenigstens) gleichzeitigen Verstärkung des arteriellen Zuflusses liefern den nächsten Schlüssel zum Verständniss der mannigfachen individuellen und zeitlichen Variationen, welche uns die respiratorischen Volumsschwankungen des Vorderarms darbieten, und die so weit gehen, dass die Volumszunahme nicht nur in verschiedene Stadien der Inspiration (vgl. Fig. 74, 76, 78), sondern auch geradezu in die Exspirationsphase (s. Fig. 77) fallen kann.

Wollen wir zunächst einen Fall eingehender betrachten, wo die Volumszunahme des Vorderarmes, dem als typisch betrachteten Verhalten der respiratorischen Oscillationen des arteriellen Blutdruckes entsprechend, in die Inspirationsphase fällt, und zwar in eine frühe Periode derselben. Es ist dies eine Beobachtung, die ich an mir selbst anstellte und die in der hydrosphygmographischen Aufnahme des rechten Vorderarmpulses nebst gleichzeitiger Registrirung der Athembewegungen des Thorax bestand. Letzteres geschah mittelst des MAREY'schen Pneumographen. Die obere Zeile *R* stellt die Athmungscurve des Thorax dar. — Während der Beobachtung verhielt ich mich vollkommen ruhig.

Im Anfange der Inspiration hält noch die gegen Ende der vorhergegangenen Exspiration erfolgte Senkung der Vorderarmcurve an. Während der Inspiration steigt diese Curve in die Höhe. Die Verspätung ist augenfällig im Vergleich zu den früher gegebenen Carotiscurven. — Auch diese Aufzeichnung wurde bei natürlichen, durchaus nicht angestrengtem Athmen gewonnen. Ich hielt dabei eine horizontale Lage auf einem Tische ein; der Vorderarm ruhte in ungezwungener Haltung in dem horizontal neben dem Rumpfe und in gleicher Höhe mit dem Abdomen aufgestellten cylindrischen Glasbehälter des Hydrosphygmographen.

Wer etwa diese Beobachtungen wiederholen wollte, dem empfehle ich einige Vorsichtsmassregeln, die ich nicht für überflüssig halten kann, da ich sehe, dass die bisher von verschiedenen Fachgenossen mit meinem Plethysmographen und Hydrosphygmographen angestellten Ver-

Fig. 74.

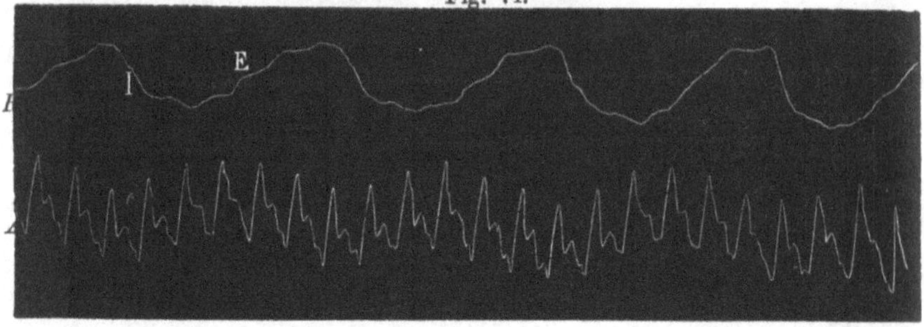

A. Mosso. — *A*, Respiratorische Volumsoscillationen des Vorderarmes bei ruhiger Athmung, *B*, nach dem Frühstück.

suche nicht die Resultate geliefert haben, die ich ohne Schwierigkeit erhalte.

Der um den Ellbogen anzubringende elastische Gummi-Aermel muss breit genug sein, um den venösen Abfluss nicht zu behindern. Ich benutze immer einen so breiten Ärmel, dass man die Extremität ganz leicht und ohne Anstrengung hindurch stecken kann und dass man sogar auf den ersten Blick glauben sollte, er könne nicht wasserdicht schliessen. Darauf bestreiche ich den Vorderarm unter dem Ellbogen mit Fett und applicire sodann den Cylinder nebst dem Ärmel und befestige letzteren um den Ellbogen durch einige Touren eines Gummirohrs. Ich warte in der Regel 4 bis 5 Minuten ab, welche benutzt werden, ein stützendes Polster unter den Arm zu schieben, den horizontalen Glascylinder aufzustellen und die Registrirtrommeln sowie den Kymographioncylinder vorzubereiten. Mittlerweile klebt sich das Fett an dem elastischen Gummiärmel fest, welcher desshalb inniger an der Haut anhaftet. Darauf fülle ich den Cylinder mit lauem Wasser an, wobei ich dafür sorge, jede sonstige Bewegung möglichst zu vermeiden. Nach Füllung des Cylinders wickle ich das elastische Gummirohr ab, die Venen entleeren sich, es dringt Wasser aus der Compensationsflasche ein, und ist Alles zum Versuche bereit. Der Druck des Ärmels am Ellbogen ist so gering, dass man ihn gar nicht fühlt und auch bei aufmerksamer Beobachtung keine Anschwellung der Venen an dem im Cylinder eingeschlossenen Vorderarme bemerklich wird.

§. 48.

Die geeignetste Zeit zur Vornahme solcher Versuche, um brauchbare Resultate zu erlangen, sind die Stunden nach dem Frühstück oder dem Mittagessen. Am Morgen, bei leerem Magen, gelangen sie mir fast nie, wie sorgfältig ich dabei auch zu Werke gegangen sein mochte. Ich weiss wahrlich nicht, woher diese Verschiedenheit rührt.

Hier will ich zwei vergleichende Versuche aufführen, deren einer im nüchternen Zustande, der andere nach der Mahlzeit angestellt wurde.

Um 8 Uhr Morgens, nachdem ich gegen 7 eine Tasse Kaffee zu mir genommen hatte, breite ich mich in horizontaler Rückenlage auf einem Tische aus und erhalte, unter Beachtung aller eben erwähnten Vorsichtsmassregeln, folgende hydrosphygmographische Aufzeichnung:

Fig. 75.

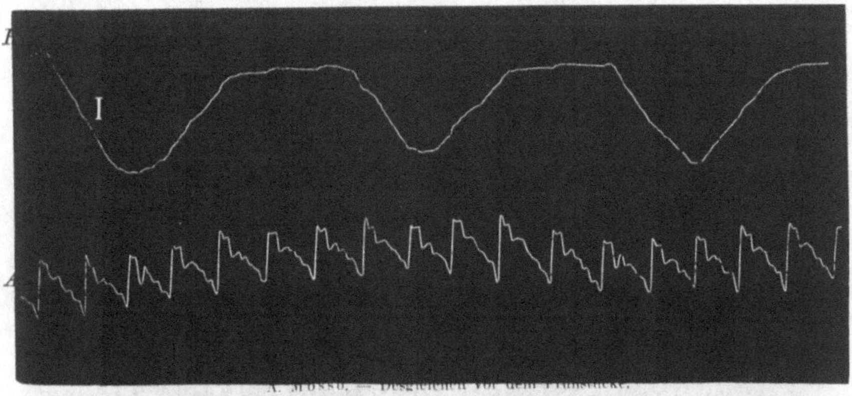

Mein Assistent benachrichtigt mich, dass sich kein Einfluss der Athembewegungen an der Pulscurve kundgibt. Um die etwaigen geringsten Spuren eines solchen Einflusses zu entdecken, lasse ich das zur Compensationsflasche führende Verbindungsrohr schliessen.

Beobachtet man aufmerksam das Pulsbild schräg von der Seite her, so erkennt man, dass respiratorische Schwankungen an demselben nicht ganz fehlen; dieselben sind aber so geringfügig, dass sie bei oberflächlicher Beobachtung ganz unbemerkt bleiben.

Da es sich um ein negatives Resultat handelt, so scheint es mir überflüssig, eine längere Curvenstrecke, als die in Fig. 75 gegebene, aufzuführen. Was an dem hier dargestellten Stücke am meisten in die Augen fällt, das sind die von der Unruhe der Gefässe herrührenden starken Undulationen, die für die Pulsbilder des nüchternen Zustandes bezeichnend sind. — Ich muss übrigens noch darauf aufmerksam machen, dass die Pulsationen des Vorderarms, die auf den ersten Blick ganz unregelmässig scheinen, eine rhythmische Wiederholung ihrer Variationen zu erkennen geben, wesshalb diese letzteren durchaus nicht als zufällig oder durch die Bewegungen des Rumpfes und der Extremitäten veranlasst anzusehen sind. Diese Sinuositäten sind vielmehr der Ausdruck von Oscillationen, die in dem Cylinder stattfinden und nach meinem Dafürhalten von der Bewegung des Blutes durch die Gefässe, sowie von den Erschütterungen, welche jede Pulsation dem im cylindrischen Glasrecipienten enthaltenen Wasser mittheilt, herrühren.

Um Mittag, nachdem ich ein bescheidenes Mahl zu mir genommen (ein Beefsteak, etwas Obst, ein Glas starken Wein und eine Tasse Kaffee), lege ich mich in derselben Weise wie früher auf den Tisch und erhalte (unter Anwendung desselben Gummiärmels) das Pulsbild Fig. 74, wo die respiratorischen Oscillationen, trotz der geringeren Tiefe und Ausgiebigkeit der Athembewegungen, so augenfällig sind. Ich brauche nicht ausdrücklich die erhebliche Änderung der Pulsform zu betonen.

Um zu zeigen, wie sehr eine reichliche Mahlzeit dazu beiträgt, die respiratorischen Oscillationen des Pulses recht deutlich zum Vorschein zu bringen, will ich auch noch eine Beobachtung anführen (Fig. 76), die ich an meinem Freunde Pater D. A. nach einer üppigen Tafel angestellt habe.

Fig. 76.

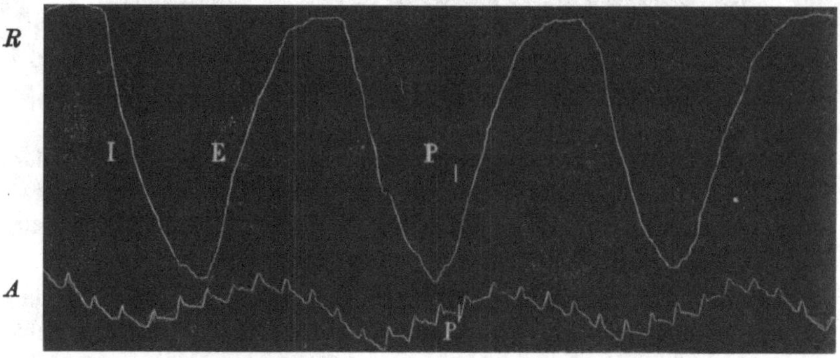

Pater D. A. — Respiratorische Oscillationen des Vorderarmvolumens nach einer üppigen Mahlzeit.

Abgesehen von den hier viel ausgiebigeren Respirationsbewegungen, ist der Verlauf der Curven hier genau derselbe wie in meinem eigenen Beispiele Fig. 74. Wir sehen nämlich, dass die Volumsverminderung des Vorderarms gegen das Ende der Exspiration anfängt und während der nachfolgenden Inspiration fortdauert. Doch bevor der Inspirationsact vollendet ist, erscheint bereits eine sehr ausgesprochene Volumszunahme, die sich bis in die erste Periode der Exspiration hinein erstreckt.

Dergestalt fand sich das Verhältniss der plethysmographischen Vorderarmcurven zu den Respirationsbewegungen auch in den meisten meiner Beobachtungen. Ich wäre geneigt, dasselbe als den normalen Typus zu betrachten, wenn mir nicht zwei Subjecte vorgekommen wären, welche bei vollkommener Ruhe und unter sonst gleichen Bedingungen andere Beziehungen zwischen den Volumsänderungen des Vorderarms und den Athembewegungen darboten. Als Beispiel eines solchen abweichenden Verhaltens führe ich ein Puls-Respirationsbild auf, das ich an Herrn Obersten Garrone, einem Manne von wirklich riesiger Statur, der sich gefälligst zu meinen Versuchen hergab, erhielt.

Fig. 77.

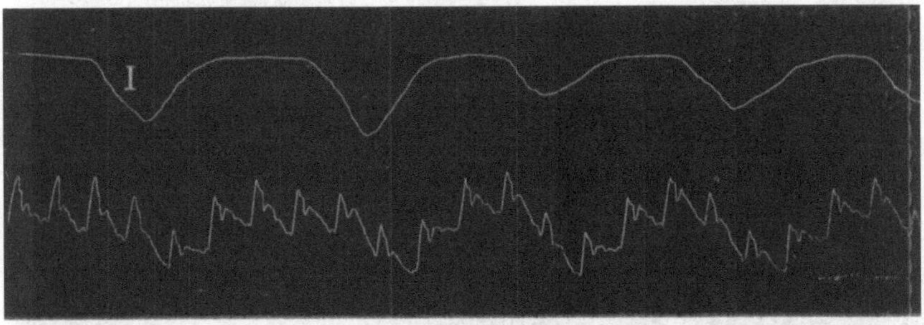

Obrist Garrone. — Respiratorische Oscillationen des Vorderarmvolumens bei ruhiger Athmung.

Wir nehmen hier während der Inspiration eine Volumsabnahme wahr, die sich bis in den Anfang der nächstfolgenden Exspiration hinein fortsetzt; und die Zunahme des Volumens dauert während des ganzen übrigen Theiles der Exspiration. Es ist dies ein ganz anderer, ich möchte fast sagen, ein umgekehrter Typus als wie in den obigen Pulsbildern. Das Pulsbild des Vorderarms bei Herrn Obersten Garrone entspricht der Modification des Radialpulses, welche Marey bei gehinderter Wegsamkeit der Respirationsbahnen vorfand.

Nach dem Vorgange Marey's, hoffte ich zu manchem Resultate zu gelangen, wenn ich den verschiedenen Typus in Betracht zöge, welchen die Athembewegungen, je nach der vorwiegenden Betheiligung der Rippenheber oder des Zwerchfells an der Erweiterung des Brustkastens, darbieten können. Ich unternahm daher eine Reihe von Versuchen, wobei ich entweder bei möglichster Unbeweglichkeit der Rippen starke diaphragmatische Inspirationen ausführte, oder umgekehrt, bei möglichst

---

[1] Marey: *Physiologie médicale de la circulation.* Paris, 1873, p. 291.

geringer Betheiligung des Zwerchfells stark bei der Inspiration die Rippen hob, während in beiden Fällen zugleich der Puls und die Volumsänderungen des Vorderarms registrirt wurden. Doch bei diesen graphischen Versuchen, die ich im vorigen Herbste, und zwar grösstentheils an mir selbst anstellte, gelang es mir leider nicht, irgend befriedigende Ergebnisse zu gewinnen. Anstatt die vorhandene Casuistik durch eine Anzahl neuer aber leider misslungener Aufzeichnungen zu bereichern, ziehe ich es vor, meine Versuche wieder aufzunehmen und so lange fortzusetzen, bis es mir gelingt, etwas für die Deutung der erwähnten Pulsbilder Förderliches zu erringen.

Die bisher mitgetheilten und besprochenen Versuche waren bei regelmässigem und ruhigem Athmen angestellt worden, und mochte dabei nur höchstens ab und zu mancher Athemzug kräftiger ausgefallen sein, indem es Einem nicht gar möglich ist, den Rhythmus und die Tiefe seiner Athembewegungen ganz unverändert zu erhalten, wenn er weiss, dass er beobachtet wird und dass man jede seiner Bewegungen verzeichnet.

Nun wollen wir aber sehen, was geschieht, wenn die Athemzüge mit Kraft ausgeführt werden und sei es das Inspirium oder das Exspirium ungewöhnlich prolongirt wird.

Fig. 78.

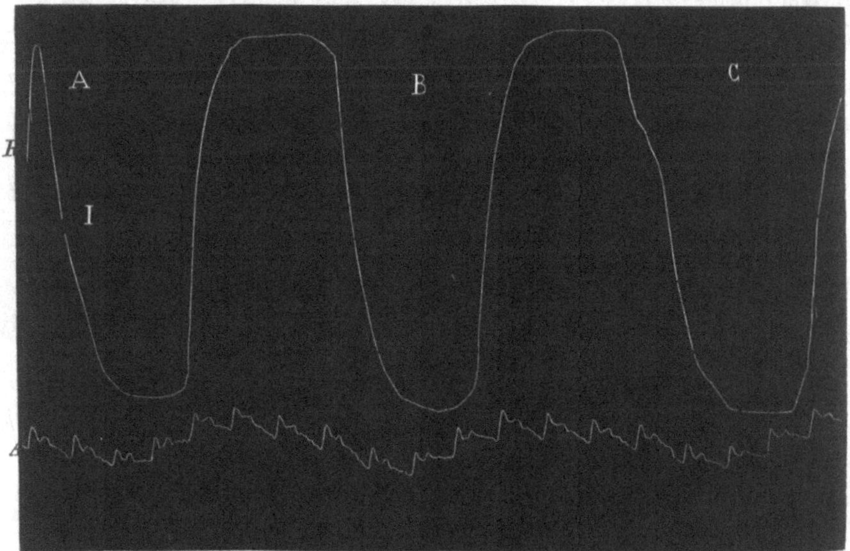

Dr. Calozzo. — Desgleichen bei tiefen Athembewegungen.

Bei Herrn Dr. Calozzo finden wir einen anderen Typus als beim Obersten Garrone vor: bei der Inspiration nämlich erfolgt eine Volumsabnahme des Vorderarms, die aber noch vor dem Ende dieser Respirationsphase einer Zunahme des Volumens Platz macht.

Wird die Inspiration verlängert, so erfolgt ebenfalls während der übermässigen Erweiterung des Brustkastens anfangs eine Abnahme, sodann eine leichte Zunahme des Volumens des Vorderarms.

Die Volumsänderungen der Extremitäten sind in solchen Fällen so stark, dass es zweckmässig ist, sich zu ihrer Registrirung eines Apparates zu bedienen, der, wie der Plethysmograph es thut, den reellen Werth dieser Volumsschwankungen angibt. Hat man einen solchen Apparat nicht bei der Hand, so genügt es, um sich eine Vorstellung von den jetzt zu erörtenden Erscheinungen zu verschaffen, dass man das Verbindungsrohr zwischen dem Hydrosphygmographen und der Compensationsflasche schliesse.

§. 49.

Werfen wir einen Rückblick auf die Änderungen, die wir im Volumen des Gehirns und des Vorderarms unter dem Einflusse der Athembewegungen haben zu Stande kommen sehen, so lassen sich die in den vorstehenden Paragraphen geschilderten Erscheinungen schwerlich auf eine einheitliche Norm zurückführen. Um zu irgend einem Schlusse zu gelangen, musste ich die ganze Reihe meiner diesbezüglichen Beobachtungen am Menschen (wovon ich in dieser Arbeit nur einige wenige vorgebracht) durchgehen, und ich fand, dass zwar in der Mehrzahl der Fälle das Gehirn während der Inspiration eine Abnahme und während der Exspiration eine Zunahme des Volumens erfährt (wie in Fig. 43), wogegen der Vorderarm meist schon vor dem Ende der Inspiration eine Zunahme und vor dem Ende der Exspiration eine Abnahme des Volumens zu zeigen anfängt (wie in Fig. 74, 76, 78), dass aber dennoch vielfache Ausnahmen hiervon vorkommen. Die Schwierigkeit, ein bestimmtes Gesetz für diese Erscheinungen aufzustellen, rührt daher, dass wir es hier mit einer langen Reihe ungenügend bekannter und so eng mit einander verknüpfter Factoren zu thun haben, dass es zur Zeit oft unmöglich wird, ihre Wirkungen, die sich vielfach auch unter physiologischen Bedingungen gegenseitig aufheben, isolirt zu betrachten.

So sahen wir in der That, dass zwischen den respiratorischen Volumsschwankungen der epi- und hypodiaphragmatischen Körpertheile ein diametraler Gegensatz besteht, indem das Herz während der Inspiration mehr Blut aus der oberen Hohlvene als aus der unteren erhält, und das Umgekehrte während der Exspiration stattfindet. Die etwaige Compensation, welche vielleicht den Blutzufluss zum rechten Herzen bei normalem

Fortgange beider Respirationsphasen regeln und constant erhalten mag, hört jedenfalls unter gewissen Verhältnissen auf. So wird sich eine Aufhebung des Gleichgewichts schon in der physiologischen Breite einstellen, wenn das Blut sich in einem Theile des Körpers anhäuft, wie z. B. in den Bauchorganen nach der Mahlzeit, während der Verdauung. Da in diesem Falle sowohl der Zufluss des Blutes zu den Abdominalorganen als der Abfluss desselben durch die Lebervenen gesteigert ist, andrerseits aber, wie wir gesehen haben, der Blutzufluss zum Herzen aus der unteren Hohlvene überwiegend während der Exspiration stattfindet, so muss eben nach der Mahlzeit die dem Herzen während der Exspiration im Ganzen zufliessende Blutmenge noch mehr als es vielleicht auch sonst der Fall ist (s. §. 47) die Oberhand gewinnen über das ihm während der Inspiration (vorwiegend aus der oberen Hohlvene) zufliessende Blutquantum; und dem entsprechend wird consecutiv das linke Herz auch mehr Blut in die Arterien aussenden als während der Inspiration, wesshalb auch die respiratorischen Schwankungen in sämmtlichen Organen (so auch im Vorderarme) ausgesprochener werden, wie dies durch unsere oben angeführte Beobachtungen bestätigt wird. Überdies aber gibt die während der Verdauung notorisch stattfindende Blutanhäufung in den Abdominalorganen zu einer relativen Ischämie sowohl der Lungen, als der übrigen Körpertheile Veranlassung, wodurch für den kleinen Kreislauf ähnliche Bedingungen gesetzt werden, wie sie nach Blutverlusten bestehen, wo wir bei unseren Versuchen die respiratorischen Druckschwankungen stärker werden sahen: und ist damit während der Verdauung noch ein zweiter Grund zur Verstärkung der respiratorischen Volumsschwankungen gegeben.

Was den letztberührten Mechanismus anbetrifft, so ist hier die Verstärkung der respiratorischen Blutdrucks- und Volumsschwankungen leicht begreiflich, wenn man bedenkt, dass diese Schwankungen zum grossen Theile eben darauf beruhen, dass während der Inspiration sich die erweiterten Lungengefässe nothwendig auf Kosten der Gefässe des grossen Kreislaufes stärker mit Blut anfüllen, also jenen Gefässen das Blut entziehen, die Entziehung aber einen um so sichtbareren Effect, eine um so stärkere Differenz in dem Füllungsgrade der Körpergefässe hervorbringen muss, je geringer die in diesen enthaltene Blutmenge ist.

Freilich könnte der Einwurf erhoben werden, dass die inspiratorische Erweiterung der Lungengefässe nicht nothwendig zu einer Verminderung des Blutdruckes und der Blutfülle in den Gefässen des grossen Kreislaufes Veranlassung geben müsse, weil sie durch die Verminderung der Widerstände in der Lungenblutbahn und der dadurch bedingten Beschleunigung des kleinen Kreislaufes compensirt werde. Dagegen ist aber hervorzuheben, dass eine derartige Compensation nicht stattfindet, weil die Widerstände im kleinen Kreislaufe überhaupt äusserst gering sind und daher ihre Verminderung im Vergleiche zur sehr erheblichen inspiratorischen Erweiterung der Lungengefässe ein viel zu unerhebliches Moment abgibt, als dass sie den Effect dieser Gefässerweiterung zu decken und aufzuheben vermöge.

Bei den obigen Betrachtungen haben wir vorausgesetzt, dass das Herz auf beiden Respirationsphasen mit gleicher Energie functionire und Gleiches leiste. Indessen wissen wir, dass nicht nur die Frequenz der Herzschläge im Laufe der respiratorischen Evolution wechselt, und zwar grösser wird während der Inspiration, sondern dass auch die Leistung der einzelnen Herzcontractionen nicht minder wichtigen respiratorischen Schwankungen unterworfen ist. Der während der Systole im Brustkasten sich einstellende negative Druck stellt der Systole des Herzens ein Hinderniss entgegen, während er die Diastole begünstigt; umgekehrt wirkt die Steigerung des intrathoracischen Druckes, die während der Exspiration stattfindet. Dabei gibt es offenbar einen Antagonismus zwischen der wechselnden Frequenz der Herzschläge und der wechselnden Leistung der einzelnen Herzcontractionen, indem die inspiratorische Steigerung der Frequenz einen entgegengesetzten Einfluss ausüben muss als die gleichzeitige Behinderung der Herzsystole, und ebenso die exspiratorische Frequenzverminderung in ihren Wirkungen diametral entgegengesetzt ist der exspiratorischen Begünstigung der Herzsystole. Was aber den Einfluss der respiratorischen Schwankungen des intrathoracischen Druckes auf jede der beiden Phasen der Herzevolution anlangt, so ist zu bemerken, dass die Diastole ungleich mehr durch die exspiratorische Drucksteigerung erschwert werden muss als die Systole durch die inspiratorische Verminderung des Druckes.

Noch viel mehr wird das Studium der uns beschäftigenden Erscheinungen dadurch erschwert, dass wir keine genaue Kenntniss besitzen von dem Einflusse, welchen die nach dem Respirationsphasen wechselnde chemische Zusammensetzung des Blutes und besonders dessen wechselnder Gasgehalt auf den Zustand der Gefässwände ausübt.

Meine Versuche an dem Gehirn und am Vorderarme haben dargethan, dass auf eine tiefe Inspiration eine Contraction der Gefässe und eine Volumsverminderung der genannten Organe folgt, beides zu anhaltend, um aus der blossen Blutanhäufung in den Lungen erklärt werden zu können. Da diese Erscheinung auch dann beobachtet wird, wenn die tiefe Inspiration ganz unwillkürlich geschieht, so ist dieselbe offenbar nicht durch die eine tiefe Inspiration einleitende Willensanstrengung veranlasst, und vermuthe ich vielmehr, dass sie durch die veränderte Blutmischung herbeigeführt werden mag, ohne dass sich jedoch leugnen liesse, dass unwillkürliche Innervationsverhältnisse hier im Spiele sein könnten.

Ein maassgebendes Urtheil über die letztberührte Möglichkeit lässt sich aber zur Zeit noch gar nicht fällen, so wie überhaupt die Wechselbeziehungen zwischen dem Respirations- und dem vasomotorischen Nervencentrum noch wenig aufgeklärt sind.

Ich übergehe diejenigen Variationen der respiratorischen Schwankungen des Blutdruckes, die von der Körperlage abhängen können, und will nur andeuten, dass es für die in Rede stehende Erscheinung nicht gleichgültig sein kann, ob der Körper eine verticale oder sitzende oder horizontale Lage annimmt.

Nicht ohne Bedeutung sind hier gewiss auch die, meinen Beobachtungen zufolge, unter dem Einflusse der Nahrungsaufnahme, der Temperatur, der intellectuellen, Sinnes- und Gemüthsthätigkeit vorkommenden Änderungen im Zustande der Gefässwände; doch über ihre nähere Beziehung zu den respiratorischen Schwankungen des Blutdruckes liegen noch keine genügenden Erfahrungen vor.

Da sämmtliche angedeutete Factoren das Resultat unserer Beobachtungen beeinflussen, müsste erst jeder derselben einzeln und eingehender in seiner Wirkungsweise erforscht werden, um in jedem gegebenen Falle die Bedingungen der Beobachtung oder des Versuches scharf feststellen zu können.

So lange die mechanischen, chemischen und nervösen Momente nicht streng auseinander gehalten werden, würden wir uns vergeblich bemühen, die Gesetze eines so verwickelten Vorganges aufzustellen.

XII.

Einfluss des Amylnitrites auf den Blutkreislauf im Gehirne.

§. 50.

Unter allen uns bisher bekannten Stoffen modificirt das Amylnitrit am eingreifendsten den Zustand der Blutgefässe, so wie die Energie und Frequenz der Herzcontractionen, ohne dabei das Bewusstsein aufzuheben, oder sonst im mindesten die Hirnfunctionen zu beeinträchtigen. Die grosse Leichtigkeit, mit der sich dieser Stoff einverleiben lässt, sein angenehmer Geruch und die Flüchtigkeit seiner Wirkung bringen es mit sich, dass er überaus bequem bei unseren Untersuchungen Anwendung finden kann, zumal wenn man es mit einem Subject zu thun hat, wie unser Bertino, dessen Misstrauen so weit ging, dass er sich durchaus weigerte irgend einen arzneilichen Stoff zu sich zu nehmen, wenn ich nicht vorher an mir selbst einen Versuch damit machte.

Jedem, der schon einmal Amylnitrit eingeathmet hat, ist bekannt, dass man wenige Secunden nach der Inhalation gleichsam einen warmen Hauch über das Gesicht ansteigen fühlt: Wangen, Stirn, Augen und der ganze Kopf röthen sich wegen Erweiterung der Gefässe. Die Thränensecretion wird reichlicher und man empfindet einige Eingenommenheit des Kopfes und eine Beängstigung, die durch die frequenteren und verstärkten Contractionen des Herzens veranlasst wird.

Das Verfahren, nach welchem ich die Volumsänderungen des Hirns ohne zu sehr die Form der Pulsationen zu verunstalten, gemessen und registrirt habe, ist im Capitel II beschrieben worden. Es besteht in der Anwendung zweier Müller'scher Ventile (Fig. 1), die mit dem von der Schädellücke zur Registrirtrommel laufenden Rohre in Verbindung gebracht werden. Man hat bei dieser höchst einfachen Vorrichtung den Vortheil, dass man den Druck innerhalb des Apparates constant und zwar minim erhält, während man zugleich, durch Verzeichnung jeder aus dem Apparat austretenden oder in denselben eindringenden Luftblase die wirkliche Zu- oder Abnahme des Druckes im Gehirne messen und registriren kann.

Der Versuch Taf. IX, Zeilen 39, 40, 41 und 42, den ich als typisch aufführe, wurde eine halbe Stunde nach einem leichten Frühstück, wobei Bertino Fleisch, Suppe und Brod zu sich genommen hatte, angestellt. Der Hirnpuls war klein, aber, wie man im Anfange der Zeile 39 sieht, regelmässig und gleichförmig. In $\alpha \downarrow$ bringe ich vor die Nasenlöcher des Bertino ein Tuch, auf welches ich vorher einige Tropfen Amylnitrit gegossen hatte. Der Mann war angewiesen worden, ganz ruhig einzuathmen, um den Respirationstypus gar nicht zu ändern. Es war vielleicht das zehnte mal, dass er solche Inhalationen wiederholte, und er verstand sich dabei schon ganz gut zu benehmen. Die Pulscurve des Gehirns verläuft eine Strecke lang (etwa zwölf Pulsationen) unverändert. Sodann werden die Pulsationen nach und nach stärker, während das Gehirn bedeutend an Volumen zunimmt. Die Elevation S verschwindet, während der dicrotische Nachschlag stärker wird. Aus dem Müller'schen Ventile D (Holzschnitt Fig. 1) entweicht von Zeit zu Zeit eine Luftblase, wodurch die in demselben Augenblicke geschriebene Pulsation etwas verunstaltet wird. In ω, Zeile 39, wo das Gesicht stark geröthet erschien, wird die Inhalation unterbrochen. Die Wirkung des Amylnitrites hält an. Aus dem Ventile D entweichen noch einzelne Luftblasen; sodann fängt in *M* (Zeile 40) das Hirnvolumen abzunehmen an. Der Hirnpuls bleibt noch immer sehr stark. In unregelmässigen Intervallen werden tiefe Undulationen des Hirnvolumens, die den Athembewegungen nicht entsprechen, bemerklich. Nach mehr als einer Minute seit der Unterbrechung der Inhalation hat die Wirkung des Amylnitrites, wie im Anfange der Zeile 41 zu sehen, noch nicht aufgehört. Von hier an zeigt die Pulscurve weniger hohe und mehr in die Länge gedehnte Undulationen. Die Pulsationen werden allmählich kleiner und kehren nach und nach zu ihrer ursprünglichen Form zurück. Die Registrirung wird fortgesetzt. Im Beginne des zweiten Viertels der Zeile 42 scheint schon alle Wirkung aufgehört zu haben; doch gegen Ende des dritten Viertels in *r* macht sich noch eine letzte leichte Undulation bemerklich, bevor der Hirnpuls, etwa 3 Minuten nach beendigter Inhalation, definitiv zu Ruhe gekommen ist. Die Registrirung wurde noch 5 Minuten lang fortgesetzt, ohne dass sich an demselben etwas bemerkenswerthes wahrnehmen liesse. Aus der Zahl der aus dem Müller'schen Ventil entwichenen Luftblasen und der directen Messung des Gesammtvolumens einer gleichen Zahl von Luftblasen, die ich unter gleichem Drucke in einem geschlossenen graduirten Glasrohre auffing, ergab sich, dass in diesem Falle das Hirnvolumen eine Zunahme von etwa 3 ccm erfahren hatte.

§. 51.

Suchen wir jetzt über die Ursache dieser Veränderung des Hirnpulses ins Klare zu kommen.

Wie wir bereits zu wiederholten Malen hervorgehoben, ist der tricuspidale Puls als der normale Pulstypus zu betrachten. Bei unserem

Fig. 79.

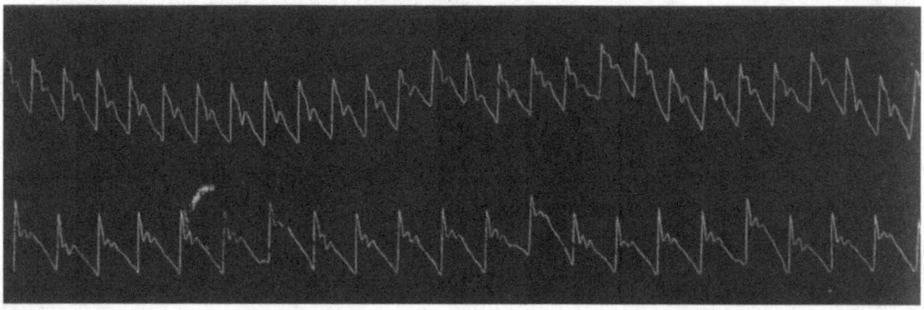

Bertino. — Carotispuls, mittelst einer am Halse applicirten Marey'schen Trommel geschrieben; — 1 im Normalzustande, — 2 unter dem Einflusse des Amylnitrites.

Bertino liefert der mittelst der Marey'schen Trommel registrirte normale Puls der Carotis die in Fig. 79, Zeile 1, dargestellte Curve.

Die höchsten Pulsationen entsprechen dem Anfange der Inspiration, welche übrigens sehr oberflächlich war.

Hier sieht man sehr deutlich, dass jede einzelne Pulsation aus drei Elevationen besteht, von denen die beiden letzten fast in gleicher Höhe erfolgen. Während und nach der Einathmung von Amylnitrit (Fig. 79, Zeile 2) steigt die erste Elevation mehr in die Höhe und neigt zum Schwinden, während die zweite tiefer heruntersteigt und ausgesprochener wird. Obgleich wir die Bedeutung dieser drei Elevationen nicht kennen, nehmen wir von dieser Thatsache Act und gehen nun weiter, indem wir die Modificationen zu ermitteln suchen, welche in anderen Körpertheilen, z. B. im Vorderarme, stattfinden.

Seinem Berufe als Landbauer entsprechend, hatte Bertino so schwielige Hände und eine so harte Haut am Vorderarme, dass er sich wenig zu feineren Untersuchungen über die Pulsform eignete.[1]

Um eine klare Vorstellung von den Modificationen, die durch die Einathmung von Amylnitrit in dem Herzimpulse und in den Pulsationen des Vorderarmes hervorgebracht werden, zu geben, wähle ich ein Beispiel aus einer Reihe von Versuchen, die ich an Herrn Studiosus Rattone angestellt. Der Kürze wegen lasse ich die Aufzeichnung des normalen Pulses und der während der Inhalation begonnenen Modificationen desselben aus. Die gegebene Abbildung Fig. 80 fängt mit dem Augenblicke an, wo die Einathmung, welche 30 Secunden gedauert hatte, unterbrochen wurde. Ein weiteres auf das Ende der Zeilen *A* und *C* der Fig. 80 folgendes Stück der Originalaufzeichnung, etwa 10 Secunden umfassend, ist wiederum ausgelassen. Darauf folgt die in Fig. 81 dar-

[1] Mit Bedauern muss ich hier eines Übelstandes gedenken, der nahe daran gewesen ist, mir die Ausführung der meisten der in dieser Arbeit mitgetheilten Versuche geradezu unmöglich zu machen. Am ersten Tage war es mir von der Direction des Krankenhauses gewährt worden, dass Bertino zu mir in mein Laboratorium kommen durfte, und so stellte ich damals an ihm eine Reihe von Beobachtungen an, welche gewiss zu den schönsten gehören. Seitdem aber wurde mir eine gleiche Bewilligung verweigert, obgleich sich der Mann wohl befand und den ganzen Tag über im Garten herumspazierte. Ich war daher genöthigt, meine Arbeitsstätte in einem Zimmer des Hospitales aufzuschlagen, wo ich fortwährend nur damit zu schaffen hatte, meine Apparate bald zusammenfügen, bald auseinanderlegen zu müssen. Unter solchen Umständen war natürlich gar nicht daran zu denken, mich mit all' der Bequemlichkeit, wie sie bei so feinen Versuchen Noth thut, einrichten zu können, und musste ich daher von so mancher interessanten Beobachtung, die ich im Sinne gehabt, gänzlich abstehen. — Es ist gewiss zu beklagen, dass in dem grössten Krankenhause einer Stadt wie Turin die wissenschaftlichen Arbeiten so wenig Förderung finden. Darin befand man sich hier noch bis vor Kurzem in einer beklagenswerthen Abhängigkeit von den Pfaffen und Nonnen, die in den Hospitälern das Wort führen.

gestellte Strecke des Curvenpaares, worin sich die Pulsationen des Vorderarmes immer mehr dem Normaltypus nähern, bis sie zuletzt, am Ende

Fig. 80.

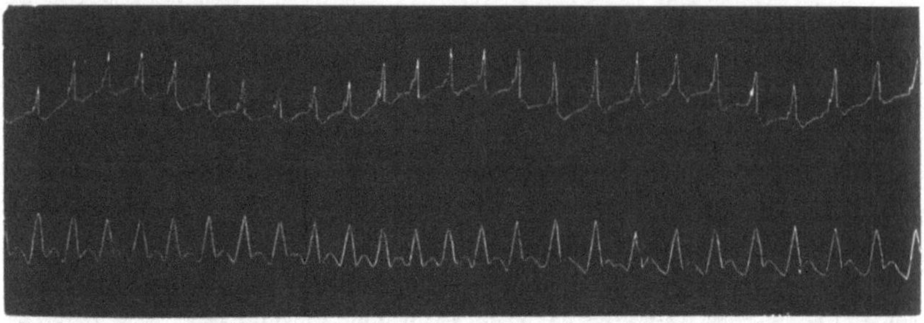

Rattone. — Curve des Herzstosses *C* und des Vorderarmes *A* unter dem Einflusse des Amylnitrites.

dieser Strecke, so ziemlich dieselbe Gestalt wie vor der Inhalation angenommen haben. Wie wir sehen, ist also der normale Puls tricrot.

Fig. 81.

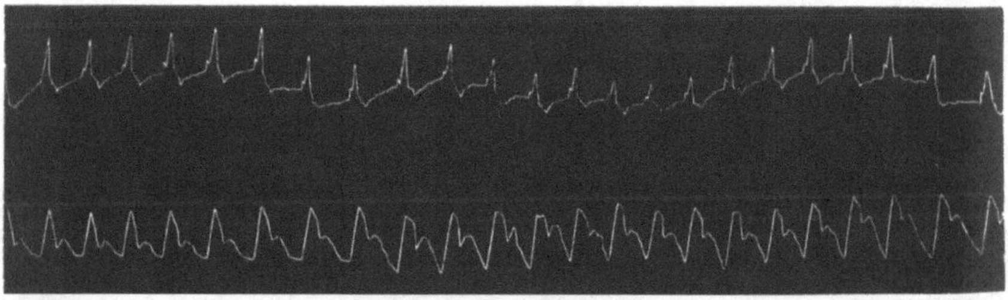

Fortsetzung der vorhergehenden Aufzeichnung, nach einer Unterbrechung von 10 Minuten geschrieben.

Der mittelst des Marey'schen Cardiographen registrirte Herzstoss erscheint uns im Normalzustande (Ende der Zeile *C* in Fig. 81) kleiner als unter dem Einflusse des Amylnitrites. Was die Änderung betrifft, die dieser Stoff im Zustande der Gefässe und folglich in der Form des Pulses bewirkt, so sehen wir, dass die Elevation *S* gegen den Wellenscheitel rückt und im Augenblicke der ausgesprochensten Lähmung der Gefässe beinahe verschwindet, während die dicrotische Elevation gegen den Grund der Welle rückt und zuletzt den tiefsten Punkt derselben erreicht. Die Frequenz der Herzschläge wird so gross, dass diese Elevation keine Zeit mehr gewinnt, sich vollständig zu äussern und endlich (an der vorletzten Pulswelle) gänzlich fehlt. Dieses Beispiel mag zum Beweise dienen, wie schwer es ist, die Beschaffenheit einer Pulsation richtig zu beurtheilen, wenn man nicht die ganze Reihe der binnen einem gewissen Zeitraume erfolgten Umwandlungen der Pulsform vor den Augen hat.

Ein beim Studium dieser Veränderungen nicht ausser Acht zu lassender Factor ist die Energie der Herzschläge. Damit will ich nicht etwa sagen, dass unter der Einwirkung des Amylnitrites die Systole wirksamer werde und eine grössere Menge Blut in den Kreislauf schleudere. Berücksichtigen wir vielmehr, dass die Gefässe im Kopfe und in den oberen Extremitäten erweitert sind, so müssen wir annehmen, dass der Blutdruck (wie dies übrigens durch Versuche an anderen Thieren dargethan ist) vermindert sei.

Dessenungeachtet ist der Anprall des Herzens gegen die Brustwand verstärkt. Es ist anzunehmen, dass die Systole des Herzens lebhafter, aber auch die diastolische Erweiterung desselben und Erschlaffung seiner Wände grösser sind. — Natürlich sind das Alles nur Vermuthungen; doch da ich mehrmals wahrgenommen, dass nach starken Blutungen, wenn das Thier bereits sterbend und der Blutdruck geschwächt ist, der Herzimpuls stärker wird, so muss ich festhalten, dass der Herzimpuls kein massgebendes Criterium für die Schätzung der mechanischen Leitung der Systole abgebe.

Die Verstärkung des Herzimpulses ist übrigens bei der Inhalation von Amylnitrit keine constante Erscheinung und sind dabei die Modificationen der Form des Herzschlages fast unmerklich im Vergleiche zu der durchgreifenden Änderung, die das Profil jeder einzelnen Gefässpulsation sowohl im Vorderarme als im Gehirne erfährt.

Ich habe dieses Thema bereits in einer anderen Abhandlung[1] berührt.

In der Herzcurve sind die Veränderungen jedesmal weniger auffällig, und in der Mehrzahl der Fälle darf man sagen, dass, abgesehen von der gesteigerten Frequenz der Contractionen, keine Änderung im Herzstosse unter dem Einflusse des Amylnitrites wahrgenommen wird, während hingegen die Form des Vorderarmpulses ganz anders geworden ist als im normalen Zustande.

Wenn an den gleichzeitig geschriebenen Curven des Vorderarmes und des Herzens die Änderungen sowohl ihrem Wesen, als ihrer Form und der Zeit ihres Zustandekommens nach verschieden sind, so begreift man leicht, wie unsicher (um nicht jetzt schon falsch zu sagen) die heutzutage allgemein gültige Lehre ist, wonach man annimmt, die characteristischen Merkmale des Pulses hingen von den am Herzen stattfindenden Vorgängen ab.

Den Thatsachen viel angemessener scheint mir die Vorstellung zu sein, die ich in einer demnächst zu veröffentlichenden Arbeit entwickeln werde. Ich werde darin zu zeigen suchen, dass der am Gehirn, am

[1] Mosso: *Die Diagnostik des Pulses.* Leipzig, 1879.

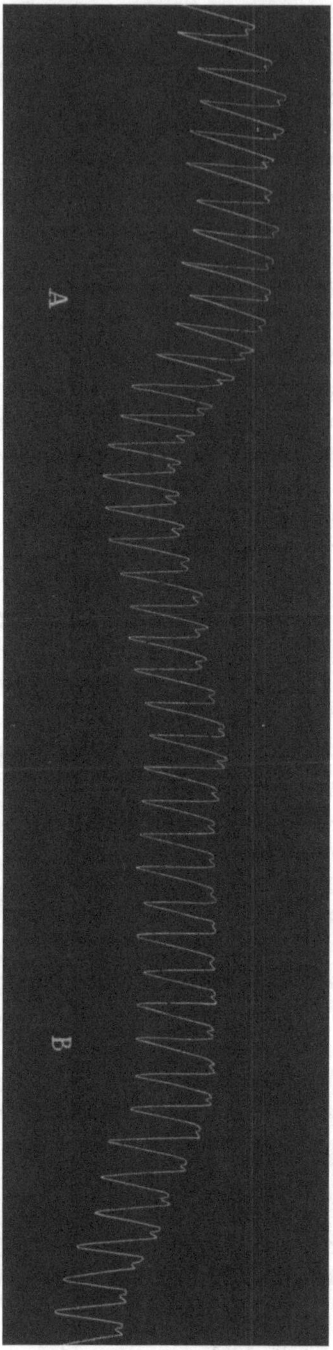

Fig. 82.

Bertino. — Undulationen des Hirnvolumens und Änderungen des Hirnpulses während einer kräftigen Inhalation von Amylnitrit.

Vorderarm und an anderen Körpertheilen beobachtete Puls kein Bild von der Evolution des Herzens, sondern ein genaues Spiegelbild der im Gefässsystem vor sich gehenden Variationen abgiebt. Das Herz bestimmt den Rhythmus der Pulsationen, während die Form derselben hauptsächlich vom Zustande der Gefässe abhängt.

§. 52.

Eine letzte Bemerkung, die ich vor dem Abschlusse dieses Capitels machen will, bezieht sich auf die Schwankungen des Hirnvolumens, die ich unter der Einwirkung des Amylnitrites beobachtet habe. Die Lähmung der Blutgefässe, die durch die Dämpfe dieser Substanz hervorgebracht wird, kann viel hochgradiger werden, als in den Aufzeichnungen 39 — 42 der Taf. IX zu sehen war. Als ich einmal, anstatt die Inhalation, wie bei jenem Versuche, nach einer halben Minute zu unterbrechen, mit derselben länger als eine Minute hindurch fortfuhr, bis Bertino das Tuch von der Nase entfernte, weil er nicht mehr aushalten konnte, erhielt ich folgendes Pulsbild (Fig. 82).

Um den Verdacht auszuschliessen, dass etwa das in den Müller'schen Ventilen enthaltene Wasser durch seine Schwankungen die Form des Pulsbildes alteriren konnte, bediente ich mich bei diesem Versuche (wie in allen Fällen, wo es darauf ankam, speciell die Form des Pulses zu studiren) eines einfachen dickwandigen Gummirohres, das den tubulösen Aufsatz der Guttaperchaplatte *A* (Holzschnitt Fig. 1) mit der Registrirtrommel verband. Eine Entspannungsklappe (Clarinette), die im Verlaufe des Rohres angebracht war, wurde von Zeit zu Zeit gelüftet, um den Druck in der Hebeltrommel bei starken Volumszunahmen des Gehirns auszugleichen. Der Hirnpuls, der im normalen Zustande (s. Beginn der Aufzeichnung 39, Taf. IX) subtricuspidal und klein war, wird unter dem Einflusse des Amylnitrites sehr stark und zweihügelig: die erste Elevation wird imperceptibel, indem sie mit der höher gewordenen Elevation *S* verschmilzt, während der dicrotische Nachschlag die Höhe der letztgenannten Elevation erreicht und so der Scheitel der Pulswelle eine zweihügelige Gestalt erhält.

Ab und zu erscheinen, unabhängig von den Athembewegungen und anderen bekannten Einflüssen, grosse spontane Undulationen, wie *A* und *B* in Fig. 82. Eine grosse Undulation dieser Art habe ich 32 Secunden lang anhalten sehen.

Für das Studium der überhaupt am Pulse vorkommenden Veränderungen wäre es von Interesse zu entscheiden, ob wir bei den obigen Versuchen durch die Inhalationen von Amylnitrit eine vollständige Lähmung der Gefässe im Gehirne und im Vorderarme erhalten haben. Leider bin ich mit dem Gegenstande noch nicht vertraut genug, um mich mit Bestimmtheit darüber aussprechen zu können. Zwischen der Contraction und dem normalen Tonus, sowie zwischen diesem und der Lähmung giebt es im Verhalten der Arterien, Venen und Capillaren intermediäre Zustände, die in der Physiologie unbekannt sind und mit denen ich mich eben gegenwärtig beschäftige.

Um entscheiden zu können, ob in der an Bertino unter Anwendung des Amylnitrites erhaltenen Aufzeichnung Fig. 82 die Undulationen *A*, *B* der Hirncurve rein passiv oder zum Theil activ gewesen seien, hätte ich gleichzeitig mit den Pulsationen des Gehirnes auch die des Vorderarmes oder lieber eines anderen Körpertheiles (wie z. B. des Fusses), auf den das Amylnitrit angeblich keinen gefässlähmenden Einfluss ausübt, registriren sollen. Leider stand mir nicht die genügende Zeit zu Gebote, um derartige vergleichende Versuche vornehmen zu können; deshalb bleibt es unentschieden, ob unter den oben betrachteten Bedingungen die Gefässe des Gehirns durch den Einfluss des Amylnitrites als vollständig gelähmt zu betrachten seien.

XIII.
Anämie und Hyperämie des Gehirns.

§. 53.

Die Schwankungen der geistigen Functionen bei ab- oder zunehmendem Blutzuflusse zum Gehirne bilden den Gegenstand eines der interessantesten Studien, womit sich der Psycholog experimentell zu beschäftigen im Stande ist: denn in keiner anderen Weise lässt sich augenscheinlicher die enge Verknüpfung zwischen den psychischen und stofflichen Verrichtungen des Organismus darthun. Es genügt nur um Weniges die Blutzufuhr zum Gehirne zu verringern, damit das Bewusstsein sofort aufhöre. Sollte man mich fragen, welche unter allen organischen Verrichtungen am innigsten an jede noch so geringe Aenderung des Stoffwechsels gebunden sei, so würde ich ohne Bedenken antworten: das Bewusstsein.

Das moleculäre Gleichgewicht in den Organen, welche der Sitz der Vernunft sind, wird schon durch Einflüsse, die in keiner merklichen Weise die Functionen anderer Körpertheile stören, tief erschüttert, weil im Gehirn der Stoffwechsel der Gewebe reger vor sich geht und der Bestand der zusammensetzenden Stoffe unsteter ist. Der höhere Werth der geistigen Erscheinungen liegt in der grösseren Complicirtheit der ihnen zu Grunde liegenden Vorgänge. Auch darf man nicht überrascht sein, wenn ich gleich vielen Anderen den Geist gerade deswegen als die edelste Äusserung der organischen Thätigkeit zu betrachten geneigt bin, weil er unter allen Erscheinungen des Organismus am meisten als Knecht des Stoffes erscheint.

Die Hemisphären des grossen Gehirns lassen sich durch jede Einwirkung, die auch nur für einen Augenblick deren Ernährung verlangsamt, so sehr afficiren, dass die geringste Verminderung der ihnen zu Theil werdenden Blutzufuhr sofort das Bewusstsein aufhebt.

Hier eine Beobachtung an Bertino, welche die merkwürdige Regheit des Stoffwechsels im Gehirne in grelles Licht zu stellen geeignet ist.

Am 29. September, um 1 Uhr Nachmittags, wird zwischen mir und Dr. de Paoli eine Verständigung getroffen, um einige Beobachtungen über Hirnanämie anzustellen. Zur Registrirung der Hirnbewegungen fixiren wir luftdicht die Guttapercha-Scheibe am Kopfe des Bertino, und um gleichzeitig den Vorderarmpuls zu verzeichnen, bringen wir an seinem rechten Arme den Hydrosphygmographen an. Ich setzte dem Bertino den Zweck unseres Vorhabens auseinander und bat ihn, recht aufmerksam auf Alles, was er im Laufe des Versuches empfinden würde, zu achten, um es uns später genau erzählen zu können. Sodann setzte ich mich vor ihn hin, applicirte den Daumen jeder Hand auf je eine der beiden Carotiden, und während ich die Feder der Registrirtrommel anschaute, comprimirte ich die beiden Gefässe mit allmählich steigender Kraft, bis ich den Hirnpuls aufhören sah, worauf ich sofort die Compression unterbrach. Bertino sagte gar nichts. Nun bat ich Dr. de Paoli, der hinter dem Rücken des Kranken stand, jetzt möge er sich zur Compression der Carotiden bei unserem Versuchsmanne anschicken. Als mir der College sagte, dass er die beiden Gefässe unter seinen Fingern pulsiren fühlte, ritzte ich in das berusste Papier der Kymographiontrommel das Zeichen α (Fig. 83), und so-

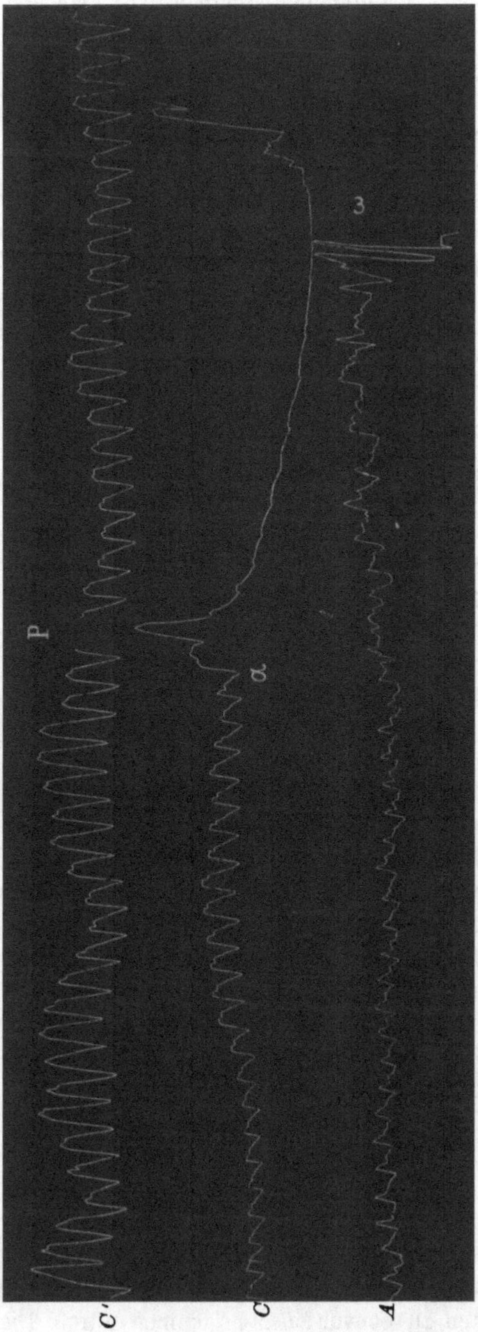

Fig. 83.

Bertino. — Curve des Vorderarmpulses *A* und die des Hirnpulses *C*, gleichzeitig während eines durch Compression der Carotiden veranlassten allgemeinen Krampfanfalles geschrieben. Die Compression des Carotidenpulses dauerte von α bis ω. — *C'* Weitere Hirnpulscurve, 20 Minuten nach Aufhören der Compression geschrieben. In *P*, wo eine Pulsation fehlt, hatte ich die Feder gehoben, um die darunterstehende starke Elevation der Curve *C* nicht zu verderben.

bald dasselbe unter den Schreibfedern angelangt war, winkte ich dem Doctor zu, er solle die Compression beginnen. Die zwei ersten Pulsationen werden höher, aber schon die dritte ist kleiner und nimmt das Gehirn rasch an Volumen ab. Nach der achten Systole nimmt die Pulsfrequenz beträchtlich ab und wird der Puls am Gehirne so klein, dass man ihn kaum sieht. Bei der 14. Pulsation, d. h. nachdem die Ischämie des Gehirns etwa acht Secunden gedauert, wird Bertino von einem Krampfanfalle ergriffen. Ich schaue ihm ins Gesicht — er ist blass, die Augäpfel aufwärts gerollt. Der College lies sofort die Carotiden los. Sobald Bertino die Augen wieder öffnete, gleichsam überrascht, sich an jenem Orte und in jener Lage zu befinden, suchte ich unverzüglich die Registrirung der Pulsationen fortzusetzen; aber das Gehirn hatte eine so grosse Volumszunahme erfahren und hatte sich der Arm so sehr bewegt, dass erst 20 Secunden nach dem ersten Auftreten der Convulsionen es mir möglich wurde, die Registrirung des Hirnpulses (Curve *C'* Fig. 83) und nach etwa einer Minute die des Vorderarmpulses wieder aufzunehmen. Da ich sehe, dass ausser der bedeutenden Verstärkung des Hirnpulses nichts Bemerkenswerthes da ist, unterbreche ich die Beobachtung.

Bertino theilte uns mit, dass er während der Compression Alles dunkel werden sah, aber nichts Unangenehmes empfand. Er spuckte auf den Boden, sagte, dass er etwas Ekel fühle, und forderte uns bald nachher auf, mit den Versuchen fortzufahren. Wir blieben durch diese seine ungewohnte Gleichgültigkeit überrascht; doch da uns jener wahre epileptische Anfall, wobei der Kranke das Bewusstsein verlor, die zu Fäusten geballten Hände in die Höhe hob, im Gesicht blass wurde und die Augen aufwärts rollte, nicht wenig erschreckt hatte, so hatten wir weder an jenem Tage noch später den Muth, eine abermalige Compression der Carotiden zu versuchen.

Das Ergebniss dieses Versuches überraschte mich um so mehr, als ich schon früher an Catharina X. und an Johann Thron viel längere Zeit hindurch, fast bis zum völligen Aufhören der Hirnpulsationen, die Carotiden comprimirt hatte, ohne dass je so schwere Erscheinungen der Hirnanämie aufgetreten wären.

Hier zwei Beispiele von Compression der Carotiden (Fig. 84), die ich mit Prof. Giacomini an Catharina X. unternommen hatte. In der oberen Zeile beginnt die Compression der beiden Carotiden in α, und endigt in ω; dieselbe war hier nicht so vollständig wie in der unteren Zeile, wo sie etwa 30 Secunden dauerte und der Puls fast vollkommen verschwand, ohne dass es zu irgend bedrohlichen Erscheinungen, am allerwenigsten zu Convulsionen gekommen wäre. Die Frau blieb bei vollem

Bewusstsein, auch bis zum letzten Augenblicke der Compression; denn sie selbst war es, die dem Prof. Giacomini, der vorher ertheilten Anweisung gemäss, einen Wink mit dem Finger gab, damit er die Compression unterbreche, was im Punkte ω geschah. Die Gestaltung der Hirncurve in diesem Falle, im Vergleich zu ihrer Gestaltung bei Bertino (Fig. 83), entspricht dem verschiedenen Verhalten des Bewusstseins bei den beiden Individuen. Während bei Bertino, wo die Hirnanämie einen eleptischen Anfall hervorrief, die Hirncurve unter der Compression der Carotiden stark herunterstieg, verblieb sie bei Catharina X., bei gleicher Compression der Carotiden, jedesmal horizontal, was vermuthen lässt, dass bei ihr das Ausbleiben aller Störung des Bewusstseins nicht eben auf einer geringeren Empfänglichkeit der psychischen Centra, sondern auf der vollständigeren Compensation der Kreislaufsstörung durch die collateralen Bahnen beruhte.

Das Einzige, was an dieser Aufzeichnung ins Auge fällt, ist die bedeutende Verstärkung der Hirnpulsationen nach Aufhören der Compression. Ich habe schon in einer anderen Schrift darauf hingewiesen, dass, wenn man dabei gleichzeitig den Hirn- und den Vorderarmpuls registrirt, diese Verstärkung des ersteren sich als eine rein locale Erscheinung erweist. Sie hängt keineswegs von einer verstärkten Energie der Herzcontractionen ab, sondern beruht lediglich auf der Er-

Fig. 84.

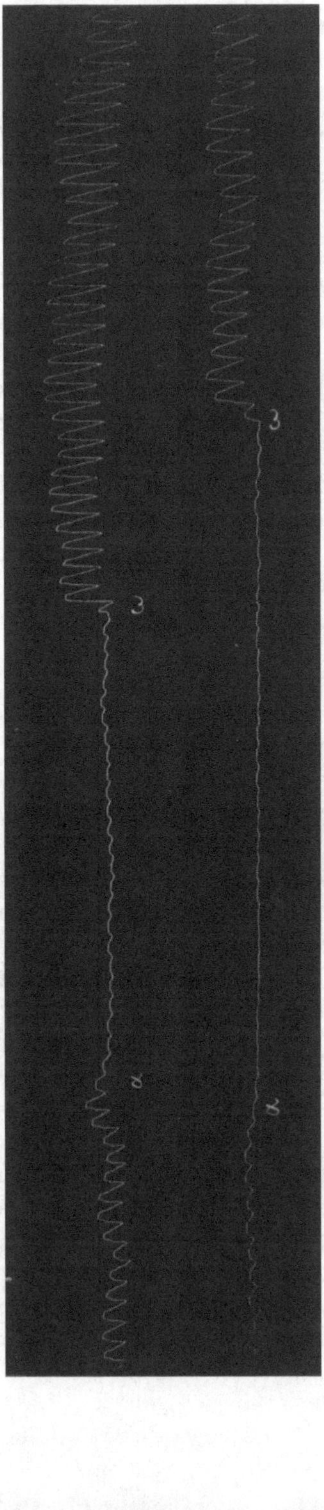

Catharina X. — Modificationen des Hirnpulses während und nach der Compression der Carotiden, welche von α bis ω gedauert hat.

schlaffung der Gefässwände in Folge der Unterbrechung des Kreislaufs im Gehirne. Diese Paralyse der Gefässe, die im Gefolge einer Beeinträchtigung ihrer Ernährung jedes Mal zu Stande kommt, ist eine Erscheinung, die mit der grössten Leichtigkeit am Vorderarme demonstrirt werden kann, wenn man mit den Fingern die *A. brachialis* comprimirt und sodann den Arm binnen einiger Zeit sich frei mit Blut anfüllen lässt.

Ich habe in diesem Augenblicke die ganze Reihe von Versuchen, die ich mit der Compression der Carotis an Catharina X., an Thron und an Bertino angestellt habe, vor Augen, und vergleiche die Hebung des Hirnpulses nach hergestellter Circulation mit der analogen Erscheinung, die ich bei denselben drei Personen und bei vier anderen am Vorderarme nach der Compression der Brachialarterie wahrgenommen.

Die Verschiedenheit ist so gross, dass es mir überflüssig scheint, zu den bereits veröffentlichten andere Aufzeichnungen hinzuzufügen, um ohne Weiteres die Thatsache als feststehend erklären zu dürfen: dass die Hirngefässe auch für die flüchtigste Unterbrechung des Blutlaufes viel empfindlicher sind als die Gefässe des Vorderarms.

§. 54.

Im IV. Capitel hatte ich bei der Besprechung der Modificationen, die der Blutkreislauf im Gehirne bei verstärkter intellectueller Thätigkeit so wie bei Sinnes- und Gemüthseindrücken erfährt, nur den mechanischen, hydraulischen Theil dieser verwickelten Frage berührt, indem ich nur die von mir so genannten passiven, d. h. auf der Contraction der Gefässe anderer Körpertheile oder auf der veränderten Frequenz und Energie der Herzschläge beruhenden Änderungen des Hirnvolumens in Betracht zog.

Nun müssen wir diejenigen Schwankungen des Blutumlaufes im Gehirne, die von einer Änderung in der Innervation oder der Elasticität der Hirngefässwände selbst herrühren, ins Auge fassen, zu welchem Behufe wir einige bereits im VII. Capitel, S. 105—107, aber nur flüchtig angedeutete Betrachtungen umfassender zu entwickeln haben werden.

Solche locale Kreislaufschwankungen im Gehirne verdienen aber um so mehr ein eingehendes Studium, als sie nicht nur im offenen, sondern auch eben so gut im geschlossenen Schädel zu Stande kommen.

Letztere Behauptung, die auf den ersten Blick gewagt scheinen könnte, wird man als gerechtfertigt anerkennen müssen, nachdem man im nächsten Paragraphen gesehen haben wird, dass die arteriellen Blutgefässe des Gehirns sich auf Kosten der sie begleitenden Venen zusammenziehen und erweitern können. Da es übrigens bekannt war, dass auch im geschlossenen Schädel die Blutgefässe des Gehirns contractile Wände besitzen und mit zugehörigen vasomotorischen Nerven und Centren ausgestattet sind, so war es ohnehin undenkbar, dass diese Apparate nur da wären, um gar nichts zu leisten.

Unter den Körpertheilen, an welchen ich bisher die Erscheinungen des Blutkreislaufes studirt habe, ist es das Gehirn, an dem die Veränderungen im Zustande der Gefässe gewiss am häufigsten und erheblichsten sind. Bei der ungemeinen Unruhe, welche die Hirngefässe an den Tag legen, ist die Physiologie noch ausser Stande, die durch centripetale Erregung der vasomotorischen Centra hervorgerufenen Reflexbewegungen von den rein localen Erscheinungen zu unterscheiden, die auf chemischen Umsetzungen im Bereiche der betreffenden Hirnabschnitte beruhen. Dass aber auch Erscheinungen dieser letzteren Art anzunehmen seien, ist kaum zu bezweifeln; denn es ist in hohem Maasse wahrscheinlich, dass die chemische Umgestaltung, welcher die stofflichen Bestandtheile des Gehirns bei der Thätigkeit der Hirnzellen unterliegen, zur Entstehung von Producten führe, deren Gegenwart genügt, die elastischen Eigenschaften der die Hirnsubstanz speisenden Gefässe zu ändern.

Die grosse Veränderlichkeit im Zustande der Gefässwände gibt sich am auffälligsten an den unter der Herrschaft von Gemüthseindrücken erhaltenen Hirnpulscurven zu erkennen. Die Aufzeichnungen 1, 2, 3, 4 *AC* der Taf. III. und die Aufzeichnung 6 *RC* der Taf. IV. zeigen uns eine sehr erhebliche und rasche Erschlaffung der Hirngefässe, ohne dass der Höhenzunahme des Hirnpulses und der Volumszunahme des Gehirns eine Contraction jener Gefässe vorangegangen sei. So haben wir in der im Gefolge von Gemüthseindrücken sich einstellenden Hyperämie des Gehirns das schlagende Beispiel einer Erschlaffung der Blutgefässe, welcher keine Contraction derselben vorangeht.

Der Umstand, dass bei gesteigerter Geistesthätigkeit die Zunahme des Hirnvolumens mit einer Volumsabnahme des Vorderarmes zusammenfällt, könnte der Vermuthung Raum geben, dass die Erweiterung der Blutgefässe in den Hirnhemisphären die Ursache der geringeren Blutzufuhr zu den Extremitäten darstelle. Misst man nach der in § 5 (Cap. II) angegebenen Methode die Zunahme des Hirnvolumens während der stärksten unter den Hyperämien, die bei gesteigerter Vorstellungsthätigkeit und bei Gemüthseindrücken beobachtet werden, so findet man, dass die im Gehirne angehäufte Blutmenge viel weniger ausmacht, als die plethysmographisch bestimmte Volumsabnahme auch nur eines einzigen Vorderarmes.

Ist hiernach die Annahme einer passiven Volumsverminderung des

Vorderarmes ausgeschlossen, was sich übrigens auch klar aus meinen Beobachtungen über die Form des Vorderarmpulses während der verstärkten Vorstellungsthätigkeit ergiebt, wonach es sich hier vielmehr um eine active Contraction der Vorderarmgefässe handelt, so müssen wir dennoch zugeben, dass sehr häufig der Blutkreislauf im Gehirne auch durch die Thätigkeit der eigenen vasomotorischen Nerven der Hirngefässe und eine auf solche Weise zu Wege gebrachte selbstständige Contraction oder Erschlaffung dieser letzteren modificirt wird.

Ich habe bereits im Cap. VII (s. Fig. 29 und 30) angegeben, wie wir einfach nach der Form des Pulses die passiven Volumsverminderungen des Gehirns von der auf einer activen Zusammenziehung der Hirngefässe beruhenden zu unterscheiden vermögen.

Nun wollen wir manche Aufzeichnung in Augenschein nehmen, wo die Zunahme des Hirnvolumens gänzlich oder theilweise durch selbstständige Veränderungen im Zustande der Hirngefässe, unabhängig von etwaigen Veränderungen in anderen Körpertheilen, bedingt ist.

Ein schönes Beispiel derartiger localer Änderungen des Blutkreislaufes haben wir in der Aufzeichnung 9 *A C* der Taf. IV.

Wenige Secunden nach dem Zeichen ›+‹ (welches dem Augenblicke entspricht, wo ich den Bertino gescholten hatte) stellt sich eine sehr beträchtliche Höhenzunahme der Hirnpulsationen und Volumsvergrösserung des Gehirns ein, und gleichzeitig wird der Vorderarmpuls kleiner (Zeile 9 *A*). In diesem Falle ist die Hirnhyperämie nicht ausschliesslich auf Rechnung der Contraction der Vorderarmgefässe zu setzen, sondern zum Theil der Erschlaffung der kleinen Arterien in den Hirnhemisphären zuzuschreiben. Denn in dem nächstfolgenden Zeilenpaare 10 *A C* sehen wir die Hirnhyperämie und die ungewöhnliche Höhe der Hirnpulsationen (10 *C*) fortbestehen, während die Vorderarmgefässe durch die secundäre Rückwirkung der Gemüthsbewegung nun auch ihrerseits erschlafft sind, wie es die Form und Höhe der Vorderarmpulsationen lehren, indem letztere in der Zeile 10 *A* viel grösser erscheint, als sie es im Beginne des Gemüthseindruckes (Zeile 9 *A*) gewesen war.

§. 55.

Eine nicht minder interessante Erscheinung ist die Erweiterung der Hirngefässe, die sich einige Zeit nach Beendigung einer intellectuellen Arbeit (wie z. B. auf der Tafel VIII im Endtheile der Zeile 30 zu sehen ist) einstellt.

Diese nachträgliche Gefässerweiterung ist zwar keine constante Erscheinung, wird aber sehr häufig beobachtet. Was aber in allen diesen

Fällen die Bedeutung der der Dilatation zu Grunde liegenden Erschlaffung der Gefässwände anlangt, so wäre zu vermuthen, dass sowohl die gesteigerte Vorstellungsthätigkeit als die Gemüthsbewegungen mit einer Beschleunigung des Stoffverbrauches einhergehen, deren Folgen durch die gesteigerte Blutzufuhr auf dem Wege der erweiterten Blutgefässe ausgeglichen werden. Die grosse Vulnerabilität der Blutgefässe und ihre Neigung sich bei jeder Gleichgewichtsstörung des Stoffwechsels zu erweitern, stellen einen der Mechanismen dar, wodurch die für die Erhaltung des Lebens wichtigsten Verrichtungen gesichert sind.

So stelle ich mir wenigstens die Nutzleistung dieser Erscheinungen vor.

In demselben Sinne, wie bei oder nach gesteigertem Stoffverbrauche stellt die Erweiterung der Gefässe, die sofort einer reichlicheren Blutzufuhr die Bahn öffnet, das wirksamste Moment dar, durch welches auch nach einer Unterbrechung des Kreislaufes die Ernährungs- und folglich auch Functionsbeeinträchtigungen des Gehirns und aller anderen Körpertheile ausgeglichen werden.

Ich habe oben (im §. 53) ein Beispiel für die ausserordentliche Geschwindigkeit, womit der Stoffwechsel im Gehirn von Statten geht, gegeben, indem ich zeigte, wie eine flüchtige Circulationsbehinderung sofort zu schweren Functionsstörungen von Seiten dieses Organs Veranlassung giebt. Die Beziehung der psychischen Leistungen zu den Erscheinungen des Blutkreislaufes ist so innig, dass ich kein Bedenken trug, zu behaupten, dass unter allen Organen das Hirn am allerwenigsten von den sogenannten „materiellen“ Functionen des Körpers unabhängig sei. Schon die Sinnesorgane sind dem Gehirne an Widerstandsfähigkeit gegen äussere Agentien unendlich überlegen. Wir können eine Ischämie des ganzen Vorderarmes herbeiführen, indem wir aus demselben mittelst eines elastischen Verbandes das Blut buchstäblich verdrängen, und können diesen Zustand 20 oder gar 25 Minuten hindurch unterhalten, ohne dass die peripherischen Empfindungsapparate des Nervensystems ihre Fähigkeit einstellen, Tast-, Wärme- und Schmerzeindrücke aufnehmen und zu leiten, während bei Verminderung der Blutzufuhr zum Gehirne (denn es bedarf nicht einmal einer völligen Unterbrechung derselben) eine 300mal kürzere Zeit genügt, das Bewusstsein aufzuheben.

An der Schädelbasis gibt es eine Gefässvorrichtung, die im ganzen Organismus nicht ihr Gleiches hat. Die Vereinigung der Gefässe zum sogenannten Circulus (richtiger Polygonum) Willisii bringt es mit sich, dass die Blutzufuhr zu den Grosshirn-Hemisphären auch beim Unwegsamwerden eines der vier Hauptarterienstämme nirgends eine vollständige Unterbrechung erfährt. Überdies sind die von diesem Arterienringe ausgehenden Ernährungsäste des Gehirns auch noch in ihrem weiteren

Verlaufe mit reichlichen abermaligen Anastomosen versehen, weshalb, bei jeder Beeinträchtigung des Blutlaufes in einem dieser Aeste, alle übrigen durch collateralen Zufluss den Ausfall an Blutzufuhr decken.

Wiewohl aber die Vereinigung der Hirnarterien zum Circulus Willisii eine sehr einfache und scheinbar allerwirksamste anatomische Einrichtung darstellt, bei welcher eine Immunität der verschiedenen Theile des Gehirns gegen die Folgen einer eventuellen Compression der Carotiden oder der Vertebralarterien zu erwarten wäre, so erwächst daraus doch keine vollkommene Compensation. Trotz dieser Vorrichtung, die man so wirksam und heilbringend für die Integrität der Hirnfunctionen glauben sollte, erweist sich jeder compensatorische Mechanismus unzureichend, sobald der Blutzufluss durch eine der zuführenden Arterien unter ein gewisses Maass sinkt: und das zeigt eben, dass die Hirnfunctionen, die ich darum als die edelsten des Organismus bezeichne, zur Erhaltung ihrer Integrität des allerraschesten Stoffumsatzes in ihren Organen bedürfen.

Die grosse Empfindlichkeit des Gehirns für alle ernährungsbeeinträchtigende Einflüsse gibt sich bei unserem oben angeführten Versuche insofern noch desto augenfälliger kund, als dabei schon 8 Secunden genügten, damit sich die durch beide Vertebralarterien fortdauernde (aber freilich in beiden Carotiden abgeschnittene) Blutzufuhr als unzureichend zur Erhaltung der stofflichen Bedingungen des Bewusstseinsphänomens erwiese.

Bisher haben wir von der Behinderung des Blutersatzes durch directe Hemmung des Blutzuflusses gesprochen.

Wird nun die Erneuerung des Blutes im Gehirn durch erschwerten venösen Abfluss behindert, so wird der Gefässtonus vermindert und, wenn auch in viel geringerem Grade, eine ähnliche Wirkung wie bei der Ischämie beobachtet. Ich führe von den an Bertino in dieser Richtung angestellten Versuchen nur einen (s. Taf. IX Aufzeichnung 44) auf.

Die Behinderung des venösen Abflusses dauert von α bis ω und wurde mittels eines eng um den Hals geschlungenen Bandes, welches die Wegsamkeit der Jugularvenen beeinträchtigte — d. h. geradezu durch Strangulation — bewerkstelligt. Die Müller'schen Ventile zeigen uns durch ihre Oscillationen die Zahl der in den Apparat eindringenden oder aus demselben austretenden Luftblasen an. Vergleichen wir die Hirnpulsation vor und nach der Strangulation, so sehen wir, dass sie nach derselben höher werden. Durch gleichzeitiges Registriren des Vorderarmpulses konnte ich mich überzeugen, dass diese Erscheinung lediglich auf der localen Abnahme des Gefässtonus beruhte: denn es wurde am Vorderarme alle Mitbetheiligung vermisst.

Seitdem ich meine Untersuchungen über den Blutkreislauf im menschlichen Gehirne begonnen, habe ich mich überzeugen müssen, dass die

Blutmenge im Schädel bedeutend zunehmen kann, ohne dass es zu bedenklichen Störungen der geistigen Functionen komme.

Handelt es sich einfach um venöse Stauung, so begreift Jedermann leicht, dass eine derartige Circulationsstörung von geringerem Belange für die Ernährung des Gehirnes sei. Aber die Sache gewinnt eine viel höhere Bedeutung für die heutzutage allgemein von den Physiologen angenommene Theorie über die Natur der Hirnerscheinungen und ihre Abhängigkeit vom Blutkreislaufe, wenn wir sehen, dass auch eine sehr bedeutende arterielle Hyperämie des Gehirnes stattfinden kann, ohne dass die intellectuellen Verrichtungen die geringste Alteration erfahren.

Dahin gehört der im vorigen Capitel (über die Wirkung des Amylnitrites) geschilderte Fall, wo wir die Circulation im Gehirne sich beträchtlich beschleunigen, das Hirnvolumen zunehmen und die Arterien sich ausdehnen sahen, ohne das im psychischen Zustande ausser dem Wärmegefühl in der Gesichtshaut irgend etwas Abnormes eingetreten wäre.

Das Fehlen einer Beziehung zwischen der Vermehrung der im Schädel enthaltenen Blutmenge und der Geistesthätigkeit scheint mir darin begründet, dass es hinsichtlich der letzteren nicht so wesentlich auf den Blutgehalt des Gehirns ankommt, als vielmehr erforderlich ist, dass das Blut in den psychischen Centren unter erhöhtem Drucke ströme, wenn in diesen Gebilden die Vorgänge des Stoffwechsels und damit auch die functionellen Leistungen lebhafter angeregt werden sollen. Erweitern sich die Hirngefässe wegen einer gefässlähmenden Einwirkung, wie die der Amylnitritinhalationen, so können wir annehmen, dass trotz der grösseren Blutanfüllung der arteriellen Gefässe im Gehirne, der Nutzen für den Ablauf der Functionen des letzteren null ist, weil der Blutdruck dabei vermindert wird. Bei verstärkter Hirnthätigkeit ist zwar die von uns beobachtete Volumszunahme geringer, aber die Blutcirculation dennoch reger, indem das Blut durch die Hirngefässe unter gesteigertem Drucke und mit grösserer Geschwindigkeit strömt. — Beugt man den Kopf nach vorne über, so kommt eine venöse Stauung zu Stande, wie ich es auch durch directe Beobachtungen an Bertino und an Catharina X. zu bestätigen Gelegenheit gehabt habe (die betreffenden Aufzeichnungen führe ich, da sie kein besonderes Interesse darbieten, nicht auf).

Die unter solchen Umständen zu Stande kommende Circulationsstörung kann nun bekanntlich bei vielen Personen allerdings zu Schwindel, Gesichtsumnebelung und auch noch schwereren Zufällen Veranlassung geben.

XIV.

Über den Blutumlauf innerhalb des unversehrten Schädels.

§. 56.

In der Einleitung dieses Buches habe ich die Geschichte der noch immer streitigen Frage über den Blutumlauf im unversehrten Schädel geschildert und eine kritische Beleuchtung derselben versucht. Der Kürze wegen glaube ich mich hier einer Wiederholung der dort entwickelten Betrachtungen enthalten zu dürfen.

Im vorliegenden Capitel werden wir diese Frage auf Grund unserer eigenen Untersuchungen abhandeln.

Weil der Schädel eine unnachgiebige und allenthalben geschlossene Kapsel darstellt, so verfiel ich auf den Gedanken, dass das venöse Blut darin unter einem höheren Drucke strömen dürfte, da hier zu der vis a tergo eine anderweitige, in anderen Körpertheilen nicht zur Geltung kommende Kraft, nämlich die pulsatorische Erweiterung der Arterien hinzutritt. Die in den Schädel eindringende Blutwelle bewirkt eine Diastole sämmtlicher Hirnarterien, und diese mit der Kraft der Herzsystole erfolgende Erweiterung des arteriellen Gefässbaumes erzeugt einen Druck auf die Hirnvenen, so dass bei jeder Pulsation das venöse Blut einen Stoss erleidet, der es in die venösen Blutleiter des Schädels unter höherem Drucke hineintreibt, als wie es bei der vis a tergo allein der Fall wäre.

Der Versuch bestätigte die Richtigkeit dieser Voraussetzung.

Ich trepanirte an Hunden den Schädel in der Mittellinie, legte den Sinus longitudinalis bloss und eröffnete denselben ohne in den Meningealraum zu gelangen, damit das Ergebniss des Versuches nicht durch den Druck, unter welchem die Cephalo-Arachnoidal-Flüssigkeit steht, verunreinigt würde. Die Verbindung des Blutleiters mit einem Manometer bewerkstelligte ich mittelst einer fest in die Schädelwand eingeschraubten metallischen Röhre von demselben Durchmesser, wie die zur Eröffnung des Schädels verwendete Trepankrone. Um ein genaues Maass für die Differenzen zu haben, welche die Schädelvenen im Vergleich zu denen anderer Körpertheile, wo der Druck höher ist, darbieten, bediente ich mich des Differentialmanometers und stellte den Blutdruck der *V. cruralis* mit dem des Hirn-Blutleiters zusammen.

Hier führe ich in Kürze einige Data über einen dieser Versuche auf.

Ich wähle einen grossen Hund, chloroformire ihn und präparire sodann die Cruralvene, in welche ich eine Canüle einführe. Von dieser geht ein Rohr zum differentialen Quecksilber-Manometer. Hierauf trepanire ich den Schädel in der Hirngegend, im freien Winkel zwischen den Ansatzstellen der Masseteren. Der Knochen ist hier sehr dick. Ich löse vorsichtig die Knochenscheibe ab, warte bis die venöse Blutung aus der Diploë aufgehört hat, und schraube dann die leicht kegelförmige Röhre ein. Mit einem Messerchen steche ich den in der Mitte der Schädelöffnung liegenden Blutleiter an. Es erfolgt eine starke venöse Hämorrhagie und das Blut spritzt aus der Röhre hervor. Ich stelle sofort die Verbindung mit dem zweiten Schenkel des Differential-Manometers her und finde, dass der Blutdruck im Blutleiter des Schädels um 3 Centimeter höher ist als in der *V. cruralis.* — Das Thier ist in diesem Augenblicke in tiefe Narcose versunken. In dem Maasse, als es aus derselben erwacht und die Exspirationsbewegungen stärker werden, wächst auch obige Differenz, bis das Übergewicht des Druckes auf Seiten des Schädels 6 cm erreicht.

Um den Versuch zu vereinfachen, übte ich anfänglich die Vorsicht, das Thier und das Manometer in solche Lage zu bringen, dass das im Schädel steckende Rohr, die Canüle der Cruralvene und das Niveau des Quecksilbers in beiden Schenkeln des Manometers sich in einer horizontalen Ebene befanden; auch unterliess ich nicht, das Bein so aufgehängt zu halten, dass die Circulation darin unbehindert blieb.

Ich chloroformiere den Hund von Neuem, und der Unterschied zwischen der Druckhöhe im Blutleiter und in der Cruralvene nimmt ab. In dem Augenblicke, wo sich die Anaesthesie eingestellt hat und die Athemzüge sehr flach geworden sind, ist der Blutdruck im Schädel noch um 1 Centimeter höher als in der Cruralvene. — Ich lasse die Narcose vergehen, und wenn die Druckdifferenz wieder auf 55 Millimeter angestiegen ist, tödte ich das Thier durch Verbluten.

Die Autopsie ergibt, dass in der Diploë zwei starke Venen in der Nähe der Trepanationsöffnung münden. Kein Bluterguss im Gehirn. Die Schnittwunde trennt nur die Wand des Blutleiters, ohne in den Meningealraum einzudringen.

Um den genauen Werth der Druckhöhe des venösen Blutes im Schädel zu ermitteln, bediene ich mich eines einfachen Quecksilber-Manometers, das ich in der oben angegebenen Weise mit dem Stirntheile des *Sinus longitudinalis* in Verbindung setze. — Während das Thier in tiefe Chloroform-Narcose versunken ist, verzeichnet das Manometer einen Druck von 70 bis 80 Millimeter; später steigt der Druck allmählich auf 100 bis 110 Millimeter heran. — Nach Ermittelung dieser Werthe für die

Druckhöhe im Längsblutleiter des Schädels tödte ich das Thier durch Verletzung der Medulla oblongata. Ich versenke einen Pfriem in die Wirbelhöhle, und es zeigt sich eine sehr starke Zunahme des Blutdruckes in den Schädelvenen: die Quecksilbersäule des Manometers steigt auf 160 Millimeter und zeigt starke Pulsationen, welche den langsamen aber kräftigen Zusammenziehungen des Herzens entsprechen.

Die gleich nach dem Tode unternommene Autopsie zeigt, dass beim Anstechen des Blutleiters die Messerspitze auch dessen hintere Wand durchbrochen und in den Meningealraum gedrungen war, woselbst sich ein Blutgerinnsel vorfindet. Doch eine Verletzung des Hirnes und seiner Gefässe vermochte ich nicht zu entdecken.

Auf Grund dieser, noch durch weitere Versuche bestätigten Ergebnisse glaube ich feststellen zu können, dass der venöse Blutlauf innerhalb des Schädels unter höherem Drucke als in irgend einem anderen Körpertheile, wo derselbe bisher gemessen worden ist, stattfinde.

§. 57.

Bei diesen manometrischen Messungen hatte ich (wie bei dem letztangeführten Versuche erwähnt) die Wahrnehmung gemacht, dass die Quecksilbersäule rhythmische Erhebungen zeigte, welche zeitlich mit den Herzcontractionen zusammenfielen.

In dieser Weise auf die Spuren eines venösen Pulses in den Blutleitern des Schädels gebracht, fand ich, dass der Gedanke nicht ganz neu ist; denn schon H. Berthold[1], der eine Reihe von Versuchen zur Erklärung des venösen Pulses im Augengrunde unternahm, berichtet, dass er bei einem Hunde nach Unterbindung der *Vena jugularis communis* das Blut aus der verletzten inneren Drosselader in rhythmisch unterbrochenem Strahle, wie aus einer Arterie, hervorspritzen sah.

Diese Beobachtung ist ganz richtig, und ich vermochte die Thatsache sowohl an der *V. jugularis interna* (in die ich zu diesem Behufe an ihrer Austrittsstelle aus dem Schädel eine Canüle einführte) als in obiger Weise an den Blutleitern (mittelst eines in den Schädel eingebohrten und in einen venösen Sinus direct eingetauchten metallischen Rohres) zu bestätigen und graphisch darzustellen. Das letztere Verfahren empfehle ich besonders, als das leichtere, Denjenigen, die etwa den Versuch wiederholen wollen. Ja noch besser wäre es, die Trepankrone in der Occipital-

---

[1] H. Berthold: *Zur Blutcirculation in geschlossenen Höhlen.* Centralblatt für die medicinischen Wissenschaften. 1879. N. 43.

gegend anzulegen und so den Ort des Zusammenflusses der Hirnblutleiter (*Torcular Herophili*) zu treffen.

Zur graphischen Darstellung dieser Pulsationen ist es gerathener, sich anstatt eines Quecksilber-Manometers lieber einer Hebeltrommel zu bedienen, die man mit einer Lösung von kohlensaurem Natron anfüllt und mit dem, gleich nach der Incision der vorderen Wand des Blutleiters in die Schädelwand eingesteckten metallischen Rohre, in Verbindung setzt. Beim Anschneiden des Blutleiters ist darauf zu achten, dass man nicht etwa durch dessen hintere Wand hindurch in den Meningealraum gelange. — Die Trommel, deren ich mich bediente, hat einen Durchmesser von 20 mm und ist mit einer ziemlich starken elastischen Membran bedeckt. Die Oscillationen der Membran theilen sich dem in ihrem Mittelpunkte angelehnten Hebel mit und werden auf einem berussten Cylinder aufgeschrieben.

Die hier gegebene Aufzeichnung (Fig. 85) wurde nach diesem Verfahren am *Sinus longitudinalis* erhalten. Die Autopsie zeigte, dass die Schnittwunde auf die vordere Wand des Blutleiters beschränkt blieb und nicht bis in den Meningealraum vordrang; denn es fand sich an dem entsprechenden Theile der Hirnoberfläche weder Bluterguss noch Injection.

Curve 1 stellt den Puls des Längsblutleiters bei tiefer Chloroformnarcose des Versuchsthieres (Hund) dar. Die Athmung war sehr oberflächlich. Curve 2 gehört ebenfalls dem Pulse des *Sinus longitudinalis* an, wurde aber einige Minuten später geschrieben, als nach Aufhören der Chloroformwirkung die Respiration etwas stärker als im Normal-

Fig. 85.

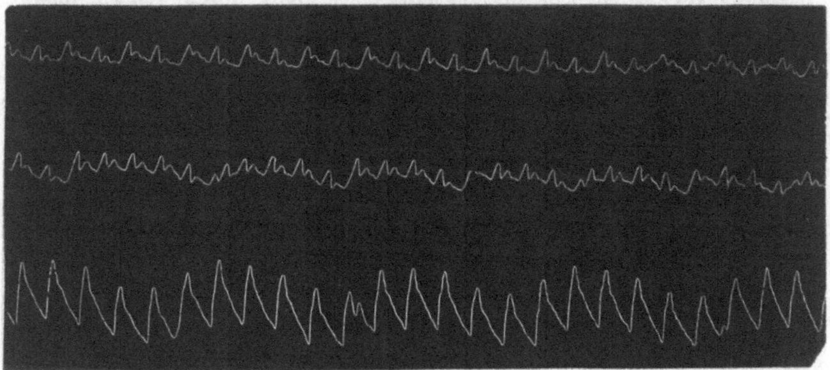

Hund. — Puls des **Sinus longitudinalis** während (1) und nach (2) einer tiefen Chloroformnarcose, nebst dem gleich nach der 2. Blutleitercurve aufgenommenen Pulse der linken Carotis (3).

zustande geworden war. Curve 3 ist der Puls der linken Carotis. Sie ist gleich nach der Curve 2 geschrieben, und zwar mittelst desselben Apparates wie die beiden vorherigen, aber die elastische Membran der Registrirtrommel war hier durch Umwickeln mit einigen Touren elastischen Gummifadens minder nachgiebig gemacht worden. — Hervorzuheben ist die anacrote Form des Carotidenpulses, die sich durch eine leichte Einbiegung des ansteigenden Schenkels fast aller einzelnen Pulswellen äussert.

Wie aus dieser Aufzeichnung ersichtlich, ist das venöse Blut innerhalb des Schädels gleich dem arteriellen in einer pulsatorischen Bewegung begriffen. Der Puls ist dicrot und oft tricrot, und die Curve zeigt ganz gleiche Respirationsschwankungen wie wir sie an allen Arterien des Körpers vorgefunden haben.

Auf Grund dieser Versuche scheint es mir nunmehr vollends erwiesen, dass der arterielle Blutlauf im Gehirn auch bei geschlossenem Schädel unbehindert alle jene Variationen erfahren kann, die er uns in anderen Körpertheilen dargeboten hat. Denn bei jeder Diastole der Arterien erfolgt eine Systole der Venen, welche dem in das Hirn vordringenden Blut-Volumen den Raum überlassen. Und für die respiratorischen Schwankungen ist es ebenso der venöse Gefässstamm, der durch die Oscillationen des in ihm enthaltenen Blutes die abwechselnde Ausdehnung und Verengerung des arteriellen Gefässstammes gestattet.

Meine Versuche haben also eine factische Grundlage für die Annahme eines Mechanismus geliefert, der bereits von Lorry und Cappie (s. oben S. 19), aber wohl nur aus theoretischen Gründen, geahnt worden war.

Wir behaupten aber auf Grund unserer Beobachtungen, dass im geschlossenen Schädel, sei es ausschliesslich, sei es neben anderen, aber jedenfalls vorwiegend, ein Mechanismus Platz greift, durch welchen nicht eben die im Schädel enthaltene Blutmenge, sondern deren Vertheilung auf die Arterien, Capillaren und Venen wechselt. Die in das arterielle Stromgebiet vordringende Blutwelle verdrängt eine entsprechende Blutmenge aus den Venen und theilt dem venösen Blutstrome eine ganz gleiche pulsatorische Bewegung mit, wie sie in den Arterien stattfindet.

Dieser Mechanismus erklärt uns, welche Folgen daraus entspringen, dass die Venen der Schädelhöhle mit keinen Klappen versehen sind, und dass sie in starrwandige Blutleiter münden.

Auch die Venen der Bauchhöhle entbehren der Klappen, und ich halte es für sehr wahrscheinlich, dass die Nutzleistungen dieser bis auf den heutigen Tag unerklärt gebliebenen anatomischen Eigenthümlichkeit für beide Körperhöhlen dieselben seien. Wenn bei den durch die Athembewegungen veranlassten Druckschwankungen in der Bauchhöhle das Blut sich nicht zurückstauen könnte, sondern durch an den Venenwänden angebrachte Klappen gezwungen wäre mit der ganzen Kraft des intraabdominalen Druckes in die Leber einzuströmen, so hätten, glaube ich, diese gewaltigen Stösse für das Pfortadersystem und für die Verrichtungen der Leber nachtheilige Folgen.

Es ist wahrscheinlich, dass in der Schädelhöhle das Fehlen von Klappen in den Venen die Folge hat, dass es die Schwankungen des Blutkreislaufs im Gehirne fördert, indem der Raum, den die Arterien bei ihrer Contraction belassen, leicht durch die Rückstauung des venösen Blutes, die bei Vorhandensein der Klappen nicht möglich wäre, eingenommen wird.

Die fortwährenden Volumsänderungen, denen das Gehirn wegen der Diastole der Arterien und wegen der Athembewegungen unterworfen ist, ja, vielleicht selbst das Gewicht des Organs bei den verschiedenen Stellungen des Kopfes könnten leicht Hindernisse für den venösen Abfluss schaffen, wenn die grossen ausführenden Stämme nicht durch die Gunst der anatomischen Verhältnisse gegen solche nachtheiligen Einflüsse geschützt wären. Diese günstige anatomische Vorrichtung besteht bekanntlich darin, dass die kleinen Venenzweige in starrwandige Blutleiter münden. Die Unnachgiebigkeit dieser Canäle bildet den höchst einfachen Mechanismus, auf welchem die sonst so schwer zu erklärende Sicherstellung des Blutkreislaufes im Gehirne beruht, so dass sich die Arterien und Capillaren unbehindert und ohne Nachtheil erweitern und verengern können, während das Organ in eine starre Knochenkapsel eingeschlossen ist, die es gegen äussere Beschädigungen schützt.

Die Gedanken, die ich bereits im Capitel über das Wesen des Schlafes entwickelt, entheben mich anderweitiger Betrachtungen über den Nutzen der anatomischen Verhältnisse, auf welche ich soeben die Aufmerksamkeit der Leser gelenkt habe. Die Nothwendigkeit vorausgesetzt, dass sich alle Organismen den äusseren Bedingungen anpassen und sich die Verrichtungen ihrer Organe in der für die Erhaltung ihres Daseins möglichst erspriesslichen Weise gestalten, könnten wir uns auch der Kürze wegen der althergebrachten teleologischen Sprache bedienen, und Dasjenige Zweck nennen, was das Resultat eines factischen aber unbewussten Bestrebens ist. Doch dürfte es gerathener sein, auch nicht conventionell Ausdrücke zu gebrauchen, die zu tendentiösen Missdeutungen Veranlassung geben können.

XV.

Untersuchungen über die Bewegungen der Cerebrospinalflüssigkeit.

§. 58.

Es wurde bis zum heutigen Tage vielfach angenommen, dass die Verschiebungen der Cerebrospinalfüssigkeit dem Gehirne innerhalb gewisser Grenzen einen Spielraum zu Volumsschwankungen gewähren. Nun ist leicht darzuthun, dass diese Theorie von den Bewegungen der Arachnoidalflüssigkeit zum Theil unrichtig ist. Die grossen Widerstände, welche die genannte Flüssigkeit bei ihrem Durchtritte aus dem Schädel in den Rückgratscanal und umgekehrt zu überwinden hätte, lassen uns schon à priori voraussetzen, dass sie bei den rascheren Volumsschwankungen, bei den Pulsationen und sogar den respiratorischen Schwankungen des Hirnes keinen derartigen Ortswechsel erfährt, indem hierbei viel leichter der auf S. 210—211 angedeutete Mechanismus zu Stande kommen mag.

Setzen wir ein Manometer mit der im Wirbelcanale enthaltenen Cerebrospinalflüssigkeit in Verbindung, oder beobachten wir die Membrana obturatoria posterior und sehen wir in beiden Fällen Oscillationen, welche den Respirationsphasen entsprechen, so beweist das nicht eben, dass ein Übertritt der Cerebrospinalflüssigkeit vom Schädel zum Rückgratscanal und umgekehrt stattfinde. Ich habe schon in einer anderen Schrift[1] gezeigt, dass die Schlüsse, welche Magendie, Ecker und Richet aus dergleichen Beobachtungen zu Gunsten des gedachten Übertrittes gezogen haben, durchaus willkürliche seien. Unter solchen Bedingungen darf man nur schliessen, dass der Druck, unter welchem die Cerebrospinalflüssigkeit steht, bei der Inspiration abnimmt und bei der Exspiration zunimmt.

Meine diesbezüglichen Versuche erlauben mir aufs Entschiedenste zu leugnen, dass die Cerebrospinalflüssigkeit bei jeder Pulsation aus der einen Höhle in die andere herübertrete; und wir werden gleich sehen, weshalb man einen derartigen Übergang auch bei den stärkeren aber langsameren Volumsänderungen, die in Folge der Athembewegungen in den Nervencentren stattfinden, in Abrede stellen muss.

Ich glaube kaum bemerken zu müssen, dass ich damit keineswegs

---

[1] Mosso: *Introduzione ad una serie di esperienze su i movimenti del cervello nell' uomo.* Archivio per le scienze mediche, I, fasc. 2, 1876. p. 17.

die Verbindung zwischen den Subarachnoidealräumen des Rückenmarks und denen des Gehirns in Abrede zu stellen meine.

Salathé,[1] der im Laboratorium des Prof. Marey eine Reihe von Versuchen über die Hirnbewegungen anstellte, trepanirte an je einer Stelle den Schädel und die Wirbelsäule und brachte an den Bohrlöchern Registrirapparate an. Er fand nun, dass beide erhaltene Curven sowohl Pulsationen als respiratorische Schwankungen zeigten und unter einander parallel verliefen, und dass namentlich bei der Exspiration die Cerebrospinalflüssigkeit gleichzeitig in beiden Apparaten anstieg und bei der Inspiration sank.

Ich wiederholte diesen Versuch mit einer kleinen Abänderung, erhielt, wie man im nächsten § sehen wird, in Betreff des Vorkommens der besagten Bewegungen, nur wenig abweichende Resultate. Doch einige neue Thatsachen, die ich hierbei zu ermitteln Gelegenheit hatte, erlauben mir nicht mehr die Ansicht zu behaupten, die ich selbst in meinen früheren Arbeiten vertreten hatte, und die Salathé (gleich Richet u. A.) auf Grund seiner Versuche festhalten zu müssen glaubt: die Ansicht, wonach, da das Hirn bei jeder Systole des Herzens mehr Blut erhält als das Rückenmark, eine entsprechende Menge Cerebrospinalflüssigkeit gleichzeitig aus der Schädelhöhle in den Rückgratscanal herüberströmen müsse; und eben dasselbe bei der Exspiration und bei Muskelanstrengungen geschehe, weil auch dabei die intracraniellen Gefässe mehr Blut erhalten als das Rückenmark; bei der Diastole des Herzens dagegen, bei der Inspiration und in der Muskelruhe die Cerebrospinalflüssigkeit wieder aus dem Rückgratscanale in den Schädel zurückströme.

Trotz allen diesbezüglichen theoretischen Betrachtungen und Nachforschungen fehlte bisher der augenscheinliche experimentelle Nachweis, ob wirklich unter normalen Bedingungen ein solches Herüberströmen der Cerebrospinalflüssigkeit stattfinde.

Zur Lösung dieser Frage habe ich einerseits an einem mit Spina bifida behafteten sechsmonatlichen Kinde, andrerseits an Hunden Versuche angestellt, deren ich hier in Kürze gedenken will.

§. 59.

Bei einem Hunde stecke ich ein Rohr in den Bogen eines Lendenwirbels und setze wie Salathé die Cerebrospinalflüssigkeit in der oben (§ 56) beschriebenen Weise mit einem Registrir-Apparat in Verbindung. Ein anderes Loch bohre ich mittelst des Trepans in die Schädelwand, ohne den

[1] Salathé: *Recherches sur les mouvements du cerveau.* Paris, 1877, p. 111.

oberen sichelförmigen Blutleiter zu verletzen und registrire auch hier mittelst eines dem ersten ganz gleichen Apparates die Bewegungen der Cerebrospinalflüssigkeit. Die Pulsationen sind am Rückgrate kaum sichtbar. Ich vermehre allmählich die Resistenz der elastischen Membran an der Kopftrommel, indem ich sie mit einem dünnen Gummifaden umwickle, der die Hebungsbewegungen der elastischen Membran und der dem Hebel zur Stütze dienenden Aluminiumplatte hemmt. Die Excursionen der Lendentrommel werden darum nicht stärker. Ich umwinde die Kopftrommel mit weiteren Fadentouren, bis am Schädel alle Pulsation der Cerebrospinalflüssigkeit aufhört. Im Rückgratscanal bleiben die Pulsationen immer gleich und kaum sichtbar.

Auf Grund dieses Versuches darf man wohl annehmen, dass bei den Pulsationen des Hirnes wirklich kein Übergang der Cerebrospinalflüssigkeit in den Rückgratscanal stattfindet. Damit das Gegentheil angenommen werden könnte, müssten unter den Bedingungen unseres Versuches die Pulsationen der Flüssigkeit im Rückgratscanale ausgiebiger werden, wenn der Puls im Gehirne nicht zur Äusserung kommen kann. Das bewährt sich aber nicht. Und dieses liegt an der Rolle, welche hierbei die Venen spielen, die sich unter einem viel geringeren Drucke entleeren, als derjenige der erforderlich wäre, um plötzlich die Cerebrospinalflüssigkeit aus dem Schädel in den Rückgratscanal zu verdrängen.

Um zu ermitteln, ob ein solcher Übertritt der Cerebrospinalflüssigkeit aus der Schädelhöhle und zurück bei der gewöhnlichen Athmung stattfinde, habe ich wiederum den von Salathé angegebenen Versuch, aber mit einer leichten Abänderung, angestellt. Anstatt nämlich die in den Lendenwirbel und die in den Schädel eingebohrte Röhre mit je einem Registrirapparate zu verbinden, verband ich sie mittelst eines 6cm langen Gummirohres mit einer dünnen graduirten Pipette, die ich in horizontale Lage brachte. So konnte ich die Bewegungen der Cerebrospinalflüssigkeit, die bei jeder Respirationsbewegung im Schädel und im Rückgratscanale zu Stande kamen, wirklich messen.

Nachdem ich mich überzeugt hatte, dass sich bei jeder Inspiration die Flüssigkeitssäule sowohl nach der Schädelhöhle als nach dem Rückgratscanale bewegte, unterbrach ich die Verbindung der Lendenöffnung nach aussen (d. h. mit der Pipette). Wenn in diesem Augenblicke wirklich eine so starke Aspiration von der Schädelhöhle aus stattfände, dass sie eine sichtbare Wirkung auf die Cerebrospinalflüssigkeit in der Lendengegend auszuüben vermöchte, so müsste jetzt eine stärkere Rückströmung der Flüssigkeitssäule gegen den Schädel zu Stande kommen und das war eben nicht der Fall. Die Respirationsschwankungen in der Schädelhöhle blieben sich gleich. Und ebenso blieb die ohnehin viel geringere Amplitude der spinalen Athemschwankungen unverändert, als die Schädelöffnung abgeschlossen wurde.

Das negative Resultat dieses Versuches genügt zur Widerlegung der Angabe Richet's, wonach es heisst: *„à chaque inspiration le liquide remonte dans la cavité encéphalique qui le repompe“*.[1] Die Druckverminderung im Rückgratscanale während der Inspiration beruht offenbar nicht auf einer Aspiration, die die Cerebrospinalflüssigkeit in die Schädelhöhle anziehe; denn sonst hätten wir durch die Aufhebung der Communication mit der in der Lendengegend angebrachten wagrechten Röhre gewiss die Hindernisse für die Bewegung der Cerebrospinalflüssigkeit durch das Rückgrat gegen den Schädel vermehrt, und dann hätte die Rückströmung der Flüssigkeit in der horizontalen Röhre des Schädels stärker ausfallen müsten. Das Ausbleiben einer solchen Verstärkung beweist, dass die Druckverminderung im Rückgratscanal und die Druckverminderung in der Schädelhöhle zwei locale und von einander unabhängige Erscheinungen sind, ganz analog der Druckverminderung, die im Cylinder des Plethysmographen, worin wir den Vorderarm eingeschlossen haben, stattfindet.

Hätte man nur einen Augenblick an den Venenreichthum des Gehirns, an die äusserste Dilatationsfähigkeit dieser Venen und an die Geringfügigkeit der bei den Athemschwankungen erfolgenden Volumsänderungen gedacht, so hätte man nimmermehr auf die Annahme verfallen können, es käme hierbei im Gehirne ein negativer Druck von der Stärke zu Stande, dass er eine Flüssigkeitssäule, wie die des spinalen Subarachnoidealraumes, zu heben vermöchte.

§. 60.

Zu wesentlich übereinstimmenden Ergebnissen führten die Beobachtungen, die ich in Verein mit Prof. S. Fubini in einem Falle von *Spina bifida* an einem menschlichen Individuum anzustellen Gelegenheit hatte.

Der Fall betraf ein sechsmonatliches Mädchen, das in der Lendengegend eine hühnereigrosse, direct mit der Rückgratshöhle communicirende und durch Druck leicht in dieselbe entleerbare Geschwulst darbot. Die Haut war am Scheitel der Geschwulst so dünn, dass ihr flüssiger Inhalt durchschimmerte und die Ruptur jeden Augenblick zu befürchten stand. Daher beeilten wir uns, die zu Untersuchungen über die Bewegungen der Cerebrospinalflüssigkeit beim Menschen überaus günstige Gelegenheit zu ergreifen, und unternahmen eine Reihe von Versuchen zur Ermittlung,

[1] Richet: *Anatomie médico-chirurgicale,* p. 53.

ob sich nicht an der Geschwulst eine pulsatorische Bewegung wahrnehmen liesse.

Der erste Apparat, den wir zu diesem Behufe in Anwendung zogen, bestand aus einem kleinen Guttapercha-Hute, der mit seinem Boden (Scheitel) die ganze Geschwulst bedeckte, während er deren Basis mit seinen an der umgebenden Haut haftenden Krämpen luftdicht abschloss. In den Boden des Hutes war ein Glasröhrchen eingesteckt, das die im Zwischenraume zwischen der Oberfläche der Geschwulst und der Innenfläche des Hutes enthaltene Luft mit einem Marey'schen Tambour régistrateur in Verbindung setzte. Die Aufzeichnungen, die wir erhielten, während das Kind unbeweglich auf dem Bauche lag und schlief, zeigten uns, dass schon die ruhige und oberflächliche Athmung einen merklichen Einfluss auf das Volumen der Geschwulst ausübte; aber wir vermochten daran keine mit den Herzschlägen synchronischen Pulsationen wahrzunehmen.

Wir versuchten sodann, den Raum zwischen der Geschwulst und dem Guttapercha-Hute mit Flüssigkeit auszufüllen und den Registrirapparat durch eine dünne, horizontal gehaltene Pipette zu ersetzen. Doch auch bei diesem Verfahren gaben sich keine Pulsationen der Geschwulst kund: die Schwankungen der Flüssigkeitssäule in der Pipette entsprachen lediglich den Athembewegungen, und wir sahen wie vorher, dass auf jede Inspiration eine Volumsverminderung, bei jeder Exspiration eine Volumszunahme der Geschwulst folgte.

Nachdem sich mithin diese ersten Versuche zur Entdeckung einer mit den Herzschlägen synchronischen Pulsbewegung an der Geschwulst erfolglos erwiesen, griffen wir zu einem anderen Verfahren. Wir suchten nämlich die Schwankungen der Haut am Scheitel der Geschwulst dadurch zu vergrössern, dass wir an der Stelle, wo diese Haut am stärksten verdünnt erschien, direct einen Hebel applicirten. Aus mit lauem Wasser angerührtem Gyps nahmen wir die Form der vorgängig leicht mit Oel bestrichenen Geschwulst. Durch Füllung dieser Gypsform mit Wasser fanden wir, dass ihr Rauminhalt, also das Volumen der Geschwulst im Augenblicke der Messung, annähernd 14 ccm betrug. Sodann bohrten wir in den Scheitel der Form ein rundliches Loch, worin, beim Wiederanlegen der Gypsform, die Spitze der Geschwulst frei zu Tage liegen sollte. Am Rande dieser 1 cm breiten Öffnung brachten wir einen leichten und kleinen, 20 cm langen Hebel an, an welchem dicht neben dem Stützpunkte ein dünnes Querstäbchen (genau rechtwinklig zur Hebelstange), befestigt war. Letzteres war ferner an seiner Spitze mit einem Wachskügelchen versehen, das auf der Firste der Geschwulst ruhen und daselbst nach vorgängiger Erwärmung leicht anhaften sollte. Auf solche Weise gewährte die Gypsform dem Hebel eine feste Stütze, und da die Innenfläche derselben mit Fett bestrichen war, so concentrirten sich die Ausdehnungs- und Zusammenziehungsbewegungen der Geschwulst in der freiliegenden und mit dem Hebel in Berührung gebrachten Firste derselben. — Doch auch bei diesem Verfahren nahmen wir nur sehr deutliche respiratorische Schwankungen wahr, auf deren Höhe zwar kleinere Oscillationen zu Tagen traten, ohne dass wir jedoch mit Sicherheit anzugeben vermöchten, ob dieselben jedesmal dem Rhythmus der Herzschläge entsprachen. Die überaus günstigen Bedingungen, unter welchen wir diese Beobachtungen anstellten, sowie die grosse Sorgfalt, die wir darauf verwendeten, verleihen diesem negativen Ergebnisse ein unleugbares Gewicht und berechtigen demnach zum Mindesten die Schlussfolgerung, dass bei *Spina bifida* an der Geschwulst eine mit dem Herzschlage synchronische Pulsbewegung, auch unter scheinbar günstigsten Bedingungen zur Wahrnehmung derselben, durchaus fehlen kann.

Könnte ferner die Cerebrospinalflüssigkeit leicht aus der Schädel- in die Rückgratshöhle herüberströmen, so hätten sich wenigstens dann Pulsationen an der Geschwulst einstellen müssen, wenn wir dem Kinde eine solche Lage ertheilten, dass dessen Kopf tiefer zu liegen kam als das Niveau der Lendengegend. Doch auch in diesem Falle liess sich keine Spur von mit dem Herzschlage synchronischen Pulsationen an der Geschwulst wahrnehmen.

Viel interessanter in Hinsicht auf den in diesem Capitel abgehandelten Gegenstand sind die Versuche, die wir an dem mit *Spina*

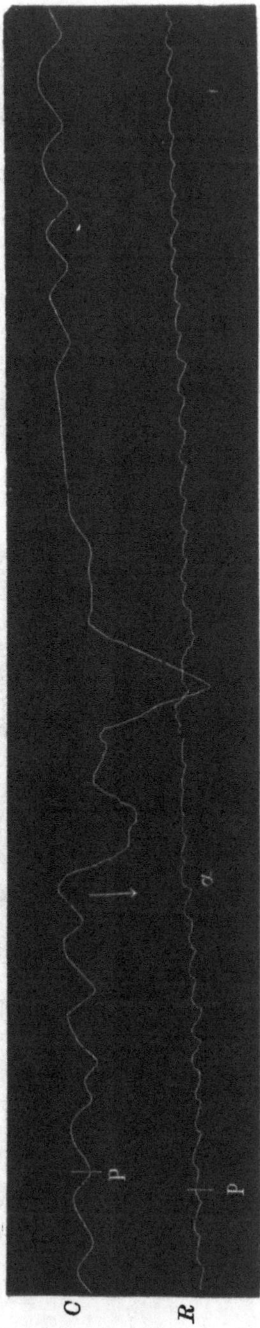

Fig. 86.

Verhalten des Fontanellenpulses *C* bei einem mit Spina bifida behafteten Kinde, anfangs bei unberührter Lendengeschwulst, und dann bei einige Secunden dauernder Compression derselben (↓ α). — *R* Athmungscurve.

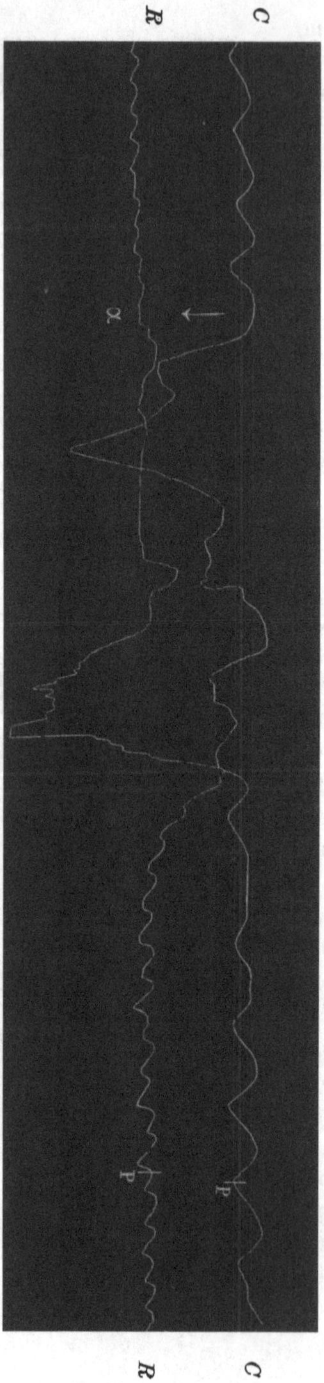

Fig. 87.

Verhalten des Fontanellenpulses C und der Athembewegungen R bei demselben Kinde, anfangs bei unberührter Lendengeschwulst, später bei stärkerer Compression derselben (↓ α), wodurch an 10 oder 12 ccm Flüssigkeit in die Rückgratshöhle zurückgedrängt wurden.

behafteten Kinde über das Verhalten des Fontanellenpulses bei Compression der Geschwulst in der Lendengegend anstellten. An die vordere Fontanelle wurde eine Marey'sche Trommel applicirt, welche den Puls graphisch verzeichnete. Da sonst die Bewegungen des Kindes die Aufzeichnungen hätten verunstalten können, wurden die hier zu schildernden Versuche sämmtlich während des Schlafes angestellt. Ein an den Thorax applicirter Marey'scher Pneumograph verzeichnete die Athembewegungen (Fig. 86, Curve *R*), während das Kind schlafend auf dem Bauche lag. In ↓ *α* ergreife ich plötzlich die Geschwulst mit den Fingern und comprimire dieselbe, so dass mehr als die Hälfte ihres flüssigen Inhaltes in die Rückgratshöhle zurückgetrieben wird. Der Fontanellenpuls wird schwächer. Es erfolgt eine lange und tiefe Inspiration. Das Kind erwacht gleichsam erschrocken und weint eine Weile. Die Amme reicht ihm die Brust, es fängt gleich zu saugen an und schläft sodann wieder ein. — Sowohl bei diesem als bei früheren Versuchen beobachtete ich das Kind bei der Compression, und sobald ich sah, dass es sich rührte und aufwachte, unterbrach ich dieselbe, worauf die Geschwulst sofort ihr früheres Volumen zurückerlangte.

Der Versuch wurde an mehreren Tagen wiederholt, und immer erwiess ich dabei die Volumszunahme des Gehirns sehr gering, kaum nennenswerth, auch wenn durch die

Compression 10 oder 12 ccm Flüssigkeit in die Rückgratshöhle zurückgedrängt wurden. So z. B. in dem in Fig. 87 dargestellten Falle, wo die Geschwulst fast bis zum Verschwinden comprimirt worden war.

Betrachten wir in dieser Aufzeichnung die Athmungscurve *R* und die Fontanellencurve *C*, so sehen wir, dass auch hier im Augenblicke, wo die Geschwulst comprimirt wird (↓ α), eine tiefe Inspiration stattfindet. Die Fontanellencurve kehrt nach einer sehr leichten Hebung auf ihr früheres Niveau zurück; die Pulsationen schwinden sodann und verläuft die Curve während der ganzen übrigen Dauer der Compression horizontal. Die unmittelbar darauf folgende Unregelmässigkeit im Verlaufe der Curve hat keinen Werth, da sie dadurch erzeugt wurde, dass das Kind den Kopf bewegte, sich umdrehte und die auf die Fontanelle applicirte Trommel verschob. Von Interesse dagegen ist das weiter folgende Ansteigen der gesammten Fontanellencurve und Höherwerden ihrer einzelnen Pulsationen, sowie das Ansteigen der Gesammtcurve, welche auf eine Volumszunahme des Gehirnes hinweist.

Die Deutung dieser Erscheinung anlangend, hatten wir wiederholt beobachtet, dass bei der Compression der Geschwulst in der Lendengegend der Hirnpuls an den Fontanellen schwand, und es tauchte daher bei uns die Vermuthung auf, dass der Druck der Flüssigkeit innerhalb der Rückgratshöhle möglicherweise einen Stillstand der Herzschläge herbeiführte. Unsere ersten diesbezüglichen Nachforschungen über den Radialpuls und den Spitzenstoss des Herzens fielen zweifelhaft aus, und wir griffen daher zu der Auscultation. Da fand sich nun, dass bei gesteigertem Drucke der Cerebrospinalflüssigkeit die Herzstösse zwar nicht ganz aufhörten, wohl aber schwächer wurden.

Es lag also in der That, wiewohl nicht ein völliger Stillstand, doch eine Hemmung der Herzthätigkeit vor. Nach Aufhören der Compression dagegen bemerkt man eine leichte Abnahme der Pulsfrequenz im Vergleich zu der ursprünglichen, was auf eine Zunahme der Herzcontractionen deutet.

Nun wäre es denkbar, dass sowohl die vorübergehende Hemmung der Herzthätigkeit als die nachträgliche Verstärkung und Verlangsamung der Herzcontractionen mit dem nach Aufhören des Druckes auf die Geschwulst bemerkten Ansteigen der Fontanellencurve und Höherwerden ihrer einzelnen Pulsationen in causalem Zusammenhange stehe. Denn wir haben bei früher besprochenen Versuchen gesehen, dass die Gefässe des Gehirns insofern diejenigen anderer Organe an Empfindlichkeit übertreffen, als sich in ihnen nach localen Verlangsamungen des Kreislaufes leichter und in erheblichem Maasse eine nachträgliche Erweiterung einstellt. Es ist kaum zu bezweifeln, dass solches auch dann der Fall sei, wenn die Verlangsamung des Blutlaufes in den Hirngefässen von einer allgemeinen Kreislaufsstörung abhängt.

Doch eine andere, nicht minder plausible Annahme wäre die, dass eine durch die plötzliche Compression der Geschwulst veranlasste Erregung des Sensoriums eine Erschlaffung der Stirngefässe nach sich gezogen habe, wie wir eine solche vielfach nach Einwirkung von Gemüthseindrücken (s. Cap. IV) beobachtet haben.

Was endlich die Frage von dem Herüberströmen der Cerebrospinalflüssigkeit aus der Rückgratshöhle in den Schädel und umgekehrt anbetrifft, so beweisen jedenfalls die beiden eben beschriebenen Versuche, dass von einem leichten Übergange dieser Art keine Rede sein kann, da auch bei dem zweiten Versuche, wo 10 oder 12 ccm Flüssigkeit mit einiger Gewalt in die Rückgratshöhle zurückgedrängt worden waren, die Haut über der vorderen Fontanelle sich während der Compression nur äusserst wenig hob.

Der Ausfall einer ausgesprocheneren Hebung an den Fontanellen kann eben nur in dieser Weise gedeutet, und nicht etwa aus der durch die Compression der Geschwulst veranlassten tiefen Inspiration erklärt werden; denn wofern der *Liq. cerebrospinalis* leicht in den Schädel herüberströmte, so hätte sich schon im ersten Augenblicke der Compression, und bevor noch die tiefe Inspiration zu Stande gekommen wäre — ja selbst noch im Anfange derselben — ein viel späteres Ansteigen der Fontanellencurve ereignen müssen.

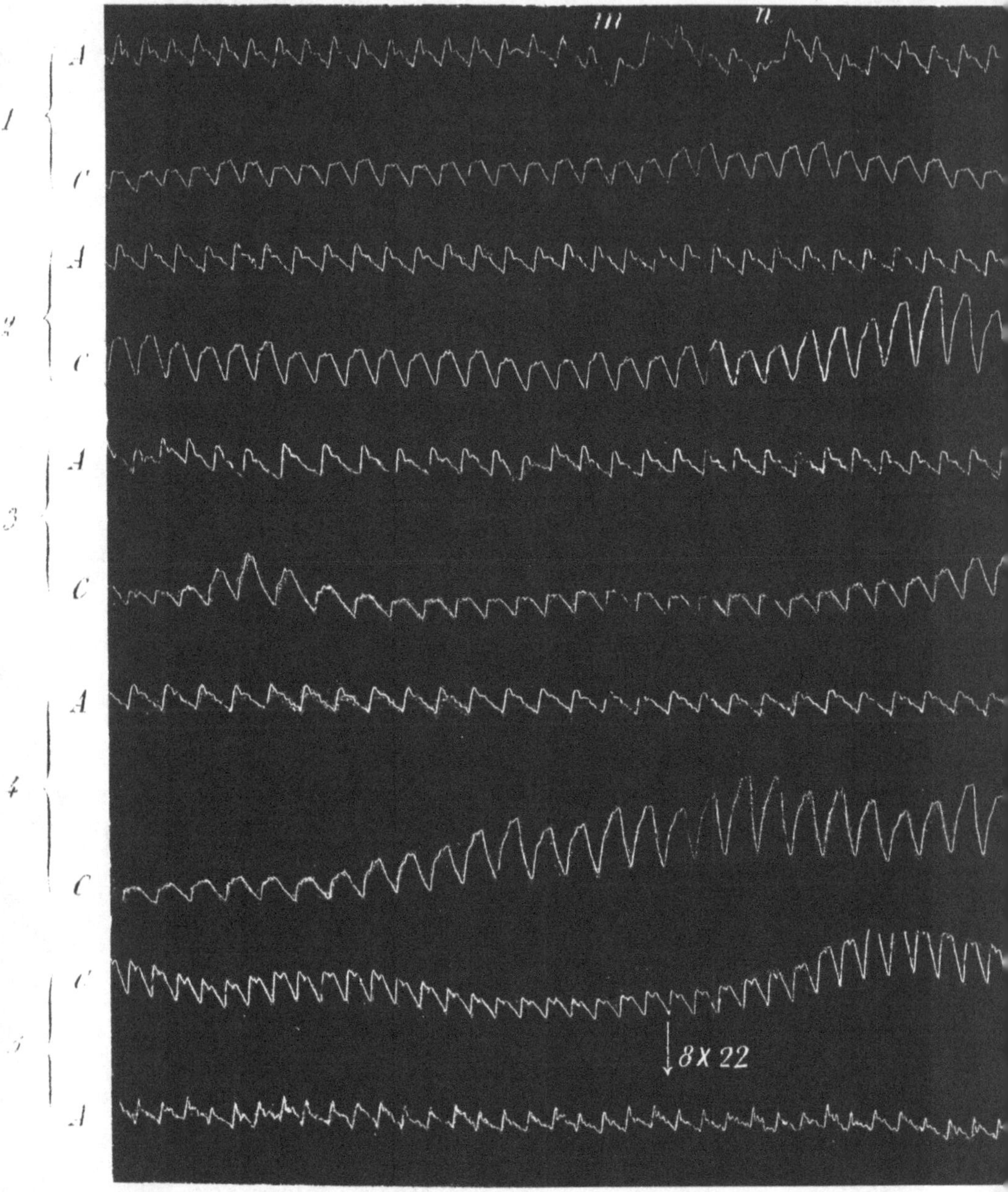
m
n
A
C
1
A
C
2
A
C
3
A
C
4
C
A
5
8 X 22

Taf. III.

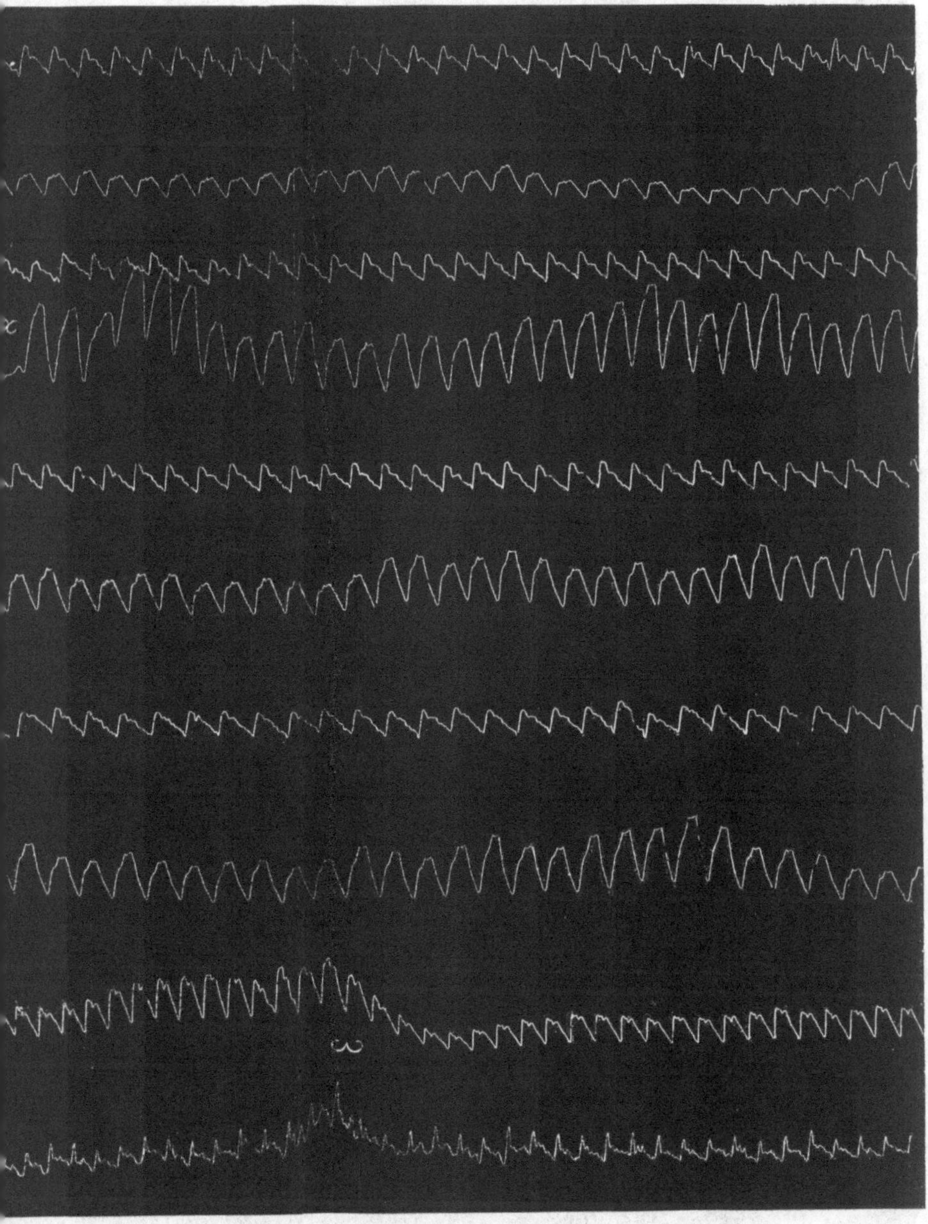

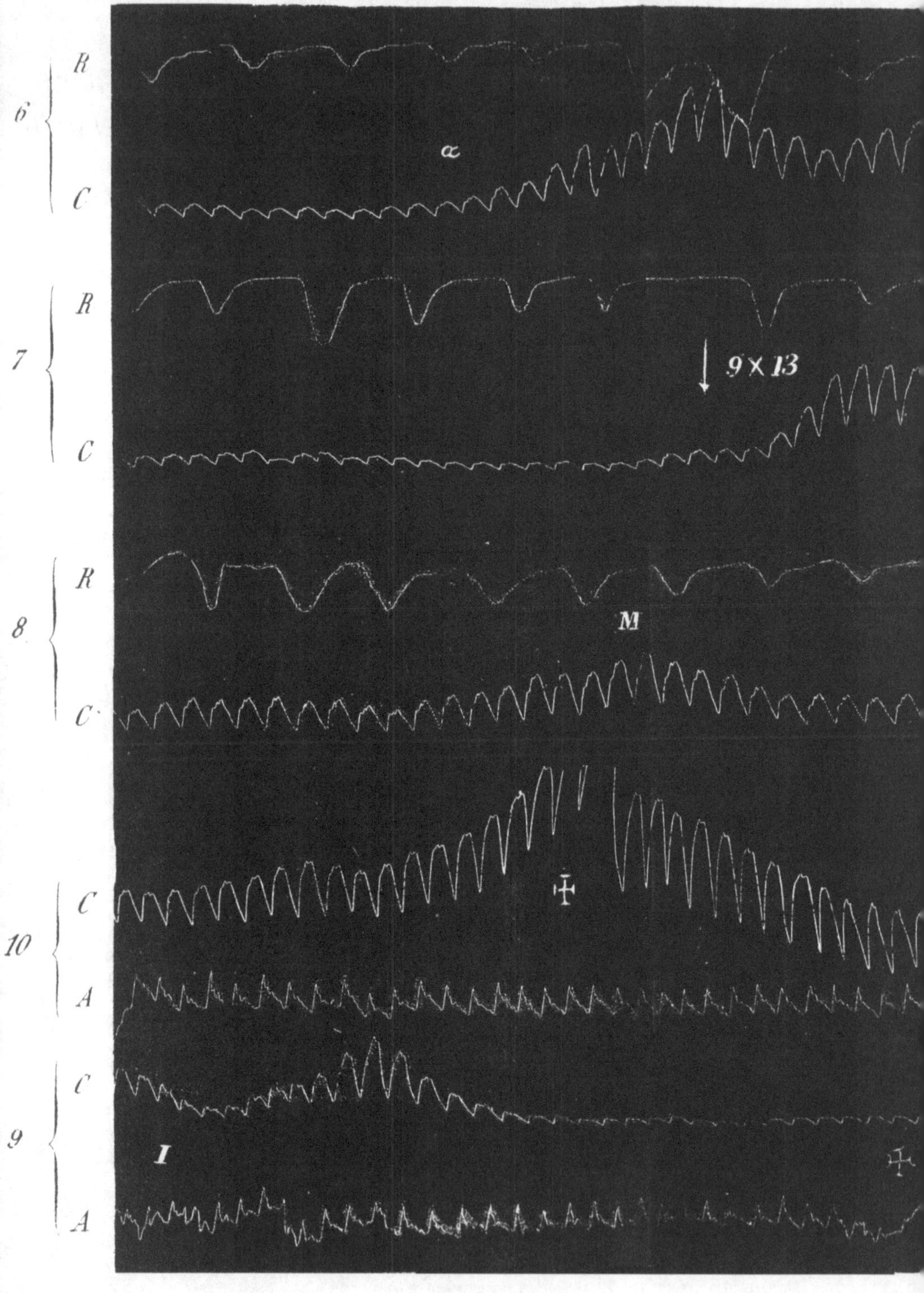

6
R
α
C
7
R
9 × 13
C
8
R
M
C
10
C
A
9
C
I
A

Taf. IV.

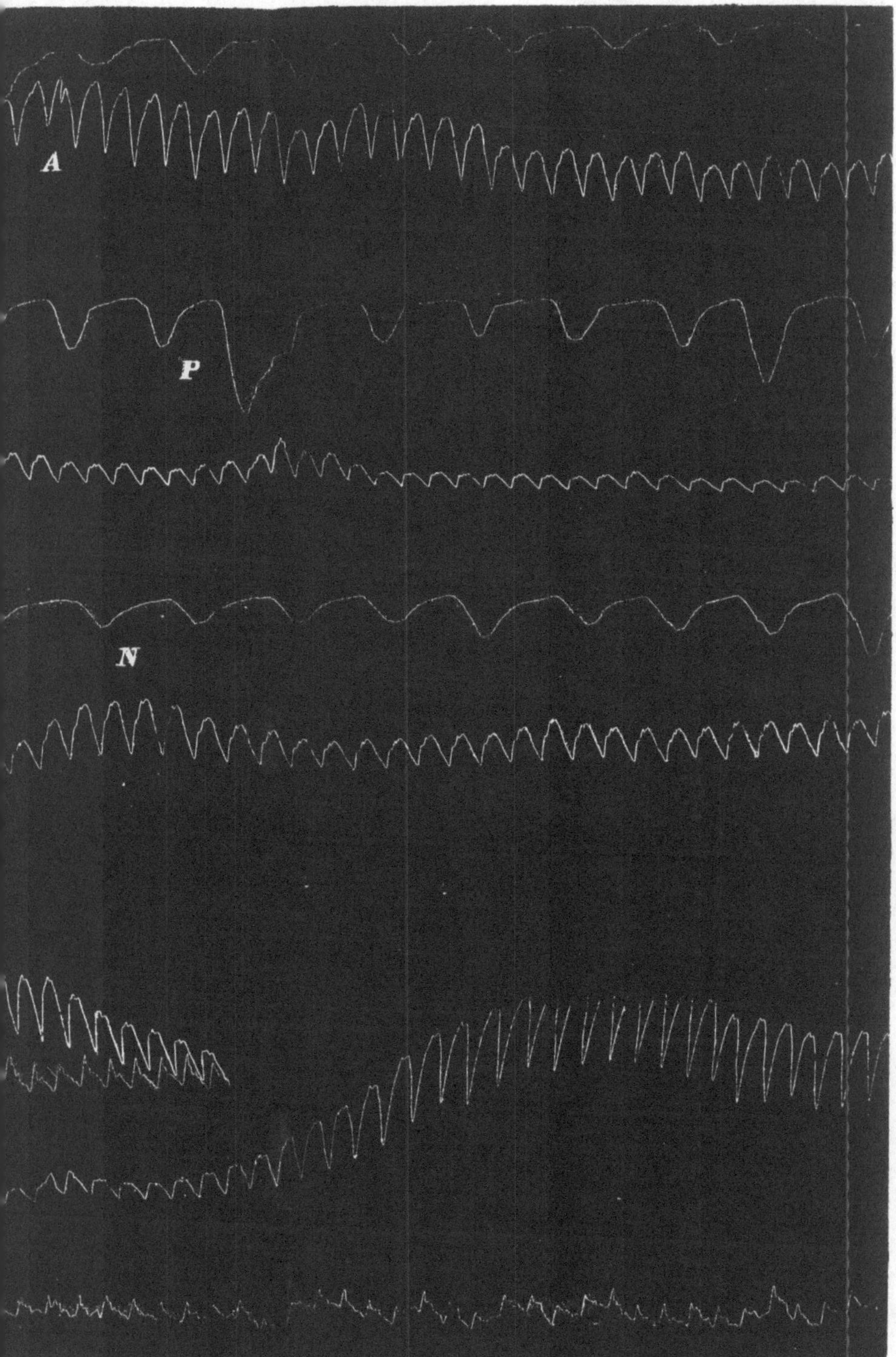

12 C A

11 C A

14.

13.

16.

15.

17.

18.

20 A Г

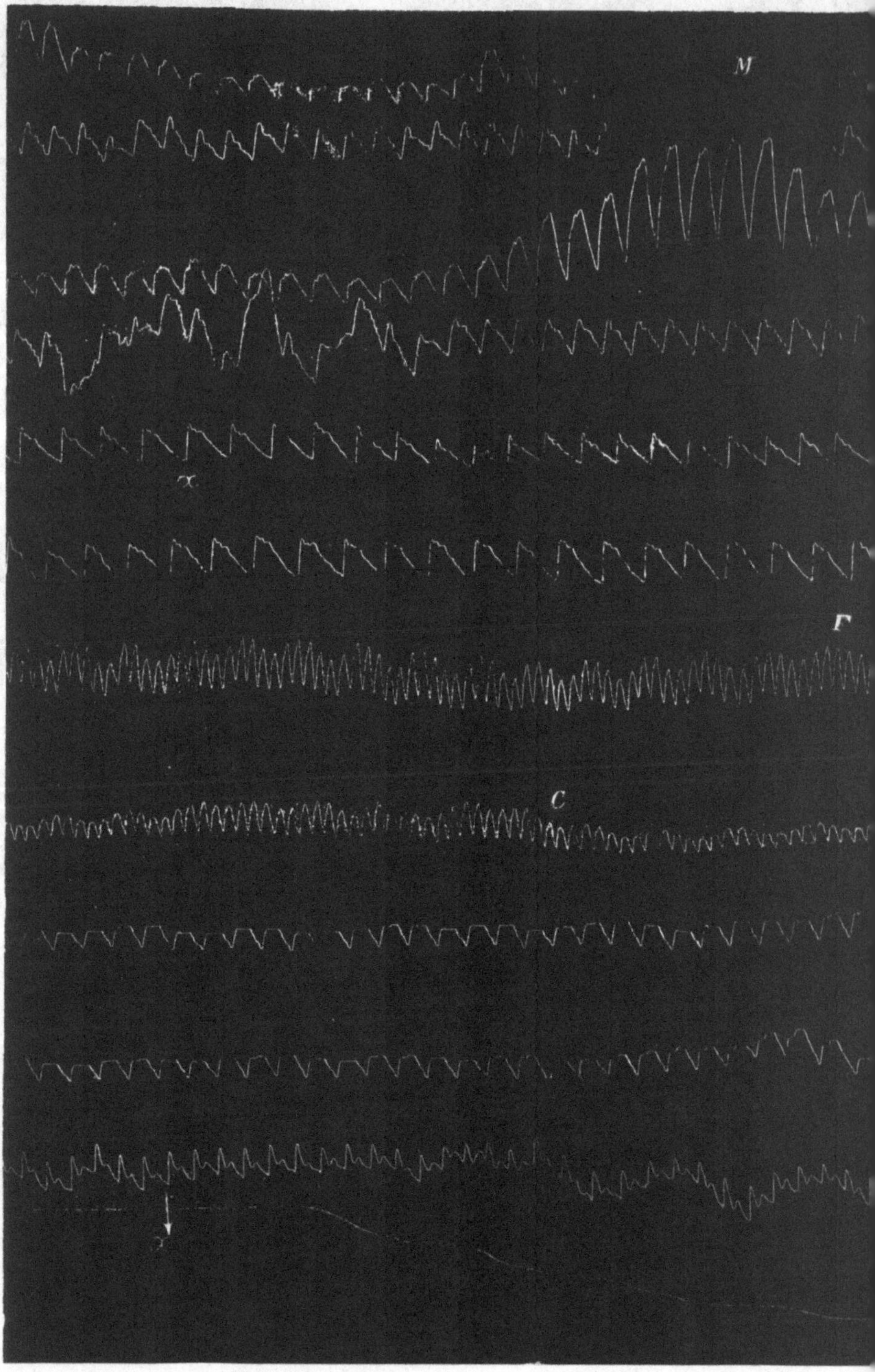

Taf. V.

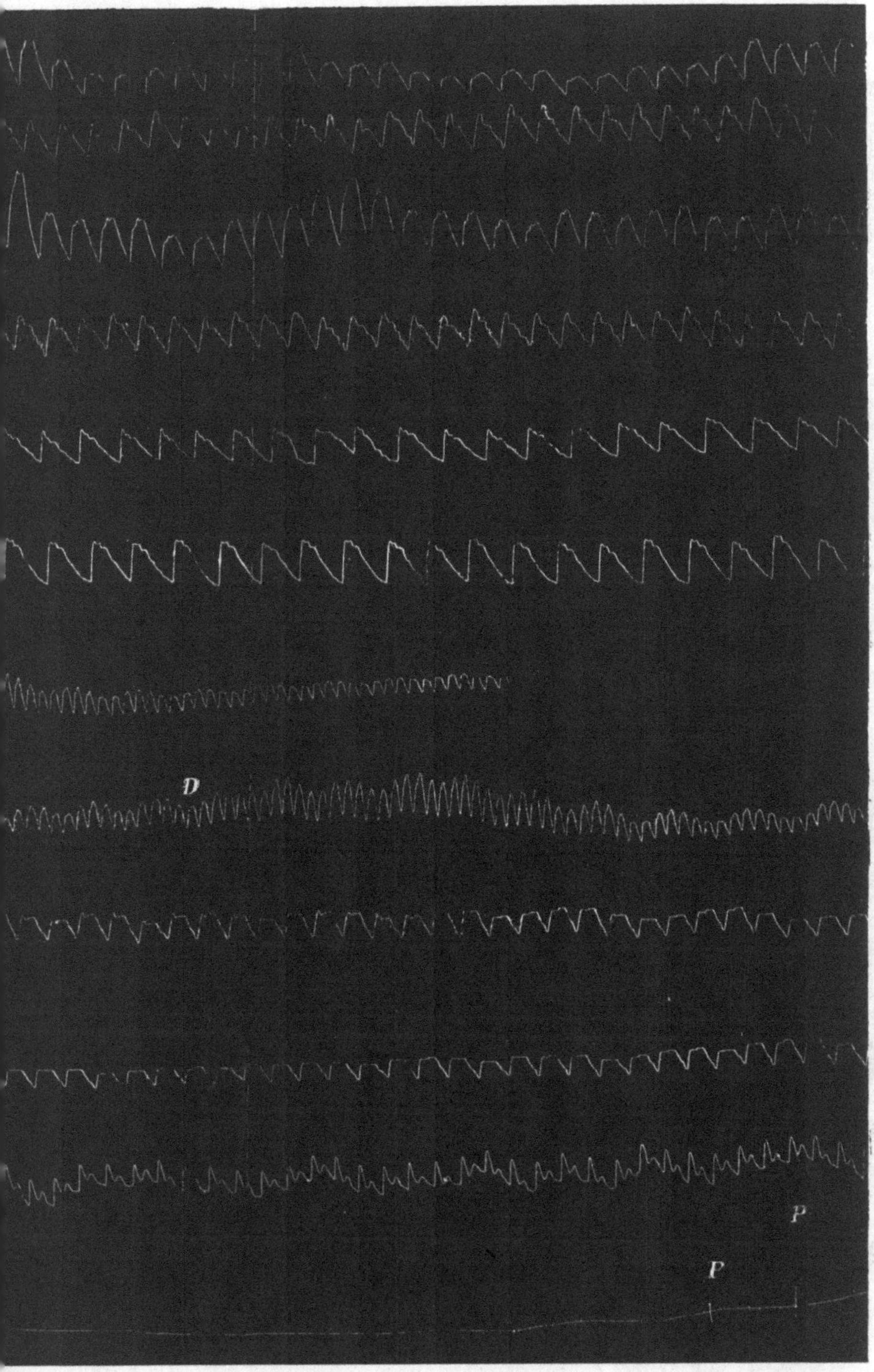

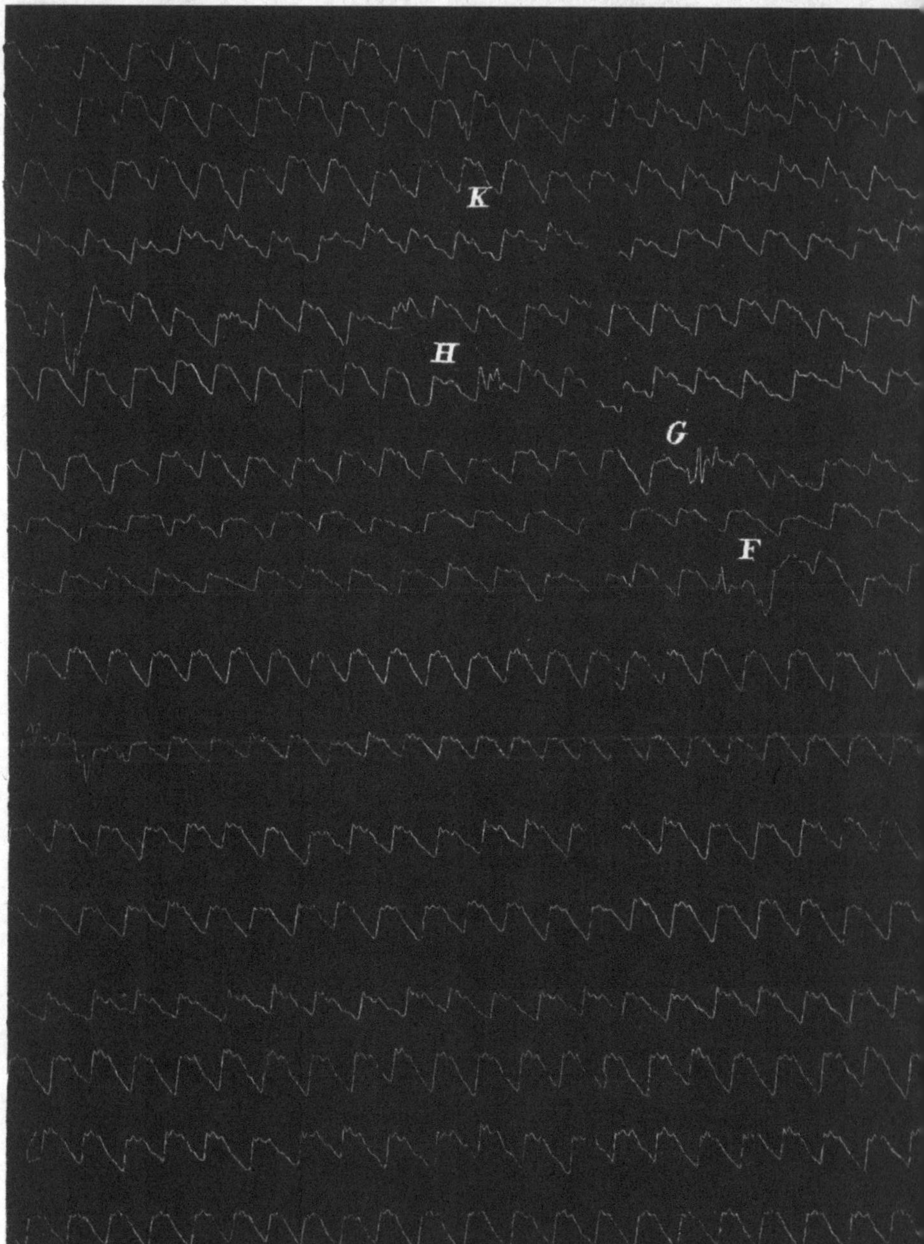

17
16
15
K
14
13
H
12
G
11
10
F
9
8
7
6
5
4
3
2
1

Taf. VI.

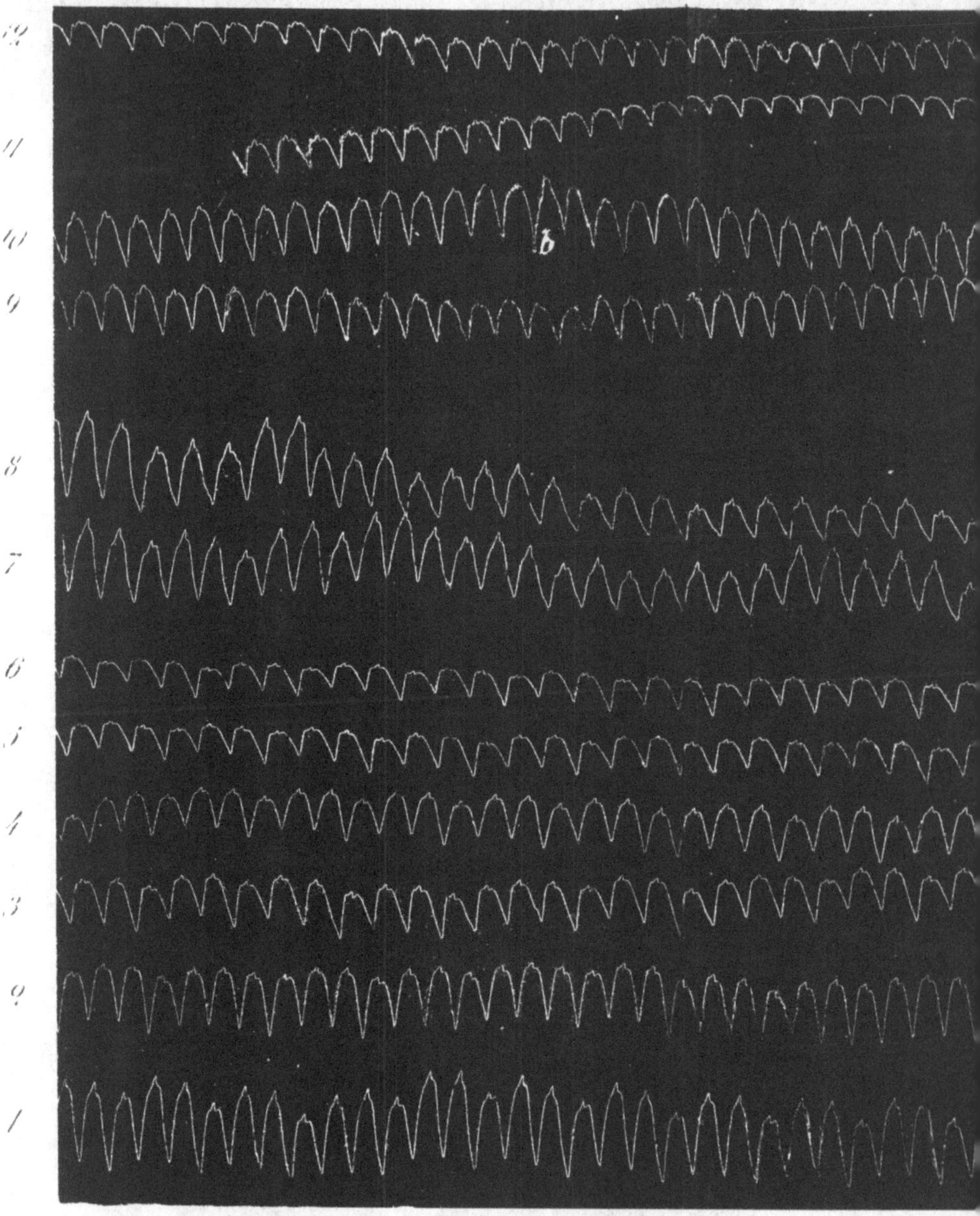
12
11
10
b
9
8
7
6
5
4
3
2
1

Taf. VIII.

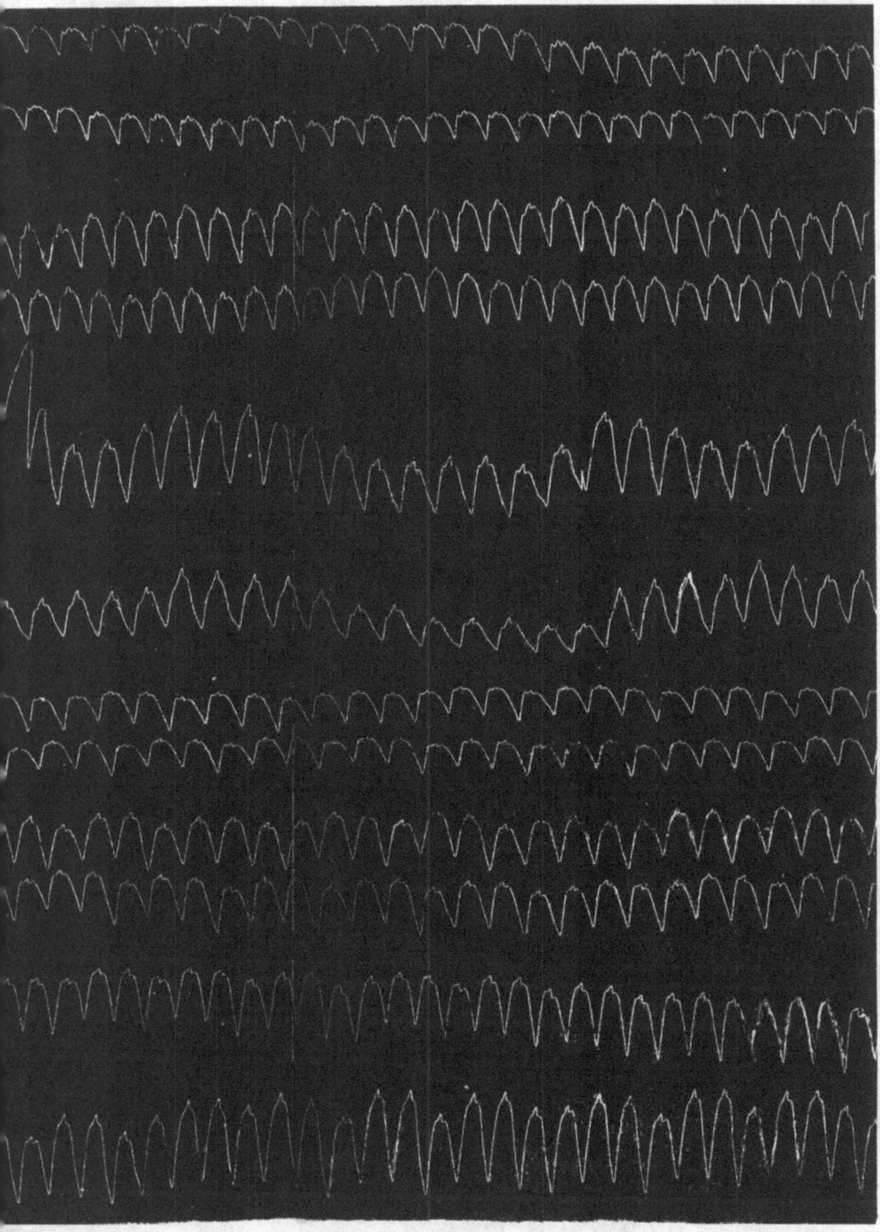

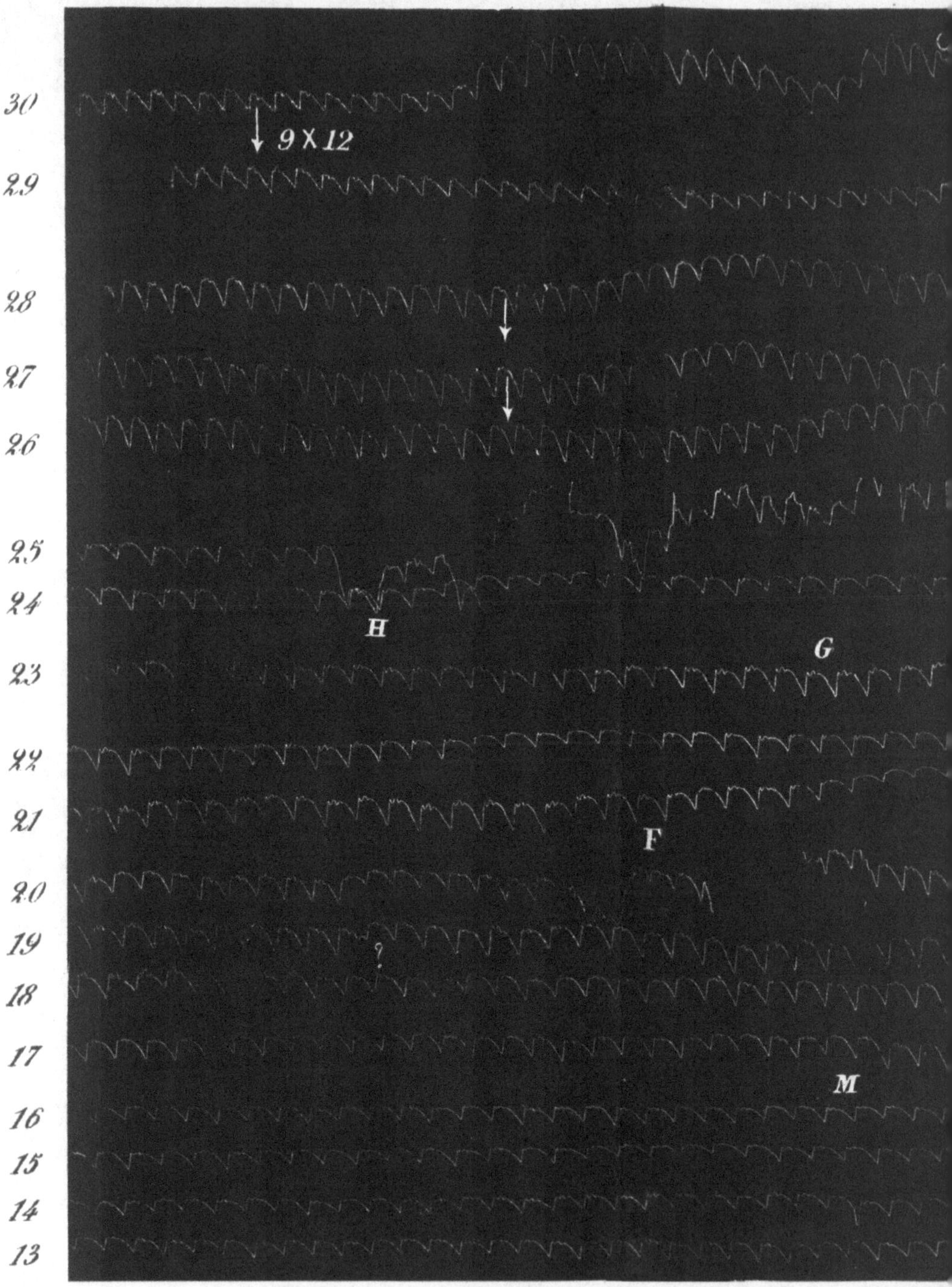
30
9 X 12
29
28
27
26
25
24
H
G
23
22
21
F
20
19
?
18
17
M
16
15
14
13

Taf. VIII.

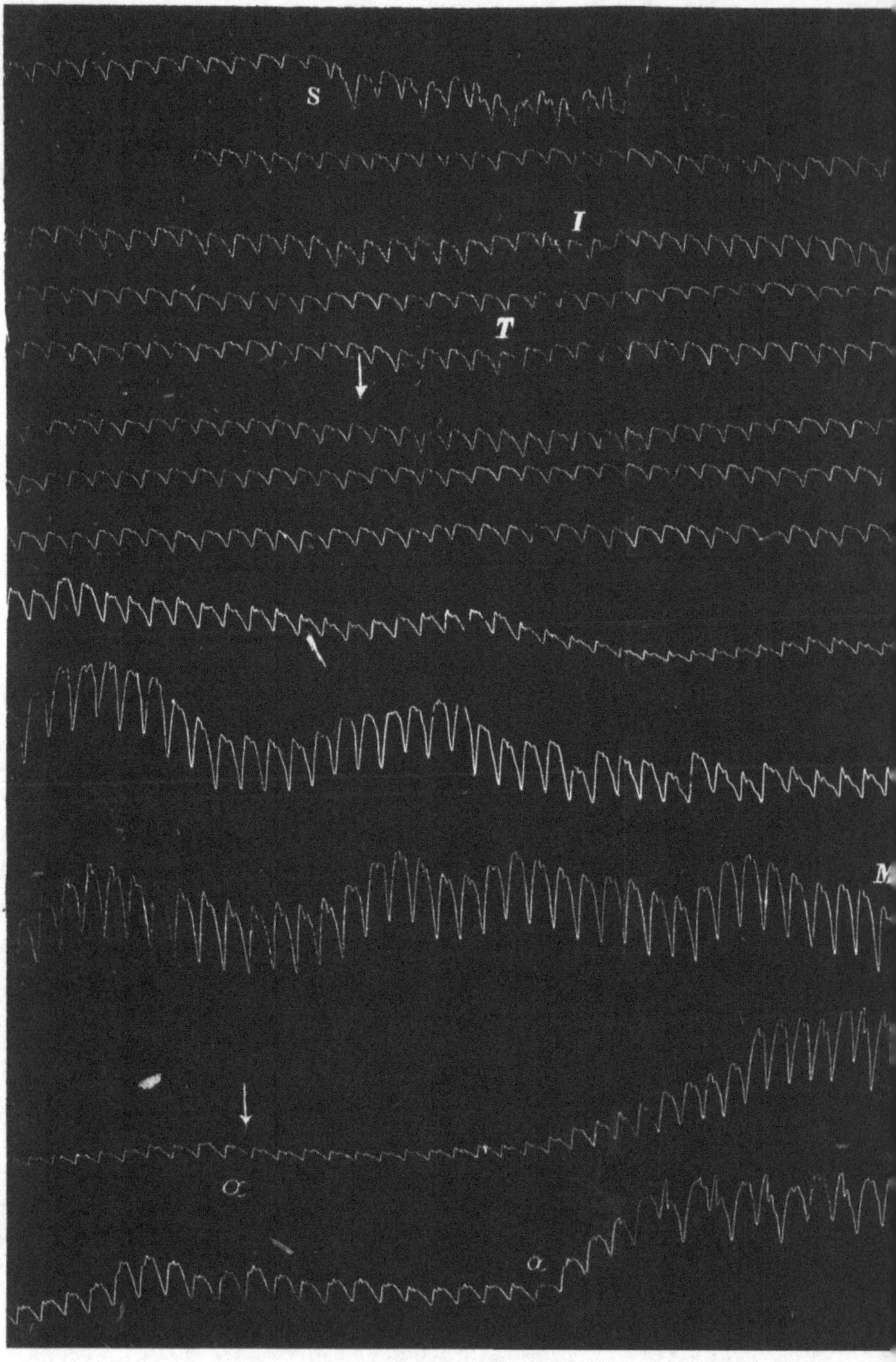

38
37
36
35
34
33
32
31
42
41
40
39
44

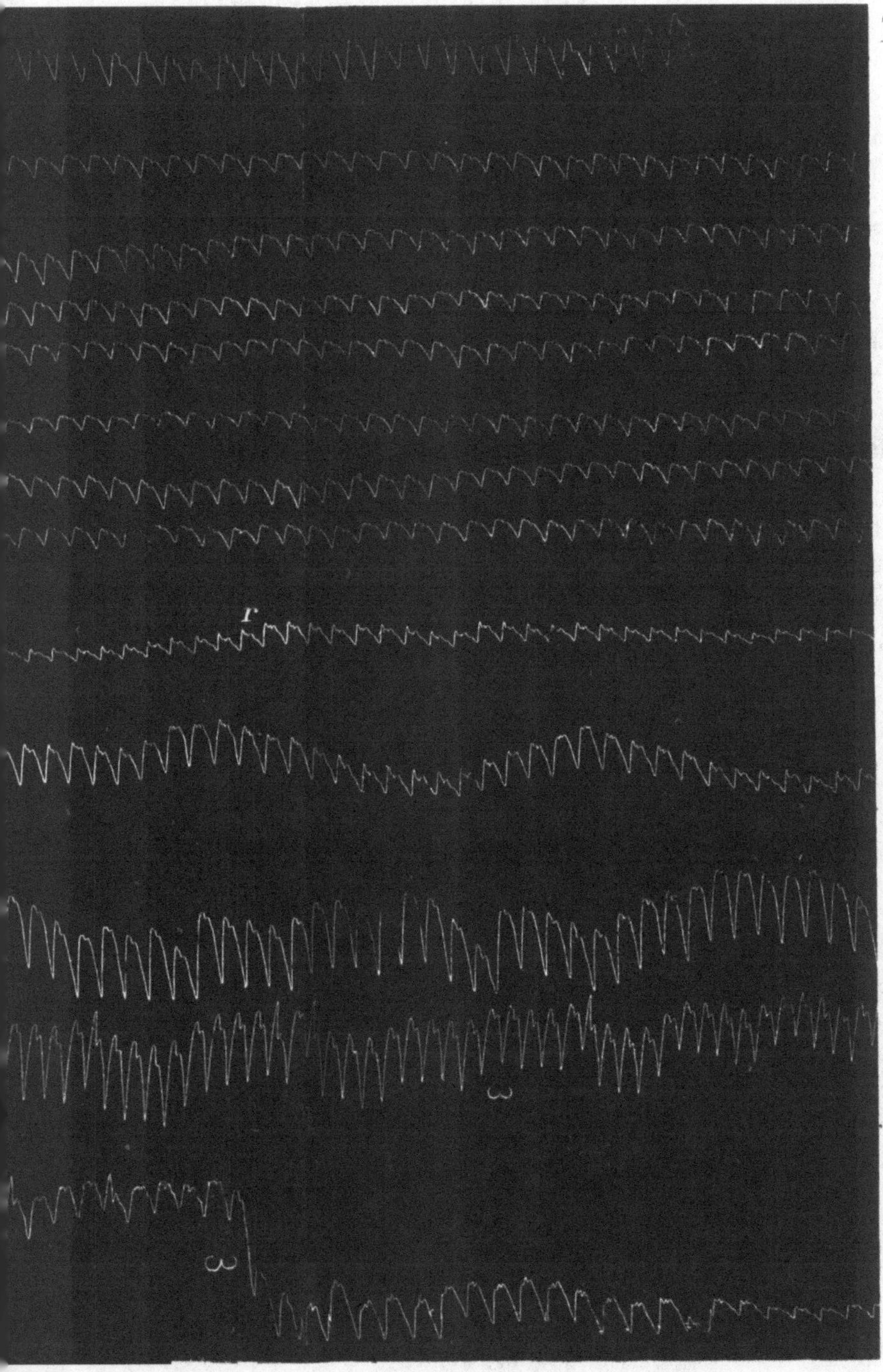
r
ω
ω

Druck von Metzger & Wittig in Leipzig.

Kolibri 360 GmbH
Ferdinand-Jühlke-Straße 7
99095 Erfurt, Deutschland
produktsicherheit@kolibri360.de